JN239643

ニューロテクノロジー

The Battle for Your Brain: Defending the Right to Think Freely in the Age of Neurotechnology

脳の監視・操作と人類の未来

ニタ・A・ファラハニー
Nita A. Farahany
鍛原多恵子 訳

河出書房新社

ニューロテクノロジー　目次

ニューロテクノロジー

脳の監視・操作と人類の未来

母と父に

私が何を言おうとしているのか自分でもわかっていないと皆が思うときでも、
いつも私を信じてくれてありがとう。

はじめに

私は鳥のさえずりを聞きたい。私の心が落ち着けば鳴いてくれるだろう。

「お母さんには魔法の力があるの」。子どもたちにはそう信じ込ませようとしたが、本当は私にそんな力があるわけではない。

電極を埋め込んだ簡素なヘッドバンドを頭につけると、電極が脳波活動を検知し、データをブルートゥース経由でiPhoneのアプリに送る。脳波とは脳内に発生する微小な電位差（数マイクロボルト（μV）の電圧）のことで、脳のはたらきについて多くの手がかりを与えてくれる。リラックスして瞑《めい》想《そう》状態に入ると、アルファ波が増える。すると、アプリが鳥のさえずりをプレゼントしてくれるのだ。私は子どもの頃から頭痛に悩まされてきたが、この神経《ニューロ》フィードバックが頭痛の予防によく効いた。

私はこのデバイスを何度も使ってきたので、どうすればアルファ波が増え、ベータ波が減るかを知っている。アルファ波は心が落ち着いているときに増える電気活動のパターンで、ベータ波は目覚めていて何かを考えているときに生じる高周波域の脳波だ。私は幸せな記憶に集中する。

ある晩秋の日。長女のアリステラはまだ三歳だった。ノースカロライナの山中にある滝を見ようと、一家揃《そろ》ってハイキングに出かけた。秋も終わりに近かった。地面に降り積もった落ち葉を踏み締めながら行くと、まだところどころに赤やオレンジの葉が残った樹々のあいだから、午後の木漏れ日が降り注ぐ。陽《ひ》の光を頬に感じ、岩の上を流れるせせらぎの音を聞いたように思う。アリステラが川に葉っぱを放り投げた。葉は夫のティードが投げた葉の向こう側に落ち、頭の中でアリステラのほがらかな笑い声が響いた。

「チュン、チュン」。アプリが、私の脳が反応していることを知らせてくれた。

瞑想するとき、計算するとき、電話番号を思い出したいとき、あるいは頭の中を探って最適な言葉を見つけたいとき、脳内の神経細胞《ニューロン》が発火して微弱な放電をする。リラックスしているか、ストレスを感じているときには、数百から数千個ものニューロンが特徴的なパターンで発火し、これを脳波図（EEG）として測定することができる。

かつて科学者は、骨膜（頭皮の内層）の上にじかに電極を設置して脳波を検知した。この測定は麻酔下の手術を要するため、発熱、感染、髄液（脳漿《のうしょう》）の漏出などのリスクをともなう。今日では、電極は脳の外部、たとえば額や頭皮の表面上に非侵襲的に貼りつけられる。EEGデバイスは、脳波の一秒あたりの振動数（周波数。単位はヘルツ（Hz））を検知して記録する。[1] 数種ある脳波のうち、アルファ波は八〜一三ヘルツの成分である。

もし望むなら、電極を身体の筋肉の上に貼りつけ、瞑想中にその筋肉に送られてくる信号を測定することも可能だ。脳は末梢《まっしょう》神経系（中枢神経系を構成する脳と脊髄から離れた神経系）にたえず信号を送っている。神経が筋肉を〇〜一〇ミリボルト（mV）（+5〜−5mV）の範囲で刺激すると電気活動が生じる。こちらの電気活動は筋電図（EMG）[2] として検知される。EEGとEMGによって、脳が身体の他の部分に送る指令も含めて、ある瞬間における脳の電気活動の全容を把握することができる。

　EEGとEMGは、一七〇〇年代末に二人のイタリア人科学者（アレッサンドロ・ヴォルタとルイージ・ガルヴァーニ）によってなされた電池と生体電気にかかわる発見にもとづいている。神経科学と人工知能（AI）にかかわる近年のイノベーションによって、今日では各種の一般消費者向け神経《ニューロ》テックデバイスが続々と誕生している。ニューロテックデバイスは、人間の脳とコンピュータをつなぐガジェットと、これらのコンピュータが電極から受信したデータを解析するための高度なアルゴリズムをまとめて指す。当初、神経科学者はこれらのデバイスを不正確で未検証であるため、おもちゃ同然と見なしてまともに取り合わなかった。しかし、ハードウェアとソフトウェア両面の改善により、ニューロテックデバイスは正確性を増し、無視することもできなくなった。[4] 現在では、平均的なハイテクマニアならこれらのデバイスを使って自分の感情[3]、覚醒状態、注意力を自分の目で「確認」し、自分がどれほど効果的に瞑想しているかを知ることができる。[5]

　一般消費者向けのニューロテックデバイスは、成長著しいウェアラブルデバイスの一カテゴリに過ぎない。ウェアラブルデバイスは、平均的なハイテクマニアが自身の身体機能を測定することを可能にする。二〇二〇年時点で、これらのデバイスは高い人気を博しており、アメリカ人の五人に一人が使用している。[6] 世界中を見渡せば、三〇万種以上のモバイル・ヘルスアプリがあり（わずか五年でこの数は倍増した）、推定市場価値は一〇〇〇億ドルを超える。[7]

　ニューロテクノロジー市場は世界全体で一年あたり平均一二%の成長率で拡大していて、二〇二六年までに二一〇億ドルに達すると推定されている。[8] 消費者は、自分の脳波のグラフをリアルタイムで見られるようになる。つまり、自己追跡《セルフトラッキング》できるようになるのだ。デルタ波（夢を見ていない睡眠状態）、シータ波（深くリラックスした状態、白昼夢を見ているとき、内省中）、アルファ波（とてもリラックスした状態、休憩中、瞑想状態）、ベータ波（興奮状態、活動中、ストレス下）、ガンマ波（集中しているとき）などの脳波、脳内の血流パターン、筋肉の生体電気の変化を自分の目で確認できる。[9]

セルフトラッキングは単なる趣味ではない。それは新しい生き方であり、自己像の新しい捉え方なのだ。

ニューロテクノロジーは、私たちが保守あるいはリベラルのどちらに生まれついているか[10]、不眠症が自分で思うほど深刻か[11]、自分が誰かに恋しているか、それともそれは単なる「欲望」か[12]を教えてくれる。自分がリスクや報酬にどう対処するか、自分が生来の浪費家あるいは吝嗇家《りんしょくか》であるかもわかる。[13]遠からず、フットボール選手が脳震盪《のうしんとう》を起こすと、ただちにスマート・フットボールヘルメットがこれを診断できるようになる。ニューロテックデバイスは脳内で起きる病的な変化も検知できる。たとえば、初期のアルツハイマー病[14]、統合失調症[15]、認知症[16]にかかわる脳領域における活動速度の低下などを検知できるのだ。このような疾病の可能性があることを誰もが知りたいわけでもないだろうが、知りたい人にとっては準備期間が得られるという利点がある。

ニューロテック企業は、自動車を運転している人が眠気を催したことを検知し、そのまま眠りに落ちるのを防ぐ製品をすでに市場に出している。脳波測定が可能な簡易型ウェアラブルデバイスがあれば、てんかん患者は発作がもうすぐ起きると予知することができ、四肢麻痺《まひ》の人は頭の中で考えるだけでコンピュータを操作できる。このテクノロジーによって人々の生活が向上するのであればそれはたいへん喜ばしいことだ。また、企業等に自分にかんする情報に対するアクセスを許すならば、自分の健康と安全の管理を自身の手に握ることもできる。しかし、ニューロテクノロジーにはいま一つ別の側面があり、私はそのパンドラの箱について考えはじめると夜も寝られなくなる。

自分にかんする情報に自身でアクセスすることを可能にする神経科学は、かならずしも私たちの利益には関心のない企業、政府、あらゆる団体や個人にも同様にその情報へのアクセスを許してしまうのだ。イラン系アメリカ人の私はこの事実に恐怖を覚える。なぜなら、アメリカ合衆国憲法、州および連邦法、国際条約のいずれも、脳に対する個人の基本的な支配権さえ定めていないのが現状だからである。いますぐ起きるというわけではないが、世界は急速に脳の透明性〔訳注：脳内の情報が外部に開かれていて他者がアクセスできる状態〕の世界に向かっている。その世界では、科学者、医師、政府、企業が私たちの脳や心を自由にのぞき込むかもしれない。そして私が懸念するのは、近い将来、それが自発的か強制的かは別にして、私たちが自由の最後の砦《とりで》としての精神的プライバシーを反故《ほご》にしてしまうのではないかということだ。つまり私は、人々がリベート（割戻し）、保険料の割引、無償のソーシャルメディア・アカウント、あるいは職を維持する条件と引き換えに、自分の脳に対するアクセスを営利事業に許可するのではないかと憂慮しているのだ。

すでに、この動きは始まっている。中国では、世界でもっとも利用客の多い北京・上海高速鉄道の運転士は、運転中はＥＥＧデバイスを身につけなくてはならない。集中力と注意力が途切れていないことを確実にするためだ。また、一部のニュースメディアによれば、政府の管理下にある工場では、労働者はＥＥＧセンサーを身につけることが義務化されている。彼らの生産性と感情を監視するためだ。結果次第では、帰宅を命ぜられることもあるという。

アメリカでは、「先端的革新的神経学技術による脳研究（ＢＲＡＩＮイニシアティブ）」と呼ばれる、国家プロジェクトが発足してからすでに一〇年以上経っている。プロジェクトは、「人間の脳の理解を根本的に変えることを目的としている」[17]。二〇〇一年、プロジェクトに参加している国防高等研究計画局（ＤＡＲＰＡ）が議論百出の「認知力拡張計画」を始動させた。計画は「兵士の現在と将来における認知力を拡張するテクノロジー」を開発するものだ。同局の「ヒト補助神経デバイス計画」は、人間の脳に対する脅威を明確にして軽減するために脳データを解読することを目的としている。また「アクティブ認証」（ユーザーの操作を必要とする認証）は各人固有の「認知の指紋」を見つけ、その生体情報にもとづいて認証することを目指している。世界中の軍部は人間の脳を正確に攻撃する兵器の開発を進めている最中だ。そうした兵器が「戦争の勝敗を分けるから」[18]だという。

企業も同様の努力をしている。いずれ、コンピュータが私たちの脳と直接つなげられ、企業は消費者がどのような製品を求めているかを消費者より先に知ることになるだろう。その上で、消費者が好むとわかっている商品を市販する。世界でも最大手の化粧品会社ロレアルは、やはり大手のニューロテック企業エモーティブと戦略的パートナーシップを結んだ。個々の人の脳に狙いを定めたフレグランスを提供するためである。ロレアルは、「一人ひとりの顧客の感性にふさわしい最高のフレグランス」を見つけるために店舗でコンサルティングを提供する。顧客がマルチセンサー型のＥＥＧヘッドセットを頭に装着すると、センサーが強力な機械学習アルゴリズムによって脳内の電気活動を検知・解読する[19]。だが人は、自分にぴったりな香水を購入するために脳データを喜んで差し出すものだろうか。こうしたテクノロジーを拒む人は、他の人々から得られたデータにもとづく広告を目にするのだろうか。いや、このようなことは企業による人の脳のデータ収集・商品化の氷山の一角なのだろうか。

＊

倫理学者、法律家、哲学者として、私は新しく生まれたニューロテクノロジーを受け入れることができるし、そうすべきだと考えている。しかし、そのためには、まず「自由（liberty）」の概念を定義し直し、ニューロテクノロジーの恩恵を最大限にするとともに、そのリスクを最小限にすることが不可欠となる。

近代のリベラリズムの萌芽《ほうが》は、イギリスの哲学者ジョン・スチュアート・ミルが、一八五九年の古典『自由論』で述べた自由の概念にたどることができる。ミルは、人はその意見や行動が他者に害を及ぼすのでないかぎり、法律や社会の圧力があったとしても、自由に行動することを許されるべきであると述べる。ミルが希求したのは、できるかぎり多くの人の幸福だった。彼は自伝に次のように記している。「人間の性格が無数の相矛盾する方向にむかってそれぞれ完全に自由に伸びてゆけるようにしてやることが、個人にとっても社会にとっても重要なのだ」[20]（『ミル自伝』、朱牟田夏雄訳、岩波文庫、一九六〇年より）

現代人は、ミルには想像もできなかった世界に暮らしている。この世界では、新しく生まれたニューロテクノロジーによって、人間の性格を伸ばすことも制限することも可能だ。私たちの多くが考えるより早く訪れそうな未来で起きるかもしれない、次のシナリオについて考えてみてほしい。

今日は絶好調だわ。こんなに調子がいいなんて自分でも信じられない。メモは書き終えて送ったし、受信ボックスはきれいに整理されている。ここ一〇年経験したことがないほど頭が冴《さ》えている。有頂天な気持ちが伝わったと見えて、プレイリストが大好きな曲に変わる。曲が始まると、快楽に背筋がゾクゾクする。コンピュータのバックグラウンドで実行中のプログラムを見ると、酔いしれているときにかならず現れる画面が目に入った。シータ波の活動が脳の右中心部と右側頭部で低下している。

頭の中で考えることでカーソルを左に動かし、この数時間の自分の脳データをスクロールして確認する。メモの締め切りが近づくとストレスレベルが上がり、「脳を休ませるように」という警告が出る直前までベータ波のレベルが上がる。でも、就寝中に起きるあの脳波活動の異常な変化はいったい何なのだろう？　それは今月のはじめ頃から始まった。あなたはまた考えることで医師へのメールを作成し、カーソルをスワイプして送った。「脳データをお送りしますので、少しご覧になっていただけるでしょうか？　何らかの異常が認められますか？」

ふと、チームに新しく加わった同僚のことが頭に浮かんだ。彼のことをこんな真っ昼間から考えてはいけないのはわかっている。あなたの会社では社内恋愛は禁じられているのだ。でも、ほんの少しでいいから夢想せずにはいられない。夢想を楽しみ、彼の脳と自分の脳の相性はどうだろうかと思う。そこまで夢想したところで、上司が自分の脳活動を見てあなたの心のときめきに気づくかもしれないと心配になり、意識を現実の世界に戻した。その日、上司が「この四半期のあなたの脳活動の測定結果は優秀でした」とメールで祝いの言葉を送ってきた。あなたは安堵《あんど》の息を漏らす。おかげで、また高パフォーマンスの褒美としてボーナスを獲得した。帰宅の途について音楽を楽しむ。その間、脳波を検知するイヤホンをつけたままだった。

翌日に出勤すると、オフィスに陰鬱な雰囲気が漂っている。政府が全従業員の昨年度の電子メール、携帯メール、ＧＰＳ位置情報に加えて、脳波データを提出するよう求めてきたのだという。政府は、あなたの同僚の誰かが多額の通信詐欺をはたらいた確固とした証拠を握っていて、その人物の共犯者を突き止めようとしているらしい。上司がその人物と一緒に仕事をしていた仲間の中に脳波のリズムが同期した人がいないか調べている。あなたは罪を犯してはいないけれども、新しいスタートアップ計画のために彼と秘密裏に準備作業に没頭していた。震える手でイヤホンを外し、イヤホンなしで集中しようとする。だが、どうすれば集中できるのかわからない。

神経科学の進歩によって、現代人はいま述べたばかりのような状況に陥る一歩手前にいる。個人、企業、政府が、あなたの脳に侵入《ハッキング》して情報を追跡《トラッキング》する行為が、私たちが自分を理解し、形成し、定義する自由に根本的な影響を与えかねない事態はすでに現実になっているのだ。おかげで私たちは、前例のない、生命倫理にかかわるジレンマに直面している。

- 自分の脳にかかわる情報を自らトラッキングすべきだろうか。あるいは、そうしたいと思うだろうか。ＭＲＩやＣＴスキャンの結果の判断を医師に一任するように、信用できる仲介者によってフィルターをかけられた情報ならどうか。
- 学習速度を上げたり、集中時間を長くしたりする医薬品やデバイスによって、脳を強化《エンハンス》することは不正行為か。
- 私たちが自分の脳の活動速度を減じたり、つらい記憶を消し去ったりすることを禁止する権利が社会にあるか。
- 企業によって商品化されて販売される他のデータと同じように、私たちの思想や感情を他の誰かが入手可能だとしたら、それは何を意味するのか。

• 増えつつある職場における監視行為の一環として、雇用主は従業員のデータを利用することを許されるべきか。
• 企業が自社製品によって顧客の脳に照準を合わせることはどこまで許されるべきか。
• 思想の自由（Freedom of thought）は、個人の脳や精神活動を政府によるトラッキングから守れるか。
• 第三者による脳へのアクセスが可能になれば、私たちの心に照準を合わせた攻撃やハッキングを許してしまうのか。もしそうならば、そのリスクに対してどうすれば自分たちを守れるか。
• 日進月歩のＡＩとの競争において、人類が存続するためにニューロテクノロジーは不可欠と言えるのか。

本書ではこれらのジレンマについて順次検討し、現代における自由の定義を認知的自由を包含するように拡大しよう。認知的自由とは、脳や精神の経験にかかわる自己決定権のことである。個人的な思考や熟考の能力――「内面の世界」――に価値を見出す人なら、誰であれ認知的自由を重要視するだろう。

現代人はいま人類史の分岐点にいる。脳の制御能力が強化されるか、あるいは失われるかの瀬戸際にあるのだ。ここで認知的自由の輪郭（概要）を定義しないなら、いずれ手遅れになるリスクを負うことになろう。

本書は、新しい認知的自由の権利、それが包含する権利の束（精神的プライバシー、思想の自由、自己決定の権利）を定義するのに必要なツールを提案する。それらのツールには、刺激的でしばしば驚くべき結果をもたらす神経科学、すなわちヒトの脳のトラッキングおよびハッキングを可能にするツールも含まれている。神経科学が瞑想をどう一般の人々に広めつつあるかという問いから、やがて訪れる神経《ニューラル》インタフェース時代の到来までを概観していこう。また、このことが仮想キーボードで文字を入力し、仮想現実（VR）を頭の中で直感的に経験し、致命的な膠芽腫《こうがしゅ》が脳内に広がる前に検知するテクノロジーにとって何を意味するかという問いまで追究しよう。物事に集中し、人の身元を認証し、犯罪者の脳を捜査対象にする新たな方法も紹介する。マーケティング企業が顧客の脳データを解読し、脳の最大の欲望を満たすような映画を制作するやり方を見ていく。より賢く、より速くはたらいたり学習したりするための医薬品やデバイスが、依存症やうつ病、人間であることの苦しみをも緩和することも見ていこう。そして脳がどう操作され、攻撃を受けるかについてもご紹介したい。以降の章ではさらに先へ進むつもりだ。科学の全体像を踏まえ、認知的自由にかかわる人々の理解と対話が人類史上のどの時代よりも現代において重要である理由を示そう。

　認知的自由にかんする私の関心は、私自身が何者かという問いの核心にある。この問いは誰にとっても重要だと思うが、これまでのところさほど多くの人の関心を集めていない。おおかたの人はこれらの新しいニューロテクノロジーが及ぼすと思われる重大な影響力に気づいていないのかもしれない。

　イラン系アメリカ人の私には、いまだにイランで暮らしている親族がいる。私は政府による検閲や監視が個人の自由に与える、背筋が凍るような影響を見聞きしてきた。一方で、テクノロジーの力を借りて人々が変化を求める例もまた目にしてきた。

　以下で触れる多くのテクノロジーのおかげで、頭痛持ちの私でも元気にすごせる日は多い。私は、トリプタン、片頭痛の発作治療薬、抗うつ薬、ブレイン・エンハンサー〔訳注：スマートドラッグの一種。

スマートドラッグはいわゆる「頭をよくする薬」のことで、脳の認知力や機能を向上させる合法、非合法の薬品やサプリメントの総称。コグニティブ・エンハンサー、ヌートロピクス、ニューロエンハンサー、向知性薬など多様な呼称が使われる〕、ブレイン・ディミニシャー〔訳注：「ディミニシュ」はエンハンスの反対の作用で「弱化」などとされる〕を試みた。神経毒を頭、こめかみ、首、肩に注射してもらい、電気刺激、経頭蓋《けいとうがい》電気刺激、MRI、EEG、fMRIも試した。調子のいい日には、私は体調がいいなんてものじゃない。じつは私はいくらか時代を先取りしている。このあとで述べる最先端の脳治療法は、脳の他の部分にもエンハンスメント効果をもたらしてくれる。ときどき私は、ふと立ち止まって考える。頭痛を治療する権利を持つことで、自分が不公平にも有利な立場に置かれているのではないかと感じるからだ。すばらしいアイデアも自分が生み出したというより、医薬品のおかげではないかとつい考えてしまう。

テクノロジーがどのように使用されるかは、私たちの認知的自由を定義するために欠かせない。自分の脳を変えるために医薬品を服用する、あるいは医師に脳データを解読してもらうために脳を機械につなげるという行為の選択は、強制的にそれらの医薬品を服用させられたり、医師が本人の同意なくして脳を監視したりすることとはまったく次元が異なるからだ。人のDNAは入手が容易だし、スマートフォンが持ち主の動向を逐一発信していることを考えれば、脳はプライバシーの最後の砦だと言えよう。

　私は、法律がテクノロジーの変化についていけるかどうかについて不安を覚える。言論の自由を保障する、アメリカ合衆国憲法修正第一条について考えてみよう。この条文は思想の自由も保障するだろうか。自分の思想を好きなときに、どのようにでも変える自由についてはどうか。いや、そもそも政府や社会は私たちが自分の脳で何をするかについて制限する権限を有するのだろうか。アメリカ合衆国憲法修正第五条の場合はどうだろう。政府が強制的にあなたの脳を機械につなげ、あなたが何を考えているのかを知ることができるのであれば、自己に不利な供述を強制することを禁じる修正第五条にいったいどのような意味があるのか。企業は、アプリで入手した私たちの脳データを第三者に販売することが許されるのだろうか。現時点では、企業がそのような行為をすることを禁じる法律はただの一つも存在しない。

映画『マイノリティ・リポート』が描く世界のように、罪を犯そうと考えただけで人が逮捕されるディストピア社会は、それほどありそうもない話だろうか。インディアナ州のある学校に通う一八歳の生徒が、学校の廊下で人に向かって発砲する自分の動画をネット上に投稿した。生徒は学校を脅迫したとして起訴された。ところが、発砲された人というのはゾンビで、動画はその生徒が拡張現実（AR）のビデオゲームで遊んでいる自分の姿を撮影したものだった。それは本当に彼の意志を示すのだろうか。あるいは、それは生徒が主張する通り、ただのゲームなのだろうか。

私たちの脳は特別な保護を必要としている。他のオンライン活動や携帯電話の通話のように、脳のハッキングとトラッキングが可能なのであれば、あるいは資産状況やオンラインショッピングのようにデータがトラッキングや集約《アグリゲーション》〔訳注：異なるソースからの収集データを共通のデータベースにまとめる処理〕にさらされるならば、私たちはきわめて重大な危機に瀕《ひん》していると言えるだろう。だがパニックに陥る必要はない。私はこの問題には有効な対処法があると思っている。ただし、それには「正しいことに注目するのであれば」という条件がつく。

プライバシーの保護一般にかんして言えば、情報の流れを制限するのは不可能である上に、数々の無力さや人間であることの苦しみのおもな原因を突き止めることを可能にする洞察を見逃す結果になりかねない。むしろ、情報の悪用に対抗する措置として、権利の保障手段と救済策に目を転じるべきではないか。もし人に脳データの共有にかかわる決定権がある場合、またはさらに重要であるのは、他者による悪用が発覚した場合（たとえば、雇用、ヘルスケア、教育において不利な立場に置かれるなどした場合）に法的な救済策が用意されていれば、信頼を取り戻すのにことのほか役に立つと思われるからだ。多くの場合、人はプライベートな情報をもっと共有したいのだ。集約データは私たちの健康と幸福について多くを教えてくれるが、私たちの精神的プライバシーを守るためには特別な保障が必要になる。

　つまり、脳と精神の経験にかんする思考と熟考、精神的プライバシー、自己決定の権利を保障するには、認知的自由にかかわるさまざまな権利を確立しなくてはならないのだ。これらの権利の束は新たな「認知的自由」を構成し、一九四八年に第三回国際連合総会で採択された世界人権宣言（ＵＤＨＲ）が保障すべき権利として認めることができるし、そのように認められるべきである。この宣言は国際的な人権保障の施行手順を確立し、企業や国家によるニューロテクノロジーの倫理的な使用の指針となる強力な規範を形成する。

　ニューロテクノロジーは、私たちに力を与えることも、迫害することもできる未曽有の力を秘めている。どちらになるかは私たちの選択次第だ。

第Ⅰ部　脳のトラッキング

第1章　最後の砦

ペンシルヴェニア大学で開催されたウォートン・ニューロサイエンス・イニシアティブ主催の二〇一八サミットで話をすることを引き受けたとき、私は現在のような未来を想像してもいなかった。しかし、コントロールラボ（CTRL-labs）という企業の最高戦略責任者（ＣＳＯ）ジョシュ・デューヤンがプレゼンテーションを始めると、今後起きると予想される変化の重大さを考えれば、もはやのんびり構えている場合ではないことに気づかされた。

「もうお手上げ」とでも言うかのように両手を上げながら、デューヤンは私たちの脳の入力能力は並外れて高いのに、「制限だらけで使いづらい出力デバイス」につながれている、と残念がった。スマートフォンに入力するとき、一〇本の指ではなく二本の親指しか使わないのは人間の退化だと彼は指摘した。指の代わりに脳で文字を入力できたら、いやもっといいのは「タコの触手に似た手で入力できたら」、どれほど効率的か想像してみてください、というのだ。

その日まで私は、一般消費者向けのニューロテクノロジーがどのようにすれば主流のテクノロジーになれるか（いや、そもそもなれるのか）について頭を悩ませていた。当時のビデオゲームで遊んだり、瞑想したり、何かに集中したりするためのニューロテック製品はニッチな代物で、誰もその不恰《ぶかっ》好《こう》なヘッドバンドをつけて日常をすごす気にはなれなかっただろう。

ところが、デューヤンが説明しているリストバンドは、まったくの別物だった。彼によれば、私たちの脳はたえず信号を末梢神経系——中枢神経系を構成する脳と脊髄以外の神経系——に送っているという。コントロールラボが開発したリストバンドは、これらの信号を筋電図検査法（EMG）によって検知する。[1] たとえば、手を動かすときは、運動野《うんどうや》と呼ばれる脳領域が電気信号を脊髄に送り、脊髄が一連の信号をその運動に必要な筋肉に送る。下位運動ニューロンが筋肉を刺激し、一連の活動によって電流（単位はミリアンペア（mA））と電位差すなわち電圧（単位はミリボルト（mV））がリストバンドの電極によって検知される。

このデバイスは小型で身につけやすく、既存のウェアラブルデバイス（形状のよく似たスマートウォッチなど）との統合が容易で、仮想現実やスマートフォンのスワイプ操作など他のテクノロジーへのインタフェースとしての応用が可能だ。そのリストバンドは、それまで私が目にしたことのあるどのような機器とも異なっていた。現在キーボードやマウスなどの周辺機器が行っているタスクを、より高いパフォーマンスで提供できる可能性があった。

フェイスブックで友人と連絡を取りつづけるために大量の個人情報を第三者に提供することに異論のない人は、考えることで画面をスワイプしたり、文字を入力したりするために脳のプライバシーを他人に明け渡す可能性が高い。

最後の砦

私たちが考え、感じ、思索する事柄は、私たちが自分自身と他者にとって何者であるかを定義する。

そのような事柄について何を共有するか（おそらく、より重要なのは何を共有しないかだろう）は、他者と親密な関係を築くための基本である。

二〇一八年のその日まで私は、いざというとき逃げ込める唯一の、私だけの安全な場所は脳だと信じていた。日記はつねに発見されるリスクがある。紙の上に書けば、誰かが見つけて読むことができる。コンピュータのキーボードで書けば、誰かがまたは何らかのデバイスがキーを叩《たた》く音を盗み聞きする恐れがある。でも、あなたの脳は違う。あなたは友人が買った新しいソファーが悪趣味だと思っても、そう思っただけで友人が気分を害することはない。上司の話にいかにも感じ入った風にうなずいても、あなたは内心ではこの人は道化だと思っているかもしれない。退屈な話を聞いているときには、心があらぬ方向にさまよい出て、ロマンチックな夢想をすることもあるだろう。けれども、新しいアイデアや何かをする新しい方法を想像して、そのアイデアが役立たずだとわかっても、想像しているだけなら他人にどう思われるかについて心配する必要はない。自分の性的指向を見定め、結果を人に伝えるかどうか、あるいはいつそうするかを決めることもできる。専制政治を敷く政府の打倒を夢見ることだってあり得なくはない。

だが、遠からず、私たちはそんな最後のプライバシーまで失うかもしれない。周知のように、昨今の最先端テクノロジーは私たちの脳データを収集し、私たちがより速く、より効率的で、より安全で、より健康で、よりストレスのない、よりスピリチュアルな気分になることすら可能にしてくれる。強力なインターネットブラウザを無償で使用することと引き換えにウェブ上の検索履歴へのアクセスを許したのだから、私たちはこれらのデバイスが収集する脳データを共有したいと思うはずだ。ここで明確にしておきたいのは、データそのものは私たちの思想や感情と同じというわけではない点だ。しかし、強力な機械学習のアルゴリズムは、脳の活動を私たちの感情、視覚、想像、思考に変換することが飛躍的にうまくなってきている。

自分が何を考え、感じ、想像しているかが他人に筒抜けになっていると気づくと、私たちは自身の考えを自ら進んで検閲しかねない。おかしなことを考えている奴もいるものだと笑いものになったり、のけ者になったりしないためにだ。もっと重大なのは、政府が私たちの脳の中身を知ることができるようになれば、政府の人間は私たちを思想犯として逮捕し刑罰を与えられるようになることだ。

このような懸念を持つのは私だけではない。他の学者も警告を発しはじめている。神経学者ラファエル・ユステは、彼自身が「脳神経権（neurorights）」と呼ぶものの存在を主張している。なぜなら、彼の言葉を借りれば「脳データは現代生活においてプライバシーを完全に失うことを防ぐ、数少ない最後の砦かもしれないからである(2)」。「身体は容易に他者に支配されたり統御されたりするが」とスイスの生命倫理学者マルチェロ・イエンカは警告する。「これまでのところ、私たちの思想、信条、信念を宿した精神は、おおむね外部からの制限を免れてきた。ところが、神経工学、脳イメージング、深く社会に浸透しつつあるニューロテクノロジーの発達にともなって、精神はもはや難攻不落の砦でなくなったのかもしれない(3)」。ライ・センテンシア博士と法理論家リチャード・ボワールは、こうした問題について以前から危機感を抱いていて、一〇年以上前に非営利団体「認知的自由と倫理のためのセンター」を設立した。

いまでは、おおかたの人が「無償の」デジタルデバイスは個人情報と引き換えに得られたものだと気づいている。グーグルは当初「ウェブに秩序をもたらし、高品質の検索結果」を提供することを使命としていたが(4)、現在ではアメリカにおける検索エンジン市場の九二％を握っている。一方でグーグルは、自社が提供する検索エンジン、ウェブブラウザ、ユーチューブやGメールなどのサービスで私たちが入力するデータを入手している。こうして得られたデータをもとに私たちの詳細なプロフィールを作成し、人口統計において年齢や教育などの異なる属性を持つそれぞれの集団（ターゲットは急速に個人化されつつある）が見たいもの、購入したいものについて結論を出す[5]。

　テック企業のビジネスモデルは、顧客の情報を他企業に売る能力で成立している。グーグルは情報販売を「リアルタイムの入札」で行い、広告主は自社のビジネスにふさわしい属性のターゲットに絞った情報を得る。メタも同様の手法を取っていて、自社の数十億人というユーザーのデータを入手し、各ユーザーの心理的プロフィールを作成する。おかげで広告主は、これらの個々のプロフィールにターゲットを合わせた広告宣伝資産を得ることができる[6]。ショシャナ・ズボフは、いまや当然のように行われているこの現象を指す「監視資本主義」という言葉を生み出した。「身体の行動、精神、物のデータ」を「監視資産」と呼び、これらの資産を「新しい種類の商品、利益、コントロールを得るための行動を知り、コントロールし、変える」ために使うことができると主張する[7]。

　私たちのデータを商品化しているのはビッグテックだけではない。そして、このデータに興味を持っているのは広告主だけではない。消費者データは健康や医療の分野で革命を起こした。たとえば、個人ゲノム解析企業23アンドミー（23andMe）は二〇一八年に、同社が所有する遺伝学的データをグラクソ・スミスクラインと三億ドルで共有することに合意した、と公表して[8]新聞紙面を賑《にぎ》わせた。同社はすでに、ジェネンテックやファイザーなど主要な製薬会社ともデータ共有契約を結んでいる。

　自社のビジネスモデル、デフォルト設定、プライバシーポリシーに準じて、23アンドミーはその一〇七〇万人の顧客の八〇%をデータベースに保存している。データベースは、数百万個の未解析ゲノム配列を顧客の人口統計区分などの情報に関連づけていて、遺伝性疾患とその指標の大規模解析を可能にする。[9]これは、23アンドミーの当初からの計画でもあった。この点については、同社の役員パトリック・チャンが二〇一三年に次のように説明している。「最終的な目的は、［唾液の］検査キットを販売し、［消費者のDNAを収集して分析結果を報告することで］利益を得ることではなかった。もちろん、塩基レベルのデータを得るにはキットが必要なわけだが。データを入手することによって、［23アンドミーが］個別化医療における『グーグル』になるのだ[10]」

そんなわけで、ウォートンでのサミットからノースカロライナに戻ると、私は即座にコントロールラボ、その製品、同社が私たちを導き入れようとする未来について詳細を調べた。

私は、コントロールラボの共同創業者トーマス・リアドンのプレゼンテーションを見てみた。彼が語る未来では、人とテクノロジーの相互作用はニューラルインタフェースによって可能になる。製品の一部はすでに市場に出回っている。たとえば、グーグルの「恐竜ゲーム」は同社のウェブブラウザ、グーグルクロームに組み込まれているコンピュータゲームだ。このゲームは、インターネット接続のない場所での不満を少し和らげてくれる。グーグルクロームがオフラインになって、苛立《いらだ》ってスペースバーを叩くと恐竜のピクセル画像が画面に現れる。矢印のキーを使って恐竜を横にスクロールすると、恐竜が障害物を跳び越えてポイントを稼ぐことができる。一〇〇ポイント獲得すると、ご褒美に効果音が流れる。

この恐竜ゲームをまた始めるときに、ブルートゥース接続された、コントロールラボのリストバンドをしていれば、考えるだけで恐竜を跳び上がらせることができる。矢印のキーを操作するときと同じ集中度を保てば、リストバンドの強力なアルゴリズムがあなたの脳信号をコンピュータへの指令に変換してくれるのだ。「すごいのは」とリアドンが言う。「［手を動かすのを］やめていい、と私が［ユーザーに］言わなくてもいい点だ。ユーザーは、ボタンを押そうが押すまいが恐竜は跳び上がる、とすぐに気づく」[11]。それはいいわね、と私は思った。しかし、本当に自分の脳をグーグルにつなげるべきだろうか。

さらにコントロールラボについて調べた私は、近いうちにこのスタートアップが大手のテック企業に買収されると確信した。アップルが妥当な候補に思えた。アップルなら、すでに多くのユーザーを獲得しているアップルウォッチに、EMGセンサーを組み込むのもお手のものだろう。いずれ、こうしたインタフェースはユーザーの睡眠をトラッキングし、環境内のスマートデバイスをコントロールし、ユーザーが頭で考えて携帯メールを送り、ユーザーが運転中に危険なほどの眠気を催したらそれを検知することすらできる。ところが二〇一九年九月、アップルではなくメタがコントロールラボを買収して私を驚かせた。メタは買収に五億ドルから一〇億ドルほど支払ったらしく、これは同社にとっても最近でもっとも高額な買い物の部類に入る[12]。

当時、メタのAR／VR部門責任者だったアンドリュー・ボズワース（通称ボズ）が、自身のフェイスブックのページで買収を公表した。ボズワースはこのリストバンドが「現代人すべてにとって、テクノロジーとの相互作用の汎用コントローラーになる」と説明した[13]。これまでのところ、メタはAR／VRを用いた文字入力とスワイプが初の実装例になるとしてきたが、メタの創業者で最高経営責任者（CEO）のマーク・ザッカーバーグが言うように、「多くの意味で、この分野の聖杯はニューラルインタフェースになるだろう」[14]。

ニューロテクノロジーを他のテクノロジーへのインタフェースとして使用すれば、私たちの生活が大きく変わることは容易に想像できる。予測アルゴリズムの発達によって、一文字入力すれば語《ワード》候補を予測できるようになる。リアドンはこれを「語形成《ワードフォーミング》」と呼ぶ。「あなたはタイプするわけではない。どちらかと言えば、リアルタイムで語形成し、それがあなたの手から生まれるのだ。それは［……］いくつかの語候補を表示するので、あなたはすぐに自分が求めていた語を選べる」。彼はこう付け加える。「口で話すことと、テキストの流れをコントロールすることの違いが消失するのだ[15]」

メタは、まだ人が話す速度で語形成できる段階にいたっていない。買収前のデモ版では、コントロールラボのＥＭＧセンサーの能力はまだ分速四〇語のレベルだった（この速度は平均的なタイピストと同じだが、人が話す速度にはかなり劣る。人の発話速度は分速一四〇〜一六〇語だ）。それでも、デモ版の速度はすでに他の研究者が達成した速度の二倍だった[16]から、その後コントロールラボの研究者が解析速度をさらに上げたであろうことは想像に難くない。メタのような企業の力をもってすれば、リアルタイムの脳波解読による発話はほどなく現実になるだろう。

コントロールラボのＥＭＧセンサーが、アップルウォッチに組み込まれるだろうという私の最初の予想はどうなったか。私はコントロールラボの買収については間違っていたが、その意図についてはそのかぎりではない。メタは遠からずスマートウォッチを開発する計画を立てている。ザッカーバーグは、眼鏡製造会社エシロールルックスオティカのレオナルド・デル・ヴェッキオ会長の写真をネットに投稿し、リストバンドが同社との合弁事業であるスマートグラス〔訳注：眼鏡型のウェアラブルデバイス〕開発計画の一部であることを認めた。「レオナルドは、我が社のニューラルインタフェースに組み込むＥＭＧリストバンドの試作版を使用している。このインタフェースがあなたのグラスなどのデバイスをコントロールすることを可能にする」とザッカーバーグは説明した[17]。メタがはじめて公開するスマートウォッチにはＥＭＧセンサーが組み込まれていないかもしれない。だが、ビッグテックのことだ。いずれテクノロジーの統合を果たすだろう。(18)

ビッグテック、脳データ解読に総力をあげる

メタはビッグテックによるテクノロジー統合の先頭を走っているかもしれないが、他にも数社がニューラルインタフェースの開発競争に名乗りを上げている。いまのところ、大半がより狭い分野への応用に専念している。インタラクソンのＥＥＧヘッドセットは、私が頭痛を和らげるために使っていたもので、私の脳波活動に反応して鳥のさえずりが流れる。このヘッドセットは音による神経フィードバックを使って、消費者が効果的に瞑想できるようにしてくれる。

ミオンテック、エイソス、デルシス、ノラクソンは、スポーツのトレーニングや競技中に筋肉に何が起きているかを示すＥＭＧ生成情報（たとえば、瞬発力の指標となる力の立ち上がり速度、トレーニングによる運動の協調の向上、筋肉の活性化の対称性と非対称性など）を、アスリートやスポーツセラピストに提供するデバイスを開発した。コントロールバイオニクスは、ニューロノードと呼ばれるデバイスを販売する。これは筋萎縮性側索《そくさく》硬化症（ＡＬＳ）や運動ニューロン疾患（ＭＮＤ）などの神経変性疾患の患者のためのウェアラブルデバイスである。このデバイスは、患者が発生させた生体電気信号を使ってコンピュータ、タブレット、モーター・デバイスなどをコントロールすることを可能にする。その信号は患者が身体を動かすために筋肉に送られたものだが、筋肉そのものの動きは外からは見えない。カーネルは、フローと呼ばれる機能的近赤外分光法装置（ｆＮＩＲＳ）を提供する。自転車用のハイテクヘルメットのような装置で、脳機能の理解と向上を促進するために脳内の酸

素飽和度の変化を測定する。

しかしメタの投資は、一般消費者向けニューロテクノロジーの新規な分野であり、ビッグテックがニューロテクノロジーを新しい（ことによると、あらゆるプラットフォームとの初の）インタフェースとして用いる試みの先駆けと言えよう。

アップルもどうやら同様の戦略を思い描いているようだ。同社はＥＣＧセンサー（心拍センサー）をアップルウォッチに組み入れたのと同じ要領で、ＥＥＧなどのヘルスセンサーを自社のエアーポッズに内蔵することを示唆している。[19] 他のニューロテック企業も、この新天地に乗り込もうとしていて、買収のターゲットとなる可能性が高い。エモーティブはＭＮ８という２チャンネルのＥＥＧセンサー内蔵イヤホンを発売した。[20] グーグルの親会社アルファベット傘下のムーンショット部門から生まれたネクストセンスは独立企業として設立された。同社は、ＥＥＧセンサー内蔵のイヤホンが付属する、優秀な脳の健康監視《モニタリング》プラットフォームを開発したと主張していて、「マス市場向けの脳モニタリングデバイス」[21] の開発を目指す。成功のカギを握っているのはアップルかもしれない。スティーヴ・ジョブズのデジタル・ハブ〔訳注：スマートフォンなどのガジェット類のハブとしてＭａｃを位置づけたジョブズの構想〕の精神に則り、アップルの役員ケヴィン・リンチは複数のデバイスが複合ユニットとして機能することの価値を激賞している。[22] ＥＥＧがその複合ユニットに付け加えられる次のデバイスになるかもしれない。

スナップ（写真共有アプリのスナップチャットの開発元）は、パリに本拠地を置くニューロテック企業ネクストマインドを買収した。ネクストマインドはＥＥＧ脳波コントローラーの開発元として知られる。スナップはこのテクノロジーの拡張現実プラットフォームへの統合を計画している。「コンピュータ・インタフェースと相互作用する際に、ユーザーの神経活動をモニタリングしてユーザーの意図を把握するので、ただ意識を集中するだけで仮想空間上のボタンを押すことができる」と同社は買収を公表したブログへの投稿で述べた[23]。

マイクロソフトは、EEGデバイスの特許を取得した。このデバイスはユーザーがウェブブラウザとアプリを脳で操作することを可能にし、そのような操作に対して暗号資産を報酬として提供するという[24]。ニューラブルは、「集中を可能にするスマートヘッドホン」によって「精神の扉を開ける」と公言する。さらに、イーロン・マスクのニューラリンク、トーマス・オクスリーのシンクロン、マーカス・ゲルハルトのブラックロック・ニューロテック（これらの企業については第9章でさらに詳しく述べる）は、脳内に埋め込むタイプのインプランタブル・ニューロテクノロジーを開発中である。これらのデバイスは既存のウェアラブル・ニューロテクノロジーよりはるかに強力で、リアルタイムで思考や画像の解析を行うことができる。この能力は既存の一般消費者向けEEGデバイスやEMGデバイスの能力を大きく上回る。

デバイスを頭皮と手首のどちらかに装着するか、あるいは脳の深部に埋め込むかにかかわらず、これらのデバイスはある目立った特徴を共有する。どのデバイスも私たちの「生《なま》の」神経活動を記録し、消費者が利用するデータに加えて、大量の他のデータを保存、アグリゲーション、採掘《データマイニング》する点だ。私たちの脳のブラックボックスはついに開かれたのである。マーク・ザッカーバーグは正しい。ニューラルインタフェースは、データトラッキングする企業にとって「聖杯」なのだ。

「生の」脳データは一人ひとりが固有のパターンを有する

あなたが紙の日記帳をつけていて、一部を友人と共有したいと仮定しよう。日記を友人に手渡して、印をつけたくだりを読むように頼む。友人はその通りにして、あなたに日記帳を返す。今度は、友人があなたの日記帳のコピーをコンピュータにファイルとして保存し、あなたについて知りたいことがあったら、あなたの意思にかかわりなくそのファイルを閲覧すると考えてほしい。

ＥＥＧ、ＥＭＧ、その他のニューロテクノロジーによって得られた生の脳データは相互に似通っている。たとえばＥＥＧは、生の脳データ（デルタ波（遅い波）、シータ波（中間の波）、アルファ波（速い波）、ベータ波（もっと速い波）、ガンマ波（いちばん速い波で三〇〜八〇ヘルツ））に加えて周辺の筋肉の電気活動、電極運動の干渉、環境雑音を記録する。

この「生の」データはソフトウェアに送られ、ソフトウェアが邪魔なアーチファクト〔訳注：脳波以外の信号〕と外因性の情報を取り除いて脳波を解析し、関連情報を抜き出してユーザーに戻す。だが、脳活動が記録・保存されれば、生の脳データは何度でも閲覧することができることになり、ユーザーにかんするあらゆる情報（たとえば、脳卒中、アルツハイマー病、注意欠陥・多動性障害（ＡＤＨＤ）などのリスク）を抽出することもできる。すべてはユーザーの与《あずか》り知らぬところで起きる。

大半の一般消費者向けニューロテクノロジーを使うか使わないかはまだ選択の余地があるが、いったん使用すると、自身が意図するよりはるかに多くのデータ（瞬き、心拍数、発汗などの情報）を第三者に与えることになるかもしれない。より複雑で自動的な脳機能には外界で起きる事象に対する本能的あるいは感情的な反応が含まれる。恐ろしい映画、情熱的な口づけ、痛みのある火傷《やけど》などは、いずれも、私たちの認知的、すなわち「合理的な」思考処理の埒外《らちがい》で起きるが、何らかの痕跡を脳内に残す[25]。
ニューロテクノロジーは、感情やバイアスも解読することができる。誰かの発言に傷ついても、あなたはその痛みを隠すことを選ぶかもしれない。それでも、脳には傷跡が残る。配偶者との関係に飽きていて孤独を感じているかもしれないが、まだ相手に打ち明ける気になってはいないかもしれない。ところが、配偶者があなたの脳データとそれを解釈するツールを入手すれば、脳は秘密を明かしてしまう恐れがある[26]。職場にいればあなたは潜在的なバイアスをうまく隠しおおせるかもしれないが、意識下ではバイアスが存在する[27]。あなたが一般消費者向けのヘッドセットをつけていれば、バイアスは解読されて周知の事実となる。

ハッカーは、脳のスパイウェアをあなたが使用するアプリやデバイスにインストールするかもしれない。カリフォルニア大学バークレー校のコンピュータサイエンス教授ドーン・ソング率いる研究チームが、ビデオゲームをコントロールするためにニューラルインタフェースを使用しているゲームプレイヤーを対象にこれを試した。研究者はサブリミナル画像をゲームに挿入した。プレイヤーがゲーム中にこの刺激（郵便物の宛先、銀行口座の詳細、人の顔）に対する反応を見せるかどうかを知るため、プレイヤーの無意識な脳内にその痕跡を探した。プレイヤーは知る由もなかったが、研究者は刺激に対する無意識な脳の反応（刺激に見覚えがあることを示す反応）を測定することで、プレイヤーの脳から情報（たとえば、プレイヤーのクレジットカードの暗証番号や自宅の住所）を盗み出すことに成功した[28]。また、ペアリングされた携帯電話間で神経《ニューラル》データをやり取りする場合、もしプレイヤーがセキュリティ対策を取っていなければ第三者がデータを傍受することもできた[29]。

「変化は私たちが考えていたより早く進んでいる」とワシントン大学の電気工学教授ハワード・チゼ

ックは語る。チゼックは近い将来、数百万人がブレイン・コンピュータ・インタフェース（ＢＣＩ）を装着してオンラインゲームをする、と考えている。ゲームの主催者はたとえば「二〇の質問」を選び、目に入ったものに対するプレイヤーの脳の無意識な反応を測定する。「たとえば、「同性愛者と異性愛者の」カップルの写真を一瞬見せて、どちらに反応するかを見る。論理木《ロジックツリー》をたどれば、私はあなたの性的指向を知ることができる」とチゼックは言う。「政治家候補のサブリミナル画像を見せて、あなたの政治的指向を知り、世論調査員に情報を売ることもできる」。こうした調査は悪意のある人がスパイウェアを送ることによって行うことができる。だが、人気の高いゲームやテクノロジーにそのようなソフトウェアを組み込んでおくのは容易なので、製造会社は私たちにかかわる多くのデータを秘密裏に収集することが可能だ[30]。ある最近の報告書によれば、中国政府はすでに最先端のＡＩとニューロテクノロジーを使ってユーザーの顔の表情や脳波を解析し、人が「思想や政治にかかわる教育[31]」に注意を向けているかどうかを調べているという。

　個人情報のトラッキングデータは特定の事柄（たとえば、購入行動など）については強力な推定を可能にすることがわかった一方で、脳データは私たちの心のもっとも奥底に潜んでいて自分でも気づいていないような感情やバイアスも示す。したがって、アルファ波、ベータ波、シータ波を調べれば、私たち一人ひとりがどれほど他人に迎合しやすいか、あるいは疑り深いかを予測することすらできる[32]！　哲学者サラ・ゲーリングや神経学者ラファエル・ユステの言葉を借りれば、生の脳波データは「その人のアイデンティティを定義するきわめて根本的な情報を提供する」。たとえば、政治的指向、性的指向、リスク耐性やリスクに対処する戦略などの情報を与えてしまう[33]。

　多くの人は自分にかんする情報に識別情報が含まれていないなら、悪用される心配はないと信じ込んでいる。しかし私たちの脳データは、指紋より個人特定能力が高いかもしれないのだ。[34]

私たちは知らぬ間に脳データを他者と共有するか

私たちは自分の脳データを進んで企業に提供してしまうのだろうか。世界最大の家具小売店が最近行ったマーケティングキャンペーンが参考になるなら、答えは明らかに「イエス」だ。

二〇一五年から、イケアは現代作家に限定版の手織りラグ、人形、ウォールアート、その他の家庭用雑貨の制作を委嘱してきた。イケア・アート・イベント・コレクションと称するこのプログラムの目的は、イケアの言葉を借りるならば、「アートを民主化し、誰でも買える価格で提供することにある」[35]。イケアにとって残念なことに、作品を大量に購入してオンラインオークションで元の価格よりはるかに高値で転売する人が大勢出た。そこで二〇一九年にイケアは一計を案じた。

五月七日~五月一一日の期間、一〇九枚のラグがベルギーのアンデルレヒトにある店舗に入荷した。制作したアーティストは以下の人々だった。フランスのストリートアーティスト（スパキッチ）。遊びと工芸の融合を目指す、アメリカのプレイ・アンド・クラフト彫刻家アダム・フレッザとテリ・チャオのユニット（チャオッザ）。ブルックリンを拠点に多分野で活躍するアーティスト（ノア・ライオン）。イギリスのファッションデザイナー（クレイグ・グリーン）。パリを拠点に活躍する韓国の現代フォークロア・アーティスト（スルギ・イ）。ルイ・ヴィトンのメンズ既製服ラインのアートディレクター（ヴァージル・アブロー）。日本生まれで、ロサンゼルスを拠点として活躍するアーティスト（河井美咲）。世界中にその名を轟《とどろ》かせたポーランドのポップカルチャー・アーティスト（フィリップ・パゴウスキー）。店舗では、顧客はEEGヘッドセットを装着するよう指示された。ヘッドセットは、メタを顧客に持つ大手の広告・マーケティング企業オギルヴィー・ブリュッセルとの提携によって製作されたイケア・ハート・スキャナーと呼ばれるデバイスで、顧客が本当にお目当ての作品を好んでいることを知るために使われた。

「人がそれぞれのラグを見るとき」とオギルヴィーの代理人が次のように説明した。「私たちが設計した特別なアルゴリズムが、顧客の脳と身体の反応データをリアルタイムで収集・解析します。データは直ちに精神の高揚感のスコアに変換され、このスコアが彼らがはじめて見るラグに投影されます。高揚感のスコアが十分高ければ、顧客はそのラグを購入するかもしれません。そうでない場合は、次のラグへと進みます」[36]。顧客の精神的プライバシーを平気で侵す事実より、顧客がそのことにあまりに違和感を持たなかったことの方が衝撃だった。オギルヴィーは、EEGデバイスの使用を拒絶した人は一人もいなかったし、「みな、すばらしいひとときをすごしましたよ」と主張する。

　脳を外界に開放し、脳内にある情報を企業、政府、社会による使用の対象とすることは、私たちの自由をリスクにさらすことにほかならない。あなたはこう考えるかもしれない。「でも、私はニューロテクノロジーの使用は避けるつもりよ」。しかし、それは不可能かもしれない。すでに楽しませてもらった製品やサービスは、ニューロテクノロジーへの入り口なのだ。しかも、後述するように、ニューロテクノロジーは近い将来に企業の雇用条件になるかもしれない。リストバンドをしなければ職につけなくなりそうなのだ。

　イケアのキャンペーンが悪気のない、無邪気なエンタテインメントであることはほぼ確実だが、私はぞっとするような未来を垣間見《かいまみ》た気にさせられた。その未来では、社会がどんどん人の脳に侵蝕《しんしょく》し、脳の中の情報を発見するのだ。

脳波データを最新の状態に更新する

もちろん、生の脳活動データの共有には妥当な理由もある。文章をタイプするのが速くなるし、機械と支障なく相互作用できるようになる。脳の病気のリスクについて事前に警告してもらえるかもしれない。だが、これを可能にするには、大量の脳データを専門家に提供して解析してもらう必要がある。つまり、データが悪用されないという確証を得てから共有することが肝心なのだ。

数年前、ケヴィン・シェーニンガーとスティーヴン・スケルトンが、瞑想する僧侶のＥＥＧ研究について知り、一般消費者向けのニューロテクノロジーで自分たちの瞑想状態をエンハンスメントできるのではないかと考えた。インタラクソンのＥＥＧデバイス、ミューズを使って、二人は瞑想中の自分たちの脳波を数千回にわたって記録した[37]。両者とも脳波活動に一貫した変化を認めた。

学生を対象に一〇週間の瞑想コースを始めたとき、両者は学生にミューズヘッドバンドを使うよう指示した。だが、ケヴィンとスティーヴンが観察した脳波活動の変化を再現できた学生は一人もいなかった。そこで彼らは別のデバイスで実験しはじめた。それらの中に、フロータイムと呼ばれるデバイスがあり、これはＥＥＧに加えて心拍数と呼吸数を記録する。より重要だったのは、フロータイムを使えば、学生はミューズが提供してくれるような脳波活動の解釈のみならず、生の脳波活動をリアルタイムで見ることができた点、瞑想の初心者が瞑想開始から短時間で起こすような脳波のわずかな変化をも検知できる点にあった。

数名の学生が実験にフロータイムを使うようになる一方で、他の学生はミューズで得た脳波データをマインドモニターというソフトウェアにアップロードした。このソフトウェアを使えば、自分の脳波を直接見ることができる。ケヴィンは、彼も彼の学生も定期的に脳波活動をデバイス製造会社や、サードパーティーのソフトウェア・プロバイダーと共有し、チャットルームの他のメンバーとも共有していると話してくれた。実際、数千もの人が瞑想中の脳波活動をソーシャルメディアで共有したり互いに比較したりするという。ケヴィンの勧めで、私はハートマインド・アルケミー・ラボというフェイスブックのグループに参加した。すぐに、グループメンバーのEEGデータのスクリーンショットが山のように舞い込んできて、それにはグループの他のメンバーのコメントと評価が付されていた[38]。

好奇心に駆られ、ケヴィンに彼の脳波活動がソーシャルメディアで共有している他の情報より秘匿性が求められると考えているかと尋ねた。「いや、それは考えたことがないですね」と彼は答えた。もう少し知りたくなって、彼の生の脳波活動を入手した企業がマイニングをしていないか気にならないかとさらに尋ねてみた。「いいえ」と彼は言った。「相手がぼくの社会保障番号や資産状況を知らないかぎり、ぼくは心配しない。誰かがぼくの脳波について何か知ったからと言って、ぼくは何もしない。実際、ぼくは、自分がしていることすべてを周りの人に勧めているくらいだ！」

ケヴィンの考えは、デューク大学における私の研究室（科学にかかわる法律と政策の研究室）で行われた研究で得られた調査結果と一致する。二〇一四年にピュー研究所が行ったプライバシーにかんする研究[39]にもとづき、私たちは二〇一八年に一四五〇名のアメリカ人に、自身にかんするさまざまな情報について機微性（訳注：ここでは、宗教や政治にかんする考えなどについて人に知られたくないという心の動きの度合いを指す）の認識を評価してもらった。たとえば、社会保障番号、健康や医療、電話の会話の内容、個人的な恋愛歴、そして一般消費者向けニューロテクノロジーによって他者の目にさらされる類《たぐい》の情報（仕事中の集中度、感情、脳波の詳細、睡眠パターン、一日を通してどれほど注意深さを維持しているか、脳の全般的な健康状態、「内なる声（内言）」など）だ。ケヴィンと同じく、私たちが行った研究の参加者は、社会保障番号を個人情報の中でもっとも機微性の高い情報と評価した。参加者が「きわめて機微性が高い」と評価した五つの情報のうち、脳の変数では一項目のみがリスト入りした。内言だった。そして、内言ですら、社会保障番号に比べればかなり機微性は低いと評価されたのだ！

脳データも商品化されている

目的が、瞑想、ゲーム、AR／VRの世界のナビゲーション、てんかん発作の始まりや腫瘍の形成あるいはアルツハイマー病の予兆の検知のいずれかにかかわらず、一般消費者向けニューロテクノロジーの製品はどれもコンピュータやモバイルデバイスのアプリで動く。これらのデバイスは生の脳波やEMG信号を収集し、専用のアルゴリズムによってデータをフィルタリングする。データはローカルデバイスに記録されるかもしれないが、企業が運営するサーバーに送られる。企業はそのデータを、私たちの大半が思うより多様な目的に使用する。

ケヴィンと学生が使っていたフロータイムはどうだろう。フロータイムは、中国浙江省《せっこう》杭州《こうしゅう》市にある杭州回車科技電子（エンターテック）の製品だ。この会社は、教育、心の健康、VR、軍事などに使用される一般消費者・企業向けのニューロテクノロジーデバイスの製造企業である[40]。エンターテックは、EEGセンサー内蔵のヘルメットを中国国営の電力会社、国家電網に何万個も納めている。仕事中の社員の疲労度その他の脳波活動をリアルタイムで測定するためだ。同社は、コントローラーを使わずに頭の中で考える思念による操作を楽しむレーシング・ビデオゲームから、仕事や睡眠まで種々の活動をする数百万人の生のＥＥＧデータを蓄積している[41]。

エンターテックは、ユーザーから生の脳波データ以外にも多くのデータを収集する。たとえば、アカウント作成時の個人情報（誕生日、性別、身長、体重、場合によっては携帯電話の番号）を記録する。ユーザーがアプリを使ってデバイスを探すサービスを行うと、同社はＧＰＳ信号、デバイスセンサー、Ｗｉ－Ｆｉポイント、携帯電話の基地局のＩＤを収集する。その人が使用している他のデバイス、コンピュータ、各種サービスの情報（ＩＰアドレス、ブラウザ、言語、ＯＳ、閲覧中のウェブページ、訪問した他のページ、クッキー）も追跡する。ユーザーがメタやグーグルのサービスに接続すると、ユーザー本人と友人の電子メールアドレスを取得する。その上で、こうしたデータすべてをユーザー本人の生の脳波活動と関連づける。

エンターテックのプライバシーポリシーを読むと、同社はこの情報すべてを使用し、情報から集約データや、個人の識別情報を削除したデータ（脳波活動とその解釈を含む）をサードパーティーのパートナーと共有する意図を明確にしている[42]。この事実を踏まえれば、シンギュラリティネットが、エンターテックのＥＥＧ測定機器から収集したデータを自社のＡＩプラットフォームを使って解析するために、二〇一八年一一月に同社と提携を結んだと公表したのも驚くに当たらない。二社がデータからどのような情報を得ようとしているのかは不明だが、どちらも「人々が自身の心的状態をうまく制御できるようにすることで、彼らの日常生活と瞑想体験を支援し、企業の被用者（従業員）が仕事中に自分の意識の状態を監視して自己調整することで業績と充足感の双方を向上させる手助けをする」ことを目指すとしている[43]。以下の章で述べるように、雇用主はすでにこうした情報を利用している。

中国の軍部もそうだ。

他の一般消費者向けニューロテック企業も、収集した生の脳データを商品化している事実を隠そうともしない。ＭＩＴメディアラボの学生によって二〇一一年に開発され、マルチマーが販売するマインドライダーＥＥＧバイクヘルメットは、当初は自転車に乗っている人の脳波を検知し、自転車やバイクに乗る人にその人の心的状態を異なる色のライトで知らせるためのものだった。運転に集中できているか、眠気を催しているか、あるいは道が混んでいて神経質になっているかなどを知らせてくれるのだ。[44] マルチマーの創業者アーリーン・デュカオは、別の新会社マルチマー・データを創業した。マインドライダーが収集するデータのマイニングを行い、場所が特定された情報（小売店開業に最適の場所、周囲の景観に埋もれることのない広告掲示板の設置場所など）の市内地図を作製するための開業資金を二〇一六年に獲得したのだった。[45]

先進的なプライバシーポリシーを掲げる企業もある。マインドモニターは「個人情報を収集しない」ことを確約し、「我が社が記録した脳波はユーザーのデバイスにのみ保存され、［我が社に］そのデータにアクセスする権利はない」と述べている。[46] とはいえ、彼らのポリシーは稀有《けう》な例外だ。大半の企業は、私たちの生の脳活動データに対する無制限の権利、そのデータの記録、保存、マイニングの権利を主張する。

メタはどうだろう？　なにしろ、同社のビジネスモデルは消費者データの商品化なのだ。メタはコントロールラボのＥＭＧデバイスが、脳ではなく筋肉の接合部の局所的な情報を収集するのみと主張するが、ＥＭＧデータが生の脳データほど機微性が高くないというわけではない。

手を洗っていたり、神経変性疾患の初期段階でわずかな震えの症状が出ていたり、ある単語を書こうとしていたがタイプしないことに決めたり、寝室で手を使って親密な行為をしていたりすれば、Ｅ

MGリストバンドがそのことを検知する。ということは、メタも検知できるのだ。

だから消費者はいいかげん目覚めるべきだ。自分に固有の機微性を持つ脳活動データについて知り、自分の精神的プライバシーをなぜ守るべきかを知らねばならない。

脳データは機微性も管理も一律でない

二〇二〇年夏、シカゴ警察はある家庭の防犯カメラが捉えた殺人事件の捜査をしていた。カメラに記録された動画は、ロジャーズ・パーク・アパートメントの前で二人の男性が喧嘩《けんか》している場面を映していた。一方が他方の頭を殴った。殴られた男性はよろけると、銃を取り出し、殴りかかった男性を撃った。相手を銃で撃った男性の顔はカメラに映っていないが、動画には彼の声が入っている。

匿名の情報提供によって、警察は容疑者を特定するが、彼の声紋を使って男性を殺人に結びつけることができない(47)。ニューロテクノロジーが決め手になってくれるだろうか。

私は、法学雑誌に掲載された二本の論文で扱われたある刑事裁判において、脳が私たち自身に不利な証拠として使われる可能性について調べはじめた(48)。まず、用いられるかもしれない一連の神経学的な証拠を列挙した。個人の特定情報に始まり、本能や感情、記憶、あるいは内言にかかわる情報まで、脳から得られた証拠を調べた。すると、脳内にあるすべての証拠の機微性はけっして同等というわけではなく、証拠として用いるべきではない情報もあることに気づいた。

ならば、容疑者を割り出す物的証拠を得ることから始めるといいのかもしれない。警察によれば、発砲した男性は頭を殴られていた。被害者の頭を目視しただけではわからないかもしれないが、脳活動によって脳に外傷を受けたこと、それがどれほど最近のことかについては判明する可能性があった。

血液試料、唾液から得られるＤＮＡ、あるいは歯の診療結果と同様に、この種の脳活動はその人物の精神過程にかかわる情報を与えることはなくとも、容疑者の外見にかんする識別情報を与えてくれるかもしれない。

しかし警察は、発砲した人物が殺人にかかわったことを証明するさらなる証拠を必要とするだろう。だから警察は、たとえば被害者の写真に対する本能的あるいは感情的な反応を知ろうとするかもしれない。脳内にあるこの類の自動的で無意識な情報は、外傷の痕跡より機微性が高いと思われるが、それでももっとも私的な情報を与えることはないかもしれない。

私たちの脳は現在の思想や精神的な経験のみならず、日常的な人や物との遭遇の記憶を保存している。記憶の中には、これまでに出会った人々がいる。それらの人々の声音、目に映った視覚的イメージ、その経験の一瞬一瞬の記憶が脳に刻まれているのだ。警察は被害者の声の録音を再生し、容疑者の脳がその声を認識するかどうかを確認することができる。

容疑者の脳から解読できるかもしれないもっとも私的な情報は、本人が他人と共有するかどうかをコントロールすることがいちばん難しい類の情報であり、内言、思考、視覚的イメージなどがある。アメリカに在住する人々の代表的なサンプルを対象に私の研究室が行った調査では、回答者は思考やイメージを機微性の高い情報であると評価した。このことは、内言や記憶と、より機微性が低いと評価された脳の自動的機能の情報やその識別情報とのあいだで機微性に差があると暗に認めたことになる。

認知的自由に含まれる精神的プライバシーの輪郭を定義するには、すべてのニューラルデータの機微性が同一ではないことを認識する必要がある。精神的プライバシーにかかわる権利はあらゆる脳データ（識別情報、自動的情報、記憶、内言）を保護すべきである。だが、精神的プライバシーにかかわる個人の利益は、内言や記憶の情報が求められている場合にもっとも強力に守られるべきだ。一方で自動的な脳機能情報や識別情報が求められている場合には、精神的プライバシー保護の原則は社会の利益（公益）に鑑みてときには曲げてよいのだろう。

精神的プライバシーにかんしては十分な注意が必要だが、脳を完全に不可侵にするべきでもなく、場合に応じてバランスを取るべき理由はある。もっとも機微性が高いデータを保護するだけのために脳データの使用をすべて禁止し、神経科学の研究を無用に妨げたくはない。

共有することの価値

個人と社会の利益のバランスを取ることは、私たちの権利を定義する一助になるだろう。以下の章では、このプロセスについて現代の職場、教育現場、その他の場合に応じて述べていく。いずれにしても、個人としても集団としても、私たちは脳波活動から学べることが多い。脳波活動のビッグデータセットは、精密医療《プレシジョン・メディシン》〔訳注：個人の特性にあわせて最適な治療を選択する医療〕を大きく前進させるかもしれない。神経疾患の原因究明から心を病んだ人の個別治療まで、人間であることの苦しみの主要な原因の一部なりとも取り除くのに役立つ可能性がある。

エンターテックによって収集される類のデータセットは、個人のニューラルデータがより制限され、制御されてもいる研究環境ではなく、「野生下で」収集される点において特殊である。そうしたデータは十分に制御されていないために質的な限界があり（実験室内のように環境その他の因子が一貫していない）、ニューラルインタフェース・デバイスを身につけて日常生活を送れば、本人が動くために多くのアーチファクトが記録されてしまうとはいえ、この種のデータはそれでも現実の環境における個々の脳機能の理解につながるまたとない機会を与えてくれる。そもそもビッグデータセットが必要とされる理由は、私たちがノイズ、個々のデバイス間の相違点、ユーザー間の差異が測定結果に与える影響を理解した上で、データ収集に使うデバイスやアルゴリズムを改善できるようにするためだ。

健康な人の日常生活における脳神経活動を研究するために研究者が使えるビッグデータはきわめて少ない。だが、ストックホルムのニューロインフォマティクス国際統合機構（ＩＮＣＦ）やアメリカのニューロイメージング・インフォマティック・ツール・アンド・リソース・コラボラトリーなどのような組織を通じて、脳データの共有を促進しようという大きな動きが一部にあった。[49]しかし、生のＥＥＧ、ＥＭＧ、ｆＮＩＲＳデータにかんするかぎり、「ヒトの神経科学研究の圧倒的な大半は、非常にかぎられたタスクをする、非常にかぎられた人数の参加者から得られるデータを用いている」。そう語るのはアメリカ陸軍戦闘能力開発コマンドの陸軍研究所に所属する軍科学者ジョナサン・トゥーリアン博士だ。トゥーリアン博士の研究室は、テキサス大学サンアントニオ校およびインテオン研究所と提携し、大規模ＥＥＧデータ初のメガ解析に取り組んでいる。[50]

ＥＥＧデータは、ニューラルネットワークとサポートベクターマシン〔訳注：教師あり学習を用いるパターン認識モデルの一種〕を含む、強力な機械学習によって解読される。[51]一般消費者向けニューロテクノロジーが広く普及すれば、より質の高い、より大きなデータセットが得られ、高度な機械学習アルゴリズムのトレーニングが可能になる。より多様で大きいビッグデータセットがあれば、科学者は神経活動を脳のさまざまな状態やさまざまなタスクに関連づけられる普遍的な特徴を識別することができる。これはＥＥＧデータやＥＭＧデータでは難しい。一般ユーザーに使用されているデバイスの種類が多様をきわめるからだ。個々のデバイスによって、構造、数、電極の位置、行うタスク、注釈処理が異なる。(52) だがメガ解析によってデバイスに依存しない普遍的な特徴の識別が可能になるかもしれない。そうなれば、一般消費者向けニューロテクノロジーの正確性と予測能が向上し、ユーザーにとって大きな利点となる。

しかし、その利点を得ることができるのは、脳データがメタのような少数のビッグテックに専有されていない場合のみである。ビッグテックはそれぞれの目的のために脳データの所有権を主張するかもしれない。ビッグテックによるデータの独占を防ぎ、個人情報の悪用から人々を保護するためには、新しい規範を確立し、精神的プライバシーを守る明確な規則や規制を策定し、それらの施行を確実なものとすべきである。

ニューラルデータが自分に不利な目的に使用されないと確約されなければ、ニューラルデータの共有に喜んで応じる人は少ないだろう。以下の章で述べるように雇用、教育、政府関連の現場においてニューロテクノロジーの使用が増加中であるが、差別される恐れを感じさせることなくニューラルデータを共有するには、各人の状況に応じて柔軟な保護対策が必要になることを見ていこう。

ニューラルデータの共有は、私たちが直面するもっとも解決の難しい健康問題を一部なりとも解決する未知の可能性を秘めている。他方で、死を含めて人であることの基盤となる脆弱《ぜいじゃく》性に対する権利にかかわる未知のリスクにつながりかねない。これが、精神的プライバシーの権利を明確に定義しなくてはならない理由の一つである。定義をしていくなかで、誰が自分の脳活動のトラッキングを許されるべきか、いつ行うべきか、どのような目的で行うことができるかについて正確に明記することができる。

精神的プライバシーの権利

精神的プライバシーの権利を擁護するのに遅すぎるということはない。認知的自由という新しい権利を認識し、その輪郭を定義するならば、精神が不運に見舞われることを防ぐ一方で、ニューロテクノロジーの利点を享受することは可能である。

個人が精神的プライバシーを守るためには、国際人権法における認知的自由に含まれる権利の束（精神的プライバシー、思想の自由、集団的な自己決定権の個人への拡張）にかかわる現在の解釈をアップデートするとともに、適用範囲を拡張する必要がある。以下の章では、自己決定権と思想の自由にかかわる絶対的な権利（この権利は内言と記憶をいかなる不正なアクセスからも守る精神的プライバシーと一部重なる）について述べていこう。精神的プライバシーは脳データも擁護するが、国際人権法に定められた思想の自由の権利の保護ほど厳密に運用されるわけではない。なぜなら、精神的プライバシーは相対的な権利だからだ。したがって、妥当な理由がある場合には、社会の利益が優先されることもある。

国際連合は、第二次世界大戦中に起きた数々の惨劇を繰り返さぬために、国際的な人権運動を繰り広げたことで高く評価されている。人権擁護の規範的基盤は一九四五年の国際連合設立よりずっと以前に成立していたとはいえ、一九四八年の世界人権宣言の採択が重要な節目となった。宣言は各人の人間としての尊厳を守るために必要な三〇の権利と自由の概略を定め、近代の国際人権法の礎になったのだ。

世界人権宣言は人権にかかわる重要な国際的規範を確立し、政府、企業、個人が履行すべき道徳上の義務を明示した上で、義務の履行を怠った場合には国際社会からの非難を免れないことを明確にした。[53]宣言の精神は、思想の自由をはじめとする個々の人権をより限定的に定義する国際規約（「市民的及び政治的権利に関する国際規約」など）に受け継がれた。これらの規約にもとづいて国際司法裁判所や監視団体が設立され、政府による人権尊重の遵守状況に目を光らせた。世界人権宣言と国際規約は世界中の国々で国内法に反映され、人権にかかわる規則等の施行に法的根拠を与えた。[54]

スイスの生命倫理学者マルチェロ・イエンカと法学者のロベルト・アドルノは、精神的プライバシーという新しい人権を認めるよう国際連合に求めた。「ニューロデバイスによって記録され、デジタル生態系内で共有される個人の脳情報を保護する」のが目的であるとしている。両者はこの新しい人権を相対的な人権と見なした。いわく、「この人権は一定の状況では制限することができる。そうした制限が正当な目的を達成するために必要かつ適切であるという条件を満たす場合である」[55]。モーニングサイド・グループと呼ばれる倫理学者と法学者のグループは、精神的プライバシーという新しい人権を絶対的な権利として認めるよう呼びかけた。「この権利に対する同意のない国家権力による干渉は、いかなるものであれ事実上残酷で、非人間的で、人の尊厳を踏みにじる行為と見なされるべきである[56]」

しかし、精神的プライバシーという新しい権利を要求する必要はないのかもしれない。プライバシーも思想の自由もすでに世界人権宣言によって擁護されている。宣言の第一二条は、次のように定めている。「何人も、自己の私事、家族、家庭若しくは通信に対して、ほしいままに干渉され、又は名誉及び信用に対して攻撃を受けることはない。人はすべて、このような干渉又は攻撃に対して法の保護を受ける権利を有する」。また同第一八条は、「すべて人は、思想［……］の自由に対する権利を有する」〔訳注：本書全体を通して、世界人権宣言の訳文はいずれも日本国外務省ホームページの「世界人権宣言（仮訳文）」より引用。https://www.mofa.go.jp/mofaj/gaiko/udhr/1b_001.html; https://www.mofa.go.jp/mofaj/gaiko/udhr/1b_002.html〕と断言する。これらの条文は精神的プライバシーに明示的に言及してはいないものの、過去に例を見ない人権侵害に際して議論を重ねるうちに人権法の解釈が進化することは広く知られる[57]。社会やテクノロジーの変化によって既存の人権解釈に綻びがあると判明したなら、新たな文脈で人権法を準用することができるし、そうすべきでもある。

国際人権法の規範を定めることは、政府、企業、個人が履行すべき社会規範や道徳上の義務を確立するための重要な第一歩である。規範はそれ自体が強力な影響を持つ。人権にかんする規範を侵す者は、国際的な批判や説明責任の要求にさらされる。とはいえ、精神的プライバシーを含むことが明確になるように人権の定義をアップデートするだけでは、人々の行動を変えることはできない。規範が効果的であるためには、遵守を徹底するための道筋が各国で用意されていなくてはならない[58]。

言い換えれば、精神的プライバシーをどう保護するかが、その権利を認めることと同等に重要であることになる。規範の徹底を実現するには、企業、政府、学者、一般市民が、ニューロテクノロジーとニューラルデータを社会において責任を持って使用する要件について、議論を尽くして定義することが要求される。

たとえば、プライバシーの権利にかんする特別報告者ジョセフ・カナタチは、六年にわたる任期の最終報告書を二〇二一年に国際連合人権理事会に提出し、ＡＩの使用が広まりつつある現況に鑑みて、データを管理するための規範の確立が急務であると指摘した。また、データの使用をできるかぎり収集時の目的に限定し、データが人間に対する差別に使われることを防ぎ、データの正確性を改善することを主張した。[59]

カナタチの報告と提案はすばらしい出発点ではあるが、それだけで十分というわけではない。本書では、認知的自由という新しい国際的人権と、それが含む精神的プライバシーの権利を認めるための包括的な枠組みを提起する。以下の章では、精神的プライバシーの特定の領域がさまざまな状況においてどう適用されるか、また、ニューラルデータの保護のために各国でデータ管理を行う必要性があることについて述べる。最低限の措置として、企業には収集するニューラルデータについて透明性の維持を要求すべきだ。アップルはａｐｐストアで販売するアプリのために「プライバシーラベル」〔訳注：アプリをダウンロードする前にそのプライバシー方針を確認できる情報〕を開発し、透明性の改善に先鞭《せんべん》をつけた。プライバシーラベルはアプリがどのように使用されるかのみならず、アプリがユーザーデータをどのように使用するかをも教えてくれる。[60] ニューロテクノロジーデバイスや関連のアプリにも同様のプライバシーラベルが開発されれば、ユーザーは収集されるニューラルデータの種類と、その使用目的を知ることができる。国際人権法によって精神的プライバシーの人権を認めれば、そうした企業努力を奨励する強力な規範になるだろう。とはいえ、透明性が改善されてもそれで十分とは言えない。

つまり、法律、規制、規範の施行によって、企業による生のニューラルデータの処理を制限し、「機微性のある」データ（脳に記憶された情報や内言、自己の感覚に根差した脳の自動的な機能など）のマイニングを防ぐ必要がある。脳データに対するいかなるアクセスも精神的プライバシーを侵害するので、その情報の処理に対してユーザーの明確な同意があり、処理データの使用が公正である場合にのみ許可されるべきだ。ユーザーの同意を得ることは企業にとって厄介だろうが、ユーザーの精神的プライバシーを守るためには正当化されるべきであり不可欠でもある。

さらに企業は、デバイスやアプリに個々のユーザーのために本人によるアクセス制御を実装しなくてはならない。この機能によってデータの収集、保存、共有について完全な透明性が確保され、デバイスをオン／オフできるため、収集されるデータの種類、収集のタイミングを制御できる。たとえば、EMGウォッチやEEGイヤホンにオン／オフスイッチをつける。そうすれば、ユーザーはこれらのデバイスを長時間にわたって身につけていても、ニューラルデータの収集について無用な心配をする必要がなくなる。同様に、アプリはユーザーが生のニューラルデータをローカルに処理するために保存できるようにしなくてはならない。また、そのデータは企業かそのパートナーによる処理に供するために企業のサーバーに無期限に保存されるのではなく、継続的に上書きできなくてはならない。

さらに、個人間で生のニューラルデータを共有するとき、データは本人と紐《ひも》づけられていない、集約データの形であることが不可欠だ。このためには社会がこのデータを差別目的に使用することを防ぐ基準を設けて、個人がデータの悪用に備えて救済の権利を有することが前提となる。

精神的プライバシーの人権を認め、世界規模でこの人権を擁護するためには、継続的で民主的な議論によって、生のニューラルデータの解析法を定義することが必要になる。この過程はすべての人の手に届くような、真に包摂的なものでなくてはならず、たとえばタウンホールのフォーラムでデータマイニングなどの諸問題について議論できるようになる必要がある。こうした過程によって、人権に対する人々の関心が高まり、アイデアや価値観を共有するプラットフォームを形成することができる。また、フォーラムの参加者は意思決定者（企業を含む）と連携し、もっとも重要視する文脈における精神的プライバシーを擁護するための政策を実現することができる。

精神的プライバシーは認知的自由の欠くべからざる一部分である。だが、あらゆるプライバシーの権利と同様に絶対的なものではない。人は自分の脳活動に対するアクセスを他人に許可する権利を持つことができるし、持たなくてはならない。だが、研究を進めるためや商品やサービスとの引き換えにアクセスを許可したいケースはあると思われる。また、誰かの生命が脅かされているときに、社会が私たちの脳活動をトラッキングしたいような状況もあるはずだ。

第2章　職場における脳の監視

トラック運転手のケリー・カスバートは、ウィスコンシンからフロリダまでの一四七〇マイル（約二三六五キロメートル）を二四時間ぶっ通しで走りつづけたため、雇用主から停職処分を言い渡された[1]。二四時間と言えば、長距離輸送のトラック運転手が自分や他人を事故に巻き込まずに連続して運転できる時間を優に超えていた。雇用主のインターナショナル・ロジスティクス・グループは、ケリーが事後にこの無謀な冒険についてソーシャルメディアで得意げに吹聴《ふいちょう》したときに、はじめてこの事実を知ったのだった[2]。

この一〇年、スマートキャップ・テクノロジーズ（以下、スマートキャップ）は社員の脳を監視するテクノロジーを他企業に販売してきた。オーストラリアから南北両アメリカ、そしてアフリカの一部地域など、世界中の鉱業、建設業、トラック運送業、航空機製造業、鉄道業その他の産業における五〇〇〇社以上が、スマートキャップの製品を使って社員の居眠りを検知している[3]。

ＥＥＧセンサーを埋め込んだライフバンドと呼ばれるヘッドバンドは、単独で使用することも、ヘルメットかキャップに内蔵することもできる。検知された脳波データはスマートキャップのアプリによって処理される。アプリは独自のアルゴリズムによって、眠気に耐えるドライバーの能力にもとづいてリスクスコアを算出する。スコアは、1（目覚めている）から5（居眠りしている）までのスケールで疲労度を示す。ドライバーが危険なほどの眠気を催している場合には、手遅れにならないうちにシステムがドライバーと管理者双方に警告を送る[4]。

雇用主が社員の脳の活動をこのようにトラッキングすることに対して、私が最初に感じたのは懸念だった。だが考えるにつれて、問題はそれほど簡単ではないことに気づいた。もとより、このようなトラッキングのテクノロジーは社員にとってプライバシーという大きな問題を突きつける。どのような脳データが収集されるか、雇用主がデータをどのような目的に使うかについて社員が知らされていない場合には、懸念は増すばかりだ。トラッキングによって職場の安全性や生産性がどれほど改善しようとも、そのために社員が会社に寄せる信頼や関心、彼らの創造性や権限を損ないかねない。とはいえ、少なくとも一部の用途については、職場における脳の監視は喜ぶべきことかもしれないとも私は思う。「ハイウェーを猛スピードで突っ走る四〇トンもあるトラックのドライバーが、はっきり目覚めていて注意力が万全であることを知りたい」という社会のきわめて現実的な利益に、ドライバーの精神的プライバシーという抽象的なものが勝ると断言するのは難しい。

私たちには、社員、雇用主、社会のバランスをうまく調整するための時間がまだ残されている。しかし、これを実現するには、認知的自由にもとづく一連の新しい人権を定義して広く周知させねばならない。

職場における監視の広まり

ここまで読んでくれれば、企業が収集データを使って消費者の嗜好《しこう》や願望を予測している事実をご理解いただけたことと思う。だが、企業はさらにテクノロジーを駆使して従業員の行動を分析し、身体の動きやキーボード操作をトラッキングし、いまや脳にも食指を動かしている[5]。

イギリスのスーパーマーケットチェーンのテスコは、そうした監視を行った最初の企業の一つだった。二〇一三年、アイルランドとイギリスにある同社の店舗にある倉庫ではたらく従業員は、生産性を測定するアームバンドを身につけるよう指示された。一つの商品をある場所から別の場所に移動させるごとに、アームバンドがその動きを記録した。トイレ休憩も記録した。

反発は激しく、怒りもひととおりではなかった。従業員はビッグ・ブラザー〔訳注：ジョージ・オーウェルのSF小説『一九八四年』に登場する独裁者〕に見張られているかのごとく感じ、その感覚を忌み嫌った。ペンと紙を持って棚卸表に記録する必要がないので、実際には仕事が楽になったのだが……。しかし、ある元従業員が語ったように、上の者に呼びつけられて作業効率のスコアが低いと叱責されるのではないかとつねに怯《おび》えていた。「スコアの高い者ですら汗だくになって、商品を放り投げていた」という[6]。

あなたはこう思うだろうか。「残念だが、従業員は決められた時間でないとトイレに行ってはいけないのさ！」いや、自分だったら「すぐに辞表を出して、別の職場に就職する」と言うだろうか。だが、低賃金の労働者の大半は転職する余裕もなかった。それに、すぐに転職先がなくなった。労働者に対する監視行動が瞬く間に世界中に広まったからだ。

企業の権限の拡大リスクを注視する地域セルフリライアンス研究所の共同所長ステイシー・ミッチェルは、このことについて考えると夜も眠れなくなる。ステイシーは、こう信じている。「テクノロジーは強大な企業が労働者にさらに圧力をかけるツールになった」。つまり、平均的な労働者は「選択肢が減って力を失った」が、企業は監視ツールによって労働者を「コントロールして脅かす」途方もない能力を獲得した(7)。

ステイシーによる調査の大部分は、アマゾンのグローバル配送センターで監視活動が悪用される事例が増加している点に焦点をあてている。アマゾンは従業員をトラッキングするリストバンドの特許を所有する(8)。アマゾンウェブサービス（AWS）のAWSパノラマと呼ばれる広域監視技術の特許も持っている。この監視プログラムは、カメラが捉えた画像を機械学習アルゴリズムによって処理する。現代の職場では常識となっている防犯カメラの画像も処理の対象だ。「立ち入ることが許されていない区域を人が歩いていないか？　オイル漏れがないか？　みなヘルメットをかぶっているか？　これらは現実的な問題です」。AWSパノラマの多彩な運用例について説明していたとき、アマゾンのある上級役員がそう語った(9)。

ステイシーによれば、従業員は「つねに急《せ》かされ、尻を叩かれています。仕事の速度が際限なく速まっています。ようやくある速度で仕事できるようになったと思った瞬間に、どんどん求められる速度が増すのです」。つまり、アマゾンのような企業は「従業員を絶え間なくコントロールする」のみならず、「永久に職場で成功することができないような環境をつくり出してもいる(10)」のだ。度を越した圧力に耐えかねたクリス・スモールズは、ニューヨーク市スタッテン島のアマゾン従業員による労働組合の結成を主導した。すると、無数の他企業（ウォルマート、ターゲット、ダラー・ゼネラルなど）の労働者が、自分たちも労働組合を結成したいと彼に接触してきた。

監視の横行は倉庫に終わらず、いわゆる知識労働者にも及んでいる。この傾向は新型コロナウイルス感染症のパンデミックよりずっと前に始まったが、パンデミック後に指数関数的に高まっている。

リモートワークやハイブリッドワーク〔訳注：リモートワークとオフィスワークを組み合わせた労働形態〕の社員を抱える企業を対象にした最近のある調査によると、企業の七八％がホワイトカラーの社員をトラッキングするために監視テクノロジーを使用していると認めた。[11] これらの企業は、軽蔑を込めて「ボスウェア」と呼ばれるプログラムによって従業員の仕事ぶりのスクリーンショットを撮影し、キーボード操作や閲覧ウェブサイトを監視し、机に向かう姿を写真に撮り、ソーシャルメディアの使用を追跡する。そして、すべては生産性の向上のため、とうそぶく。[12]

いまや雇用主は、従業員の脳内を直接のぞき込み、疲労や散漫な注意力の兆候を探す。彼らが収集するデータは間違いなく従業員のストレス増加を示すことだろう。

職場における疲労度トラッキング

二〇一九年、スマートキャップのCEOティム・エカートは、同社のヘッドギアがドライバーや雇用主を悩ませる疲労リスクを軽減し、「アメリカのトラック運送業を大きく変えるだろう[13]」と高らかに宣言した。なぜそれほど自信たっぷりだったのだろうか。同社はアメリカのトラック運送会社との三か月にわたる提携を成功裏に終えたばかりで、きわめて良好な結果を得たからだった。提携先の運送会社では、冷凍部門の始点と終点の施設で八七名のドライバーがスマートキャップのデバイスを身につけてはたらき、仕事中の疲労度が測定された。

一方の施設は夜間勤務がおもだが、他方の施設は年間を通して毎日二四時間営業していた。提携中に仕事をしたドライバーは、疲労による事故を起こすことなく五二万マイル（約八三万七〇〇〇キロメートル）を八七三〇時間で走破した。疲労の警告も六二・四％減少した。[14] 費用がかなり少額だったことを考えれば、驚くばかりの成功と言える。

しかも、これがスマートキャップによる初の成功例ではない。スマートキャップの本社があるオーストラリアでは、鉱業、航空機製造業、天然ガス製造・販売業の企業の多くが同社のデバイスを使用する。[15] ニューサウスウェールズ州にある採掘会社のハンターバレーオペレーションズでは、トラックドライバーはスマートキャップの装着を義務づけられている。[16] オランダに本社を置くロイヤルBAMグループのイギリス支社BAMナットールは、土木および建設部門に二万五〇〇〇人を超える従業員を雇用していて、多くがスマートキャップギアを装着している。[17] 南米のある採掘会社は、カメラを使う監視システムをスマートキャップのEEGヘッドセットに切り替えた。[18] 東アジアのある大手の銅採掘会社は、大型車両のドライバー全員にスマートキャップの着用を義務づけている。[19] まとめると、世界中で鉱業、建設業、トラック運送業、航空機製造業、鉄道業その他の産業の五〇〇〇社以上がスマートキャップを採用している。

スマートキャップがこれほどの成功を収めたのは、眠気に負けた社員が起こす事故によって企業や社会が被るコストが削減できるという期待感からだ。シカゴのオヘア国際空港では、居眠り運転のトラックが空港のエスカレーターに突っ込んで、三二人が怪我《けが》をした。ドライバーは運転中に眠ってしまったのは今回がはじめてではないと認めた。[20] ニューヨーク州では、睡眠不足の運転士が、ポキプシー駅とグランド・セントラル駅を結ぶハドソン線の通勤列車を運転中に居眠りした。列車は、制限速度が時速三〇マイル（約四八キロメートル）のカーブを、時速八二マイル（約一三二キロメートル）で走行して脱線した。四人が死亡、七〇人が負傷し、数百万ドルの損害を出した。[21] フロリダ州のシトラでは、リン酸塩を積載した一〇〇両の貨車を牽引《けんいん》する列車の運転士が運転中に居眠りしてしまい、石炭を運ぶ貨車と正面衝突した。三二両が脱線し、一三四六トンの石炭、一一五〇トンのリン酸塩、七四〇〇ガロン（約二万八〇〇〇リットル）のディーゼル燃料、七七ガロン（約二九〇リットル）の希硫酸があたりに撒《ま》き散らされた(22)。航空機事故は鉄道事故よりかなり稀《まれ》だが、この数十年で起きた少なくとも一六件の大規模な航空機事故の原因はパイロットの疲労だったとされている(23)。

　最近にいたるまで、ドライバーの疲労度を監視する最先端技術はテレマティクスと呼ばれるテクノロジーだった。この手法では自動車などに組み込まれたハードウェアとソフトウェアが、運転行動から運転手がどれほど疲れていて眠いかを推測する。メルセデス・ベンツのスマートセンサーシステムを例に取ってみよう。システムは運転開始後の数分でドライバーの操縦や速度を分析し、通常運転時のそのドライバーに固有の運転パターンを「読み取る」。その後、ドライバーがわずかな操縦ミスを犯しては直ちに修正する仕草を繰り返すと、センサー、コンピュータアルゴリズム、ソフトウェアプログラムが自動車内外の条件を評価し、運転手が眠気に襲われているかどうかを判断する。運転手が眠気を催していると判断すると、自動車が運転手に「休憩」するよう警告する(24)。他の自動車会社もこれに似たシステムを提供する(25)。この種のシステムは開発当時はすばらしい成果を出したが、それでも正確性は六三〜七五％に過ぎない(26)。

　より最近のテレマティクスは車載カメラを使用する。このシステムは精度が高いものの、個人のプライバシーが犠牲になる。たとえば、顔認識テクノロジーによって、ドライバーが目を開けて前方を向いているかどうかを検知するシステムがある(27)。赤外線カメラを用いてドライバーの頭と体の位置、さらに顔の表情や手の仕草を監視するシステムもある(28)。ドイツのテクノロジー企業ボッシュ・グローバルは、ＡＩを採用した車内監視システムを開発した。ＡＩはドライバーの注意力が落ちているか、まぶたが重くなっているか、隣の座席もしくは後部座席に座っている人を見ているかなどを検知する[29]。

スマートキャップが使用するEEGシステムは侵襲性の低い実装が可能だが、それはこのシステムのセンサーが検知するのが脳波にかぎられているからである。注意力が低下すると、脳内ではシータ波とアルファ波の活動が活発になる一方で、ベータ波の活動が弱まる[30]。アルファ波の活動は、それのみで疲労の蓄積の指標に用いることができる[31]。たとえば、市販のEEGデバイスは電極の数が少ない、といった重要な限界があるために記録データの質が悪く、脳波信号を「眠気を催している」と判定するための演算が複雑で、信号は「多くの雑音を含む[32]」。それでも、精度がもっとも低いEEGデバイスですら、疲労の兆候を以前のテレマティクス技術より早く検知し、信頼性も高い。精度がもっとも高いEEGデバイスともなれば、精度は顔認識や車載カメラと同等もしくはより優れている[33]。

EEGシステムは、工場の現場、空港の管制塔、手術室、実験室など疲労が安全性に影響する他の職場でも使用することができる。もちろん、そうすべきだろう！　疲労はモチベーション、集中度、協調性に影響を与え、応答時間を長引かせ、判断を狂わせ、どれほど簡単な仕事であってもそれを実行する身体的、精神的能力を奪い去る。その結果は、年に一三六〇億ドルを超す生産性の損失となる[34]。

ニューロテクノロジーと解読アルゴリズムが進歩すれば、EEGシステムが職場における疲労監視の最善の選択肢になると思われる。遠からず、雇用主のみならず社会全体が、安全性と生産性の向上は従業員のプライバシーの犠牲に十分見合うと考えるようになるかもしれない。しかし、職場で従業員の脳波を検知するウェアラブルデバイスがどれほどの成果を上げるかは、雇用主がテクノロジーをどう扱うかに大きくかかっている。従業員がフィードバックをリアルタイムで受け取り、自己修正できるようになるだろうか。いや、管理者が従業員の疲労を直接監視するのだろうか。もしそうであれば、彼らはその情報を職場環境の改善に使うだろうか。それとも、頻繁に疲労に襲われる従業員に対する懲罰、減俸、解雇を正当化するだろうか。これらの問いに対する答えが脳の疲労監視の未来を決めるのだ。

脳の監視にかかわる社会的規範や法律は存在しないため、いまのところ各企業が独自に定めるしかない。[35]一部の企業はスマートキャップや類似のテクノロジーを従業員の労働条件の最適化に注ぎ込む。だが、懲罰の可否を判断するために使う企業もあるかもしれない。一般に企業が職場の監視を行うのは後者の目的のためだ。ある最近の調査によると、雇用主の二六％がインターネットを悪用あるいは不正に利用した従業員を解雇し、二五％が電子メールを不正に使用した従業員を解雇し、六％がオフィスの電話を私的に利用した従業員を解雇している。[36]

ニューロテック企業は自社のテクノロジーを生産性向上のカギと宣伝するが、製品に実装した場合には裏目に出るかもしれない。職場でこのテクノロジーが受容されるためには、従業員監視テクノロジーの利用に際して明確で広く容認された規範が確立されていることが不可欠となる。すでに三人に一人が雇用主を信頼していないとも言われ、従業員の信頼は企業の成功に欠かせない。雇用主に高い信頼を寄せる人は生産性が高く、エネルギーに満ち、他とよく協調し、信頼できない雇用主の下ではたらく人より忠誠心が強い。雇用主に対する信頼の低い人は、権能を与えられたと感じることができず、会社に対してディスエンゲージメント〔訳注：会社との絆《きずな》、会社に対する愛着心に欠ける心理状態〕の感覚を抱いている。[37]アメリカ企業は、労働者が会社に対して感じるディスエンゲージメントのせいで、年に四五〇〇～五五〇〇億ドルの損失を被っていると推定されている。[38]

注意力が低い脳への対処

かつての私は、長期間にわたって執筆活動に専念することが可能だった。いちばん楽な服を着て、大量のフムス〔訳注：ひよこ豆のペーストに練りごまなどを加えたディップ〕を朝食、昼食、夕食用に用意し、リサーチをして文章を書きはじめる。それから数週間すると、私の手には原稿が握られていて、私は一息つく。この習慣も子どもたちが生まれてから一変した。しょっちゅう作業を遮られるのだ。やがて、元の生産性を取り戻すには、自分の仕事のやり方を根本的に変える必要があると気づいた。

あれこれ試したあげく、私にぴったりの新しい方法にたどり着いた。一九八〇年代にフランチェスコ・シリロが開発したポモドーロ・テクニックだった。まず、集中したい作業を選択する。タイマーを二五分にセットする（シリロが使ったタイマーはトマトの形をしていた。ポモドーロはイタリア語でトマトを意味する）。選択した一つの作業にのみ集中する。二五分後に五分の休憩を取り、休憩時間が終わったらまた元の作業に戻る。[39] 子どもたちはタイマーが終わるまで待つことを学び、私は二五分ずつ書くことを学んだ。

誰にでも長時間集中できる環境と能力が与えられているわけではない。カリフォルニア州サンフランシスコを拠点とするバイオインフォマティクス企業〔訳注：「バイオインフォマティクス」は生命現象を情報科学によって究明する学問分野〕、エモーティブのオリヴィエ・ウーリエ社長は、ニューロテクノロジーによってその理由を解明することができると考えている。最近開催されたフォーチュン・グローバル・テック・フォーラムで行った講演で、彼はこう語った。「人の集中度は公平にできてはいません。四五分にわたって非常に深く集中できる人がいると思えば、二時間の人もいます」[40]。しかし彼が提案したソリューションは、私がデスクトップコンピュータにダウンロードした「トマト」とは似ても似つかなかった。

ウーリエは、注意力管理のためにエモーティブが開発したソリューションMN8を紹介した。MN8は一般のイヤホン（実際にこのイヤホンを使って音楽を聴いたり電話会議に参加したりすることもできる）と変わらないように見える。ところが、たった二個の電極によって（左右のイヤホンそれぞれに一個ずつある）、雇用主はこのイヤホンをつけた従業員の感情や認知機能をリアルタイムで監視することができるのだ。[41]

エモーティブは、ドイツのソフトウェア企業SAP SEと共同でフォーカスUXを開発した。このシステムは従業員の認知状態をリアルタイムで読み取り、個々の人の注意力とストレスレベルを当人と管理者双方にフィードバックする。同社の主張によれば、このシステムによって柔軟性に優れた職場環境が維持できるという。コンピュータの助けを借りて、従業員は「その瞬間に対応できる」最善の作業に集中できるというのである。[42]

ウーリエは、イヤホンMN8を使用する架空のデータサイエンティストについて話した。データサイエンティストは、チームとの数時間のビデオ会議を終えてコードをチェックしている。MN8は注意力の指標値に脳のアルファ波を使う。強いアルファ波はマインドワンダリング（注意力が低い状態）と相関があり、弱いアルファ波は高い注意力と相関がある。[43] エモーティブが所有するアルゴリズムがデータサイエンティストの注意力が鈍っていると判断し、彼女のラップトップコンピュータにメッセージを送る。「クリスティーナ、休憩の時間です。少し散歩したいですか。それとも集中度を回復するためにガイド付きの瞑想を五分間しますか」。[44] 雇用主は、収集されたデータを使って個々のユーザーの認知負荷を評価し、他の従業員と比較し、一日を通して社全体としての生産性を上げるために従業員の管理を検討する。もちろん、それは昇格、つなぎ留め、降格などにかんする決定をするためである。

他社も同様のテクノロジーを提供している。たとえば、ロッキード・マーティンのＣｏｇＣ２は神経物理学的な作業量の評価をリアルタイムで企業に提供する。システムは、企業が「個々の従業員とチームのパフォーマンス・サイクルを理解し、生産性と従業員の満足度を最適化する」ことを目的としている。(45)

いま述べたような状況は、ひどく不評を買ったズームの「出席者のアテンショントラッカー」機能を思い起こさせるかもしれない。私もそれを思い出した。新型コロナウイルス感染症のパンデミックが世界を揺るがせていた中、ビデオ会議で出席者が三〇秒以上画面から目をそらすと、ズームは会議のホスト（主催者）に通知を送った。人々の怒りとメディアのネガティブな報道を受けてズームからはまもなくこの機能が削除された。私は安堵した。会議中にマルチタスキングしていたし、わずかな時間であるとはいえ子どもに注意を向けなくてはならない場合もあったからだ。(46)

いま、あなたはこう考えているだろうか。「いや、私の雇用主が私の注意力を探っても、私が何に注意を向けているかまで知ることはできない」。もしそう思うなら、考え直したほうがいい。ドイツのバイエルン州教育文化省が資金を出して実施された「職場における仕事や会社に対する熱意」調査によれば、現在では、人が以下のどの分類に属す活動をしているかを知ることが可能だという。すなわち重要な作業（プログラミング、データベース作成、ウェブ開発など）、比較的軽い作業（開発環境の準備、文書作成など）、メタ作業（ソーシャルメディアの閲覧、ニュースサイトの視聴など）(47)である。脳波データのパターン分類はどんどん複雑化しつつあるので、雇用主はあなたが一定の注意力を維持しているか、もしくは上の空になっているかだけでなく、ソーシャルメディアサーフィンやコード開発をしているかも知ることができるようになるだろう。

従業員が注意散漫になったら、雇用主がそっと仕事に戻るように促すかもしれない。MITメディアラボが、アテンティブU（AttentivU）と呼ばれるシステムを開発した。このデバイスは、EEGヘッドバンドを使ってユーザーのエンゲージメントをリアルタイムで測定する。スカーフをつけたユーザーのエンゲージメントが低下すると、スカーフがかすかな触覚フィードバックを振動で与える。研究者によると、触覚フィードバックを受け取った人は、受け取っていない人に比べてEEGが検知した覚醒度のスコアが高かった。メディアラボのグループは結果に色めきたったが、悪用のリスクがあることを認めている。「職場や学校でこのシステムの使用を強要されることがない」ように願っているとした[48]。現在の職場における傾向を考えれば、その願望が現実になるとは考えにくい。

だが、諦めることはない。生産性を上げるために自らニューロテクノロジーを使うことを選択する人がいるとすれば、それを批判する人もいよう。だが、生産性を向上させるツールによって人の能力を上げる一方で、どのデータが収集されるかを当人が選択できるようにすれば、人の自律性を損なわずに時間管理の恩恵を得ることができるだろう。私のポモドーロのようなものだ！　いつ、どんな理由で人が注意散漫になるのかを知ることができれば、他のニューロフィードバックと同じく、生産性を上げるための自己監視によってポジティブな仕事習慣を確立することができる[49]。これによって、他の面で恩恵があるかもしれない。生産性が上がれば、昇給や労働条件の改善を要求する交渉で有利になるからだ[50]。

経営者が脳の生産性を上げるテクノロジーの使用を強要したり、懲罰の判断に使用したりするのであれば、従業員は反対するだろう。すでにそうしている人々がいる。二〇一五年、オーストラリア・クイーンズランド州にある大手資源会社リオ・ティントのヘイル・クリーク鉱山で、労働組合を結成した労働者が、懲罰を懸念してスマートキャップの着用を拒否した。[51]

この懸念は私が行った調査の結果と一致する。私のラボは、第1章で述べた脳の機微性にかかわる調査の追跡調査を行った。調査では、脳データに対するアクセスについてどんな懸念を抱くかについて一一〇人のアメリカ人に尋ねた。すると、最大の不安は雇用主が脳データを何に使用するかにあり、他を大きく引き離していた。政府でも、保険業者でも、警察でも、広告主でも、ハッカーでも、家族でも、友人でもなかった。

しかも、彼らの不安もあながち杞憂《きゆう》ではないのだ！　現今の法律は従業員を職場の監視行動から守ってはくれない。EU一般データ保護規則（GDPR）はEU諸国の居住者に適用され、現在多くの国々が遵守する法律の基盤をなしている。しかし、EU一般データ保護規則やEU諸国のプライバシー法は、雇用者が被雇用者の個人情報を収集するには正当な理由がなくてはならないと定めるのみだ。正当な理由は公衆衛生や職場の安全を含むが、職場の効率や生産性にまでおよぶ。[52]その結果、職場で脳の監視を行うと決めた雇用者は一般に自由に監視を実行できる。

世界中の個人情報保護にかかわる法規は、雇用者と被雇用者間の契約の自由を尊重し、双方が合意する条件への政府による干渉を制限する。ちなみに、エクアドル共和国憲法第三二九条は、国民のプライバシーを侵害する差別的機器の使用を禁止している。[53]一見したところ、この条文はもっともらしく聞こえるが、職場におけるテクノロジーの差別的でない使用については何ら言及がない。メキシコや韓国など大半の国々では、従業員が監視テクノロジーの使用に同意した場合には、職場におけるプライバシーの要件はそれで満たされる。実際、脳の監視について従業員ハンドブック（就業規則）やプライバシーにかんする通知などで十分に明示していれば、その企業ではたらくことに対する同意は脳の監視に対する同意に等しいと見なされる。人は身体と精神にかんする不可侵の権利を有すると定めたチリ共和国憲法第一九条ですら、従業員の同意があれば権利は縮減される。[54]

それでも、多くの雇用主は脳の監視が従業員に与える圧力に見合わないことを知るだろう。脳の集中度の監視は従業員にストレスを与え、それが彼らの士気に影響するかもしれない。そうなれば生産性は上がるどころか下がってしまう。[55]監視テクノロジーが気に食わない場合には、従業員は逆効果を招く行動を取ることが知られる。たとえば、意図的に監視システムに手を加えたり、監視されないようにさまざまな策を弄したり、パフォーマンスの要件を満たすためにおざなりな仕事をしたりすることさえある。[56]「じつは経営側はあなたがすることを全部見抜いていて、すべてが彼らに益するようにはたらくのです」とコートニー・ブラウンは言う。彼女はニュージャージー州アヴェネルにあるアマゾン・フレッシュの倉庫の巨大な冷凍部門ではたらいている。「彼らは人を人とも思っていません。ひどいものです」。監視が非人道的な労働環境につながるという考えが広まっていて、国中で労働組合を結成する気運が高まっている。[57]

さきごろ、私はそうした事例を自ら体験した。多くの現代人の例に漏れず、私は食料品などの日用品を宅配するギグ・エコノミーの労働者に大いに依存している。我が家では、食料品の宅配を週に何度かインスタカートに依頼することも珍しくない。インスタカートはアメリカとカナダ各地で生鮮食料品の宅配と店舗受け取りサービスを展開している。ある日、私は当日宅配の注文をしたがいくつか大事なものを注文し忘れた。ショッピングカートにそれらの品を入れようと思ったが、その注文の時間枠は過ぎていた。そこで、次の二時間枠で別途注文した。二〇分後、シャノンというインスタカートの宅配担当者から慌てふためいたメールを受け取った。私の最初の注文の宅配準備中に、私の二番目の注文の担当になったのだという。彼女によれば、私の二度にわたる注文を遅い方の時間枠にまとめて宅配すると、最初の注文の遅配になってペナルティを科せられるという。「お電話を入れて、最初の注文の時間枠を変更していただけないでしょうか？」と彼女がお願いをしてきた。

　インスタカートの従業員は、時間枠内に届けた宅配と遅れた宅配の件数、店舗内で注文の品を集める時間、連絡を交わした消費者の割合などの情報にもとづいた生産性スコアを毎週受け取る。インスタカートの厳格な生産性重視の方針によって同社の粗利益は増えたが、宅配担当者は自分の力のおよばないような出来事（たとえば、私のうっかりミスでシャノンがたまたま陥った苦境）のために解雇される恐怖につねに怯えている。[58] 絶え間ない監視によって生じる時間の制約に対応するため、一部の従業員はトイレ休憩を返上し、瓶やビニール袋で用を足す。[59]

　集中度によって生産性を測定するようになると、従業員は脳のわずかな休憩時間でもはたらきつづけるなど極端な行動に走ることもある。そうなれば、仕事の質は大幅に低下しかねない。三〇か国に散らばるボストン・コンサルティング・グループに属す九〇〇チームを対象に調べたところ、休憩時間は従業員の成功に不可欠であることがわかった。脳が休めば覚醒度が増し、創造性が向上し、高品質のアウトプットが得られる。[60] 創造的なアイデアやソリューションには、作業に没頭しているときと同じぐらい注意力が低い状態《マインドワンダリング》が関与するのだ。アルベルト・アインシュタインもアイザック・ニュートンも、研究によって目指した最大の問題の解明には、研究とはかかわりのない思索が欠かせないと言ったことはよく知られる。[61]

数十年にわたる医学的および心理学的研究によって、仕事のノルマがきつかったり、仕事の管理が行き届いていなかったりすると、労働者の健康にネガティブな影響があることが示された。いまや世界中で数十億人が不安感、恐怖、抑うつ感に悩んでいて、現代人は前代未聞の精神の健康《メンタルヘルス》の危機に直面している。これに追い討ちをかけるように、新型コロナウイルス感染症が問題を悪化させ、野放しになっている脳の監視によって事態はますますその深刻度を増している。仕事のストレスは、うつ病や不安感、消化器の潰瘍、心血管疾患による死亡、そして自殺願望と強い関連がある。[62] こうした状況に鑑みれば、脳の監視にもっとも熱心な企業ですら従業員の注意力の監視を諦めるかもしれない。皮肉なことに、無害に思えるニューロテクノロジーを提供するニューロテック企業の懐に多くの人が（精神の健康《ウエルビーイング》を改善するとのうたい文句に引かれて）自ら飛び込む結果となっている。

従業員に対する最新の「福利厚生」——脳の健康《ウエルネス》

二〇二一年六月、デートアプリを提供する企業バンブルが一週間にわたってオフィスを休業にした。七〇〇人いる従業員に、集団燃え尽き症候群から回復する時間を提供するためだという。[63] 同社は株式市場への新規参入と新しいユーザーの獲得で急成長を遂げ、従業員は多忙な日々を過ごしていた。[64] CEOのホイットニー・ウルフ・ハードは、従業員の高まるストレスに危機感を抱いていた。[65]

三一歳のウルフ・ハードは、アメリカで自社の株式を公開した最年少の女性となった。ナスダックのベルを鳴らした彼女は、インターネットを「もっと親切で、わかりやすい場所にする」という抱負を語った。その考えはバンブル本社の壁にかけられた鏡を見れば一目瞭然だ。鏡にはこんなメッセージがたくさん書かれている。「あなたはとても美しい」。照明のスイッチを入れると、「ダイヤモンドのように明るく輝いて」というメッセージが聞こえる。バンブルの従業員は、仕事をきちんと片づけるかぎり、自分の仕事のスケジュールを自分で決めることができる[66]。

一週間の休業は珍しいかもしれないが、ストレスに押しつぶされそうな従業員はすでにニューノーマルだ。大ヒットしたテレビ番組『ジ・オフィス』のある放送回に登場する中間管理職のドワイトは、同僚たちに火災時の安全確保について教えようとして、誤ってオフィスを火事に巻き込んでしまった。同僚たちが後始末に取りかかり、ドワイトがミスを償おうとして、全員のストレスレベルが頂点に達する。番組は、あまりにありがちで、息のつまりそうな懸念を笑い飛ばす機会を与えてくれた。

最近、リンクトインがアメリカの三〇〇〇人を対象に調査を実施し、対象者の六六％が「日曜の憂鬱」を経験することがわかった。新しい一週間が始まる前日の日曜夜にストレスが昂《こう》じて不安になる現象のことだ。調査に回答を寄せた人の四一％は、新型コロナウイルス感染症のパンデミック後に日曜夜の不安が悪化したと答えた。Ｚ世代はさらにこの傾向が高く、じつに七八％が日曜の夜に憂鬱になるという。過度な仕事量、低い給与、同僚との確執、差し迫った解雇や免職の恐怖、昇格する機会の乏しさなどによって大きなストレスを抱えているのだ[67]。

こうした状況の影響はいたるところに見られるが、大きな注目を浴びたのがアントニオ・オルタ＝オソリオのケースで、彼はロイズ・バンキング・グループの新ＣＥＯに就任して間もない二〇一一年に八週間の休暇を取ることを余儀なくされた。「私は銀行がきわめて逆境に弱いことを強く意識していました。そのことがつねに頭にあって、どんどん眠れなくなっていきました。眠れないので疲労が重なり、ついに一睡もできなくなりました。それはある種の拷問です。そこで私はこの問題に対処するべきだと考え、実際にそうしたのです」と彼は説明した[68]。これを機に、彼は銀行が雇用する六万五〇〇〇人の行員のメンタルヘルスを再評価し、メンタルヘルスにかんする認識《アウェアネス》を高める法人向けウェルネスプログラムを導入した。

法人向けウェルネスプログラムは注目すべき成功を収めている。企業の従業員は食事を改善し、運動を始め、禁酒と禁煙を試み、定期的な健康診断を受けた。それでもストレスは深刻な問題でありつづけ、創造性や生産性をむしばんでヘルスケアのコストを上げた[69]。保険会社エトナが、一〇年以上前に「職場のマインドフルネス」と呼ばれる法人向けウェルネスプログラムに大金を投資しはじめたのはこれが理由だ。プログラムにはマインドフルネスのトレーニング、従業員のための「落ち着ける」空間、定期的なウェブセミナー（ゲストのトークイベント）があり、参加者はストレスの大幅な減少を経験した[70]。エトナはプログラムを世界全体の支社に拡充し、現在では二万人の従業員が参加する[71]。

これらのプログラムが、必然的に従業員の脳に直接はたらきかける健康プログラムへと自然に移行していった。ネーションワイド相互保険が福利厚生サービス企業オプタムヘルスおよびそのパートナーのブレインリソースと開発したプログラムは、従業員がマイブレインソリューションズと呼ばれるウェブ上のツールを使用することを可能にする。このツールは、従業員の積極性や感情のレジリエンス〔訳注：難局にあって折れない心を維持する能力〕を強化し、ストレスを弱める脳力トレーニングゲームを使用する。ネーションワイドでは最初の週に五〇〇人を超える従業員がプログラムに参加し、従業員全体の脳評価ベースラインが得られた[72]。従業員は脳評価を継続して受けたが、これによって雇用主が自分の脳の長期にわたるデータを収集したことに気づいていなかった。その後、ブレインリソースは他の大企業（シスコ、アストラゼネカ、アクセンチュアなど）と同様のパートナーシップ契約を結んでいる。

ＥＥＧデバイスの信頼性や入手しやすさが向上し、ストレスの測定コストが下がるにしたがって、これらのデバイスが法人向けウェルネスプログラムに使用される事例が増えた。二〇二〇年一月、人事支援サービス会社モルノー・シェペルが、インタラクソンとパートナーシップを結んでミューズというヘッドバンドを法人向けウェルネスプログラムに試用しはじめた(73)。インタラクソンのプログラムに参加する企業は、従業員全員分のＥＥＧデバイスを提供される。従業員は、インタラクソンのチームメンバーとともに瞑想のライブセッションかリモートトレーニングのセッションに参加する。プログラムは思考の管理とストレスの発散に分かれている。インタラクソンのＣＥＯで創業者のアリエル・ガルテンの言葉を借りれば、ストレス発散は「現代人がまさにいま必要としているもの」だという(74)。

自社に同じようなプログラムを導入したガルテンは、脳のウェルネスプログラムが健康にいいと固く信じている。彼女によれば、ある企業（インタラクソンにおけるアメリカ最大の顧客）の従業員は、プログラム参加後に従来なら職場で話すのを避けるべきと考えられていたトピックに対してもより開放的になったという。メンタルヘルス、不安感、私的な問題など、もう差し障りのある話題などないのだ。「こうしたプログラムのおかげで、人々は率直になり、自分が抱える問題について正直になって、真の解決法を見出すのです(75)」と彼女は言う。

常習的な欠勤やメンタルヘルスの問題にまつわるコストの削減を提供するため、モルノーは一六二か国の二万四〇〇〇社にこのプログラムを提供したいと考えている。同社は顧客の従業員から収集したデータの秘匿性は守られると請けあうが、プログラムを導入する企業はその言葉には縛られない(76)。ガルテン自身も、企業が従業員の脳をトラッキングする行為のリスクについて十分に承知している。

二〇一三年、私とはじめて会ったとき、ガルテンは国際脳波倫理センターの所長だった。この組織は脳波テクノロジーにおける倫理、ポリシー、合法性、データの不可侵性にかんする研究をしている。私たち二人がどちらもニューロテクノロジーにまつわる倫理の向上に関心があると知ると、彼女は最善の方法を模索するため自身が新たに立ち上げた「脳波テクノロジーの責任ある使用にかんする研究所（ＣｅＲｅＢ）」に参加してはどうかと誘ってくれた。二〇一四年、この新しい研究所が初の報告書を公表した。報告書は、職場という環境において雇用、昇格、解雇が脳データに結びつくようになった場合について警鐘を鳴らしていた。報告書は、こう結ばれている。「ビジネスで脳波テクノロジーを使用したい組織は、テクノロジーとそれによって得られたデータを使用する旨を透明性を持って明示し、機微性を持つ情報が本人の同意なく他者に開示される可能性があることをユーザーに知らせ、かならず同意とオプトアウト条項〔訳注：ここでは同意を事後に取り消すことを選べる条項を指す〕の規定をわかりやすく提示してサポートし（ペナルティを科さない）、機微性の高い個人情報にふさわしいデータ保護を提供する、重い倫理上の責任を負う[77]」。残念ながら、必要とされる産業界からの資金と人的関与《エンゲージメント》が得られないために、研究所はそれ以降目立った活動をしていない。

ガルテンが初期にこうした問題に目を向けたことを考えると、インタラクソンが従業員を保護する責任を従業員本人に押しつけたことに私は驚いた。インタラクソンのプライバシーポリシーによれば、同社のミューズコネクトアプリを使えば、顧客の企業は「ミューズデバイスをモバイルアプリと一緒に使って、一人または複数人のセッションを監視することができる」という。セッションの参加者は「同意する」必要があるが、いったん同意を取りつければインタラクソンはユーザーの活動データ、処理データ、個人識別情報をその雇用主と共有できる。インタラクソンは「オブザーバー〔訳注：ここではインタラクソンの顧客企業〕によるユーザーデータの使用」をコントロールしないとある。むしろ、従業員本人が「オブザーバーのプライバシーポリシーを確認すべきである」としている。[78]

インタラクソンのプライバシーポリシーには、同社がユーザーから収集する生の脳波データの他企業との共有について言及はない。したがって、インタラクソンはある企業のサプライヤーであるかぎりにおいて、その企業が脳波データを悪用する可能性を制限することができる。インタラクソンがケンブリッジ・ブレイン・サイエンス、ハッチその他の組織との研究プログラムを開発する際にも、この解釈が準用されることが望ましい。[79]

エモーティブやソート・ビーニーなど他の無数のニューロテック企業も、同様にEEGを既存のウェルネスプログラムに組み入れている。[80]ソート・ビーニーのプライバシーポリシーは同社がユーザーからどんなデータを収集するか、企業と共有するかについて明示していない。だが、エモーティブはプログラムの参加企業に生の脳波データを提供できると誇らしげに伝え、企業は「生のEEGデータと認知ストレスおよび聴覚注意力の測定結果にアクセス」できると宣伝している。[81]

ウェルネスプログラムは重要な恩恵を与えてくれるものの、ここに述べてきたデータポリシーはよりわかりづらく、より危険なプライバシーリスクの可能性を明確に示している。[82]大半のプログラムは、健康情報にかんする従来のプライバシー保護のための規制対象にならない。たとえば、一九九六年の「医療保険の携行性と責任に関する法律（HIPAA）」は、アメリカにおいて個人を特定できる健康情報を保護する。ところが、企業がグループ・ヘルス・プランではなく職場独自のウェルネスプログラムを直接提供する場合には、この法律は適用されない。ウェルネスプログラムによって収集したデータの使用にかんする法律がなければ、企業は収集したデータをマイニングすることができる。そして多くの企業が実際にデータを自由にマイニングに利用している。[83] これらの企業は、従業員がプログラムの一環としてアンケートやオンライン調査で提供したすべてのデータを、どんな処方薬を服用しているか、選挙で投票したか、いつ避妊薬の服用をやめたかにいたるまで入手することができるのだ。[84] こうして、企業はそのデータを使ってますます個人のプライバシーの奥深くに入り込んでいく。

クリス・ズブコは、トリプルバイパス手術を受けた三週間後に職場に戻った。そんな彼にかかってきた電話について考えてみよう。「やあ、歩数が増えましたね」と彼の上司が言った。「以前は二〇〇〇歩以下でしたが、いまは六〇〇〇歩を超えます。今週は二度トレーニングしたじゃないですか。すばらしい！」[85] 上司は、クリスの電話機に雇用主がインストールしたアプリを使って彼の快復ぶりを監視していたのだ。上司は善意からクリスに電話をかけたわけだが、その電話こそ電子フロンティア財団の上級専任弁護士リー・ティエンが懸念するプライバシー侵害である。「雇用主が従業員の暮らしについて知れば知るほど［……］従業員の暮らしをコントロールしたり影響を与えたりする事例が増える」とティエンは説明した。[86]

リスクは職場の範囲にとどまらない。なぜなら、ウェルネスプログラムの販売会社はプログラムによって収集されたデータをサードパーティーのデータブローカーに販売し、ブローカーはそのデータを使って個人の信用度、保険料、広告対象としての適性を判断するからだ。[87] データブローカーが使用するアルゴリズムはときにはデータを不正確に解釈することがあり、その結果として個人がうつ病、精神疾患、薬物やアルコールの依存症などの問題を抱えていて、深刻な結果になることが予想されるという誤った判断をする恐れがある。[88] デューク大学の同僚が最近発表した報告書によれば、一〇社の主要なデータブローカーの業務について調べたところ、これらのブローカーが所有するきわめて機微性の高いデータが、消費者を食い物にし、個人を住宅、保険、教育に応じて差別し、果ては弱い立場にある高齢者を詐欺のターゲットに選ぶためにすら利用されているという[89]。

こうしたデータスクレーピング〔訳注：ソースの異なるデータから特定のデータを抽出すること〕は、とりわけ従業員の脳がかかわると悪質になる。ウェルネスプログラムの恩恵を実現し、リスクを最小限に抑えるためには、従業員自身が、収集されるデータについて裁量権を有し、自らの考えにもとづいて行動するためのツールを与えられるべきである。雇用主は、集約されて個人識別情報が削除された従業員データのみを受け取ることに同意すべきであり、そのデータを労働条件の改善のために使用すべきなのだ。こうした集約データは、たとえば特定の活動や環境がストレス増加と関連していることを示す場合があるだろう[90]。EEGや深層学習《ディープラーニング》ニューラルネットワークは、八五％以上の正確さでストレスの兆候を認識できる[91]。たとえば、ベータ波の増加は上昇するストレスレベルや不安感と関連する[92]。雇用主がこの情報にもとづいて従業員のための労働条件全般の改善に努めれば、双方とも恩恵を得るだろう。

しかしデータを利益のために利用するならば、ウェルネスプログラムは前例のないほど陰湿で危険きわまる職場の監視システムにつながる恐れがある。したがって、脳の監視にかかわる強力な規範を確立することがぜひとも求められる。その目的は、私たち全員がニューロテクノロジーの恩恵を被るとともに、新規なテクノロジーであるがゆえの予期せぬリスクをできるかぎり抑制することにある。

職場における新たな規範の確立

一定の状況下で適切なコントロールがなされるならば、監視テクノロジーは企業、従業員、一般市民にとってきわめて貴重であることが明確に証明されている。最良の場合には、疲れ切った労働者が重機を操作した場合のような事故から人々を守り、職場におけるハラスメントやいじめを白日の下にさらし、雇用、昇格、解雇などの場面におけるバイアスや差別を根絶することができる。[93] テクノロジーによって得られたデータは、時代遅れで、有害な先入観に疑義を呈するための重要な知見をもたらすだろう。[94] 金融関連の分野では、脳監視によって得たデータにもとづくインサイダー取引は違法とされている。しかし、同じデータが従業員をコントロールし、差別し、労働組合を結成する能力を奪うために使われることもある。[95]

企業は明確な職場のポリシーを採用し、政府は従業員の人権を明示的に定めた法規を施行すべきである。まず、精神的プライバシーのような相対的な人権が制限できるかどうかを判断するために、国際人権法が定めるスリーステップ、すなわち（1）合法性、（2）必要性、（3）比例原則〔訳注：目的と手段が釣り合っていなければならないという原則〕の考査から始めるべきだ。言い換えるなら、法律により明確に正当化されているのでなければ、従業員のニューラルデータに同意なくアクセスすることは精神的プライバシーの人権によって禁止される。正当化されるには、従業員と社会の利益がバランスを保つように厳密に調整されることが必須である。この条件を満たすには、特定の目的を果たすために職場にニューロテクノロジーを導入する下準備として、法に則った明確な枠組みを用意しなくてはならない。雇用主が従業員の脳データにアクセスすることが不可欠である場合にのみ（たとえば、バスやタクシーなどのドライバーや航空管制官の疲労度を知るため）、雇用主はその許可を求めるべきなのだ。その場合でも、その目的に供するデータのみの収集に限定するべきであって、従業員にかんする他の情報を得るために脳データをマイニングすることは禁止されなくてはならない。従業員のプライバシーに与える影響は社会の利益に比例しなくてはならないからだ。

ニューロテクノロジーはあくまで法的な権能を与えるツールであるべきで、他者をコントロールする手段であってはならない。職場においてニューロテクノロジーを使用する権限を与える法律は、いかなるものであれ、収集したニューラルデータをどのような目的に使い、その結果得られた知識を何に利用するかについて、従業員ハンドブックや企業ポリシーで明示することを雇用主に要求すべきである。

何より大切なのは、従業員の生の脳データはデバイスの製造者、ソフトウェア販売企業、雇用主のサーバーではなく、当人のデバイスに保存されることを要求しないまでも、それが望ましいと明確にすることである(96)。また、データは無期限に保存するのではなく、定期的に上書きされるべきだ。

脳の監視が当たり前になったときに、こうした法律や規範が定められていない未来の職場を想像してみてほしい。会社が大躍進を遂げた一年のあと、部門管理者のスーが従業員のパットに電話し、二%の昇給で契約を更新したいと連絡してきた。スーは会社がパットを継続して雇うためには一〇%の昇給でも問題なく支払えるし、そうする用意があると知っているが、パットがそれより低い昇給に同意することを願っている。パットは会社が貸与したEEG搭載のイヤホンでスーの電話に出た。パットは会話中ずっと感情を抑えて同じ調子の声で話し、翌日お返事します、と約束した。

会話中、スーはパットの脳活動を観察し、自分の提案に対するパットの反応を解読していた。パットの脳活動は二%の昇給に対する喜びを示していて、一日中そのままだった(97)。

翌日、パットはスーに電話し、もう少し昇給率を上げてほしいと要求した。だが、スーはこけおどしには乗らない。パットが二%の昇給で喜んでいると知っているからだ。それに、パットがさらに大幅な昇給を要求するときにビクついているのがわかった。スーが会社のオファーは二%が精一杯だと言うと、パットは受け入れた。パットの昇給交渉の行方は始まる前から決まっていたのだ。筋金入りのリバタリアンでもこの交渉の公平さには疑問を持つだろう。

いま述べた例は仮定の話だが、情報の非対称性によって従業員はとかく交渉時に不利な立場に置かれる。(98) たとえば、二〇一一年のＮＢＡロックアウト〔訳注：年俸等をめぐる交渉が決裂した際に、オーナー側がアリーナ等への選手の立ち入りを禁止する措置〕に際して、チームオーナーが持つチームの収入情報と、選手が入手できる情報の非対称性によって、オーナー側の方が交渉上の立場が強かった。(99) 株式のリサーチ予算にかんするインサイダーの知識によって、破廉恥なトレーダーは株で大儲《おおもう》けし、(100) 特定の企業の知識によって高利貸しは法人融資契約を変更してきた。(101) 交渉相手があなたの脳の中を見られるのであれば、公平な取引など望むべくもない。

雇用主は他の側面においても労働者の自由を踏みにじることがある。ニューロテクノロジーは現時点では満足な正確さで従業員の内言を解読することはできない。(102) とはいえ、従業員どうしのあいだに恋愛感情が生まれている、各人の政治的信条がどのようなものか、ある人が認知の衰えを経験している、などについてはすでに判断できるレベルにある。そして、理由を告げることなく、これらの従業員を早期に解雇することもできる。(103) ニューロテクノロジーがなければ知ることのできなかった会社の方針に対する違反を発見し、この情報を労働組合を結成しようと画策している従業員に対して選択的に使うことができる。ニューロテクノロジー(104)のハードウェアとソフトウェアが進歩すれば、雇用主は、従業員が頭の中で考えている語音、文字、単語や、問いに対する発話されない「イエス」や無反応(105)の解読が有益と考えるようになるかもしれない。

雇用主がどのような脳データを、どのような理由で収集しているかにかんする情報がないので、従業員は労働組合の結成を試みようとはしないだろう。集団行動について考えるだけで解雇されるのではないかと恐れるからだ。いずれ、雇用主は従業員の脳の同期を監視し、団結の芽を早期に摘むようになるかもしれない。ある最近の研究で、高校生のEEG信号を一学期にわたって追跡したところ、生徒が集団でタスクに集中すると、彼らの脳活動がどんどん同期されることがわかった[106]。つまり、従業員全体の脳活動パターンを観察するだけで、労働組合の結成のような行動を誰が計画しているかを知ることができるようになるかもしれないのだ。そうしたグループにあまり積極的に参加していない人も、脳の同期が少ないことで識別できるだろう[107]。

労働組合の結成に干渉するために監視テクノロジーを使うのは、ただの空想ではない。ステイシー・ミッチェルは、企業が「労組結成の可能性」を監視するために監視テクノロジーをどう利用しているか、そして「労働者が労組結成のために立ち上がらないように威嚇する」ツールとしてどう利用しているかについて書いている[108]。二〇一九年にグーグル社員が、経営陣がカレンダーアプリのブラウザ拡張機能を使って将来の労働争議を発見しようとしている、と非難した例があった。拡張機能は、一〇部屋または一〇〇人を超えるカレンダーイベントを作成するスタッフについて自動的に経営側に報告するものだった[109]。

雇用主がこのような対策を取るのは、労働組合を代表する従業員が新しい監視テクノロジーの導入などの雇用条件について、交渉を要求するようになるからだ[110]。すでに触れたように、これについては二〇一五年にリオ・ティントのヘイル・クリーク鉱山の例がある。このときの騒動は、労働組合がスマートキャップの使用が始まることを知ったのが発端だった。

労働組合を持たない従業員でも変化を求めて団結することがある。二〇一九年一一月一日、世界中の二万人を超えるグーグル社員と契約社員が仕事を放棄してオフィスを出た。「ニューヨーク・タイムズ」紙が、グーグルがアンドロイド共同創業者アンディ・ルービンに九〇〇〇万ドルの退職金を支払ったと報じたのが事の起こりだった。ルービンの部下がホテルの部屋でオーラルセックスを強要されたという訴え（彼は否定した）を起こしたのに、なぜこのような大金を支払うのかという抗議のウォークアウトだった。[111] グーグルは、結局、同様の数件について社員らの要求に応じた。

私たちは、雇用主が収集できる脳データを非常に狭い範囲（疲労といった脳の自動的で無意識なプロセス）に制限できる論拠として精神的プライバシーに訴えることで、脳データの潜在的な悪用を防ぐことができる。[112] スマートキャップは他に先んじてこの対策を取っている。生の脳波データを自社のアルゴリズムで処理後、どんどん上書きして古いデータを破棄しているのだ。[113] このため、スマートキャップは大半の既存の監視テクノロジーよりプライバシーに配慮している。

それはよいことではあるが、精神的プライバシーの権利を施行する法律や規範が禁じないかぎり、他のニューロテック企業は異なる選択をすることができるし、実際にするに相違ない。また、仮にそのような法律があったにしても、雇用主は容易に悪用できるような情報をニューロテクノロジーによって得るだろう。巨大鉱業会社ＢＨＰビリトン（チリの銅鉱山で四〇〇トンある車両の運転士を監視するためにスマートキャップを使用している）〔訳注：二〇一八年一一月にＢＨＰグループに改称〕の最高技術責任者（ＣＴＯ）ダイアン・ユルゲンスの言葉を借りれば、「このキャップを騙《だま》すことはできません。キャップはあなたの脳波を見ているのであって、あなたの目を見ているわけではないからです[114]」。

だが従業員の脳波を監視することによって、雇用主は従業員がどこまで自分を外部にさらしていいと考えているかその限界を定義する権利を侵害する。そして、自分の私的な情報を誰と共有するか、いつ、どう共有するかを決める従業員の精神的プライバシーの権利を無視する。

従業員に脳データを検討する権利を与えれば、信頼が築ける上に、関連する合法な脳データのみが収集されることが確実になる。それによって、収集されるデータの質を確認し、妥当でない解釈を指摘する機会が従業員に与えられる。もし制裁処分（繰り返し疲れた状態ではたらいたドライバーなどに対する降格や解雇）を正当化するために脳データを使うのであれば、雇用者はデータをそのように使用するという明確な意図を示すべきである[115]。

職場における脳のウェアラブルデバイスの使用には、従業員の安全、生産性、ストレス以上の要素がかかわってくる。それは労働者の尊厳、仕事そのものの未来である。認知的自由の原則は、脳のウェアラブルデバイスの使用に対する同意を排除するわけではない。しかし、これらのウェアラブルデバイスは精神的プライバシー、労働の自由、契約の自由にとって脅威になる。

未来はすでにやってきている。何万、何十万という人が実際にこれらのデバイスを使用しており、ニューロテクノロジーがさらに日常の一部になれば、悪用のリスクは増えるばかりだ。ここに述べてきた法律、規範、今後の見込みを明示的に定義するのは、すでに遅きに失したと言ってもいいくらいだ。

第3章　国家による脳の監視

二〇二一年一一月、中国のテニス選手彭帥《ほうすい》が中国のＳＮＳ微博《ウェイボー》にある投稿をした。元副首相の張高麗に性的暴行を受けたという驚くべき内容だった。二〇分もしないうちに、彼女は中国検閲当局に沈黙させられた。[1]時を置かず、彼女の名前は中国のソーシャルメディアから一掃された。[2]人権活動家、大坂なおみやセリーナ・ウィリアムズなどの有名なテニス選手、「ニューヨーク・タイムズ」紙の調査ジャーナリストらは、彼女の支援に回った。数週間にわたって、投稿後に姿を消した彭の身を案じた女子テニス協会（ＷＴＡ）は、中国で開催される予定だったすべてのテニストーナメントを中止した。「権力の座にある人が女性の声を封じ、性的暴行の訴えをなかったことにするのであれば」と、ＷＴＡの会長でＣＥＯのスティーヴ・サイモンは述べた。「ＷＴＡが掲げる理念――男女の平等――は大きな打撃を受けることになる[3]」

高まる圧力に対処すべく、中国は投稿の内容を彭自身が否定する電子メールのスクリーンショットを発表した。[4]さらに彭と国際オリンピック委員会のあいだで行われたビデオ会議の写真も公表した。だが写真は、彭が無事であると見せかけるための中国当局による「演出」だと見る向きが多かった。[5]二〇二二年のウィンブルドン大会では、抗議する人々が「彭帥はどこに？」と書かれたシャツを着た。

彭がいまだに当局の監視下にあるのではないかと心配してのことだった[6]。

中華人民共和国憲法はうわべでは表現の自由をうたうが、中国政府は中国共産党に対する侮辱的あるいは批判的な発言を頻々と検閲もしくは禁止処分にする[7]。このような国は中国にかぎられるわけではなく、北朝鮮、イラン、ロシアなど他にも多数ある。ウクライナ侵攻から数時間も経たぬうちに、ウラジーミル・プーチンは独立系メディアを封殺し、ボイス・オブ・アメリカやラジオ・フリー・ヨーロッパなどが放送するラジオショーを中止させ、ウェブサイトやソーシャルメディアへのアクセスを切断し、数千万人のロシア人がツイッター（現X《エックス》）を使えないようにした[8]。ジョン・スチュアート・ミルは著書『自由論』で、政府のこのような行動が引き起こす油断のならない危険性を指摘し、次のように論じた。人が信頼できる判断をすることができるのは、「人間が問題全体の認識に少しでも近づいていける唯一の方法を、その人が実感しているからである。その方法とは、多様な意見を持つ人々がその問題について語ることのできるすべてに耳を傾け、また、あらゆるタイプの知性がその問題を注視する仕方をことごとく学ぶことである。どんな賢者も、これ以外の方法で英知を獲得したことはない。また、人間知性の性質からして、賢明になるのにこれ以外の方法はない」[9]〔訳注：ジョン・スチュアート・ミル、『自由論』、関口正司訳、岩波文庫、二〇二〇年より。以下、『自由論』からの引用はいずれもこの訳書より〕。検閲、法律、暴力を使って、中国やロシアの政府は言論の自由を否定し、人々が政府の真の姿を知ることがないように力を尽くす[10]。

こうした抑圧的な動きには恐怖を覚える。さらに恐ろしいのは、ニューロテクノロジーの出現によって、政府が人々の書いたもの、発言、行動の監視から思想そのものの監視へと移行できる点にある。この動きはすでに始まっている[11]。

中国の上海に拠点を置くテック企業の帝儀科技によれば、世界最多の利用客を誇る北京・上海高速鉄道（京滬《けいこ》高速鉄道）の運転士がかぶる帽子のつばには、ＥＥＧデバイスが埋め込まれているという。[12] 杭州中恒電気や国網浙江省電力有限公司などのインフラ企業の労働者についても同様だ。

脳を監視されているのは公務員だけではなく、監視項目も疲労や感情の動きだけではない。二〇一九年、「ウォール・ストリート・ジャーナル」紙が報告したところによると、浙江省金華市にある小学校では、五年生になるとＥＥＧヘッドセットを装着しなければならず、ヘッドセットのデータが教師、保護者、国に送られるという。このデバイスを製造・供給するアメリカ企業ブレインコは、すでに二万個以上のヘッドセットを中国に販売した。[13] 約一インチ（およそ二・五四センチメートル）幅で黒いプラスチック製のヘッドセットは、Focus 1（賦思）と呼ばれていて生徒の額に装着される。中央にあるライトが生徒の集中度に応じて赤、黄、青に光る。[14] さらに詳細な脳波データが教師のコンピュータにリアルタイムで送られ、コンピュータが生徒の注意レベルを示すリアルタイムのアラートを出す。

プログラムを監督する教師は、脳の監視によって生徒のやる気が大きく向上すると言う。ある生徒も同じ考えだ。「授業で注意深くなったし、ぼくの宿題の点数はどれも満点だよ[15]」。さほどいい気分ではない生徒もいるようだ。集中度が低いので保護者に罰を受けたためらしい。

この記事はソーシャルメディアで話題をさらい、ウェイボーにはＥＥＧデバイスをつけた生徒の写真が掲載された。中国はただちに国内のソーシャルメディア上のプログラムにかんする投稿を握りつぶした。検閲機を用いてソーシャルメディアからヘッドセットにかかわる情報を削除したのだ。[16]

脳の生体認証《バイオメトリクス》テクノロジーに投資している政府もある。このテクノロジーは個人認証に脳波活動を使用するもので、国境におけるセキュリティや個人認証に活用できると考えられている。脳の生体認証データの収集は自由にとって顔認証より大きな脅威になると思われるが、それはこの技術によってニューロテクノロジーが、すでに危機的な状況にある思想の自由と真っ向から対立するからである。

もちろん、脳研究やニューロテクノロジーへの政府の投資がすべて問題であるわけではない。人間であることの苦しみを軽減するための研究資金を提供してくれているのは事実だ。

政府は脳研究に何を求めているか

世界全体で見ると脳疾患がさまざまな障害の主たる原因であり、二番目に多い死亡原因でもある。ここ三〇年で脳疾患が劇的に増加している。[17] そこで二〇一三年四月、当時のバラク・オバマ大統領が、「活動中の脳の動的な姿をとらえ、人間がどのようにして思考、学習、記憶するかをよりよく理解するツールを科学者に与える目的で」[18] BRAINイニシアティブを発足させたとき、この計画はあまたのメディアからポジティブな関心を集めた。オバマが拠出を決定した初期の一億ドルは、ここ一〇年のトランプとバイデン政権下で五〇億ドル近くまで膨らんだ。[19] 計画が資金提供した中に、カリフォルニア大学サンフランシスコ校のエドワード・チャン教授らによる研究がある。研究は脳信号をテキストに変換するツールとしての「神経補綴《ほてつ》システム」に画期的な進歩をもたらした。このツールは、構音障害〔訳注：発声器官の障害〕を持つ麻痺患者が他者とコミュニケーションすることを可能にする。[20]
二〇一六年、世界中の主要な科学者が、脳疾患の診断、予防、治療を目的とする基礎的研究を行い、研究に資金提供するために協力をするように各国政府にはたらきかけた。[21] 呼びかけに応じて、各国の政府が集まって国際脳イニシアティブを発足させた。イニシアティブには世界の主要な脳研究プロジェクトの代表が参加し、データ基準と知見を共有するために世界規模の共同研究を進めようとした[22]。

科学研究が進歩するにつれて、脳研究にかかわる倫理問題に大きなスポットライトがあたった。アメリカでのBRAINイニシアティブの発足からほどなくして、オバマ大統領は生命倫理問題の研究に関する大統領諮問委員会（私もメンバーの一人だった）に「さまざまな問題があるが、中でも脳研究によって得られる発見が何を意味するのか［……］たとえば、プライバシー、個人の主体性、自分の行動に対する道徳上の責任の問題、知性その他の形質の神経学的測定値にもとづく負の属性付けや差別の問題、刑事司法制度における神経科学の適切な活用の問題[23]」について検討するよう求めた。委員会がまとめた二巻の報告書『Gray Matters』[24]で私たちは、脳の健康にかんする研究への資金提供を何よりも優先し、神経科学とその応用について人々の理解を深める取り組みを支援することを政府に提案した。さらに、ニューロテクノロジーに対する公平なアクセスの必要性を呼びかけ、不十分な同意しか与えられない人を対象とする脳研究のための指針を提供し、司法制度において神経科学を活用することについてより深い理解を目指すよう求めた。

その後、国際脳イニシアティブは神経科学者に対して、倫理的な立場を取り、神経科学研究の責任ある進展を目指すよう求めた[25]。倫理的な立場には、思想の自由を保障することを含まねばならない。

忘れ去られていた思想の自由の権利

一九四二年のジョーンズ対オペリカ市事件において、最高裁判所の判事マーフィー、ブラック、ダグラス、そして主席判事のストーンは、一般に広く共有されている見解を多数意見として明確に述べた。思想の自由は絶対的自由であり、「もっとも独裁的な政府であろうとも内なる精神のはたらきをコントロールすることはできない」というのであった。ところが、ニューロテクノロジーが発達した現在では、私たちはもはや同じ主張をすることはできない。現代人は時代遅れの判例を拠《よ》り所とするほかなく、自由に対する深刻な脅威に直面している。

　思想の自由は、世界人権宣言第一八条、「市民的及び政治的権利に関する国際規約」[26]（国家は個人の市民的及び政治的権利を尊重すべきであるという多国間条約）第一八条第一項、「人権と基本的自由の保護のための条約」（欧州人権条約）第九条[27]に絶対的な人権として明示的に保障されている。このことは、個人のプライバシーの権利と公益間のバランスを個々のケースに応じて勘案する精神的プライバシーとちがって、個人の思想の自由はいかなるときも公益の名の下に侵害されてはならないことを意味する[28]。最近まで、思想の自由の権利はほぼ信仰の自由にかぎられ、他の文脈において理論化されることが少なかった。

　アメリカでは、アメリカ合衆国憲法修正第一条が言論の自由の原点として思想の自由を保障すると長きにわたって考えられてきた。言論の自由は、好きなものを読み、好きなことを考える権利や、自らの信念に反する言葉や心情を話すよう強制されない権利を暗に包含する[29]。したがって、たとえば、学校の生徒は州政府に忠誠の誓いの暗誦《あんしょう》を要求されることもなければ、気の進まない退屈な文章の暗誦を強制されることもない[30]。しかし、国家による思想統制が稀であったため、何が思想であり、どのような国家の行為が思想の自由を侵害するのかについての指針はないに等しい。

　現在では、ＡＩテクノロジーが私たちの考えることをデジタル活動から推測することが可能になっていて、ニューロテクノロジーが私たちの感情の動きを解読することもできる。そう遠くない将来、思想すら解読できるようになるだろう。そこで、学者や人権活動家は国際規約のアップデートを求めている。
こうした事情に鑑みて、宗教または信仰の自由にかんする国連人権特別報告者アフメッド・シャヒード博士とそのチームが、二〇二一年に私に接触してきた。国連総会に提出すべく準備中の、思想の自由にかんする報告書について意見交換するためだった。シャヒード博士は、今日までこの権利があまりに狭い範囲に限定されてきたと指摘した。[31] また、個人、企業、政府によるニューロテクノロジーの使用が思想の自由にとって新たな脅威になるかもしれないと言うのだった。
「思想」について話すとき、私は頭の中に去来するあらゆるアイデア、反応、内省、イメージ、記憶、深い思索をひっくるめて論じている。[32] ところが、「思想」が何を包含するか、あるいはすべきかについて、科学的もしくは哲学的な統一的見解はない。たとえば、学者の中には脳の無意識な過程や自動的（反射的）な反応を「思想」に含める人もいる。ハンブルク大学の法学者ヤン・クリストフ・バブリッツは、この問題について広く研究してきた。その彼は次のように述べる。「『内面の法廷』は無条件に保護されるが、この不可侵の領域に何が包含されるのかについてはあまり明確にされてはいない」。[33] それはすべての精神状態を含むのだろうか。感情や夢についてはどうか。あるいは、厳密な意味での「思想」のみが保護されるのだろうか。バブリッツはこの問題の解決が急務であることを重々承知している。遠からず、ニューロテクノロジーが「精神の自然な境界を越える」と思われるからだ。[34]
「思想」の法的定義にあまりに多くを盛り込めば、人と人の日常的な交流の妨げになるかもしれない。人はたえず互いの心を探ろうとするものだからだ。子どもの成長過程で最初に発達するのが、「心の理論」と呼ばれる、相手が何を考えているかを知ろうとするはたらきだ。仮に、思想の自由をあまりに広く定義し、互いの真意を確かめようとするあらゆる試みを禁止するならば、人の相互理解を犯罪行為にしてしまうリスクがある。

認知的自由を、思想の自由、自己決定権、思想および精神過程にかかわる精神的プライバシーなどの権利の束と考えるのが有益なのはこのためである。絶対的人権である思想の自由は私たちの意識的な思考や記憶を政府による侵入から保護するが、その他の脳および精神過程は精神的プライバシーと個人の自己決定権によって保護されるべきだ。これによって、イノベーションや共感の発露に必要な場が確保できるので、公益にとって望ましい場合には(たとえば、疲労の兆候を発見するために運転士の脳を監視する)、必要性と比例原則にもとづいていくばくかの精神的プライバシーの侵害を可能にすることができる。

二〇二一年一〇月に報告書を国連総会で発表したとき、シャヒード博士は各国代表に「自由の範囲と内容を明確に定め」、その枠組みを提供することを求めた[35]。枠組みは自分の思想を明らかにしない権利、自分の思想のために罰せられない権利、自分の思想を操作されない権利を含む[36]。

脳監視を可能にする「パスソート」〔訳注:Passthought、個人を識別するための思考パターン〕

仮に、メタ、グーグル、マイクロソフトなどのビッグテックの目論見《もくろみ》が日の目を見て、ニューラルインタフェースがキーボードやマウスを駆逐したと考えてみよう。そうなる可能性の高い未来では、人口の大部分がネクストセンスなどの生体情報測定イヤホンを二四時間装着する。こうしたウェアラブルデバイスのニューロテクノロジーが広く社会に浸透すれば、個人の脳波活動が全国的な個人識別システムに組み入れられるのはそう遠い先のことではないだろう[37]。

現代の神経科学のもっとも驚嘆すべき発見は、各人の脳コネクトーム（物理的な配線）、とりわけ思考や記憶にかかわる脳領域の神経回路がその人に固有であるということだ[38]。おかげで、アルゴリズムによって脳活動を分析し、各人に固有で時を経ても安定して保たれている特徴を抽出することができる[39]。たとえば、ある楽曲や画像に対する反応はその人の過去の経験に大きく依存する。つまり、あなたに固有の脳パターンを使えば、あなたの身元を認証することができるのだ[40]。

全国個人識別システムは国によって異なるが、一般に各人に固有の識別番号（ＩＤ番号）を割り振っておくことで、国境検問、雇用スクリーニング、ヘルスケアサービスに使用したり、セキュリティシステムに活用したりすることができる[41]。ＩＤ番号はその他の重要な個人データ（生年月日、出生地、身長、体重、目の色、住所など）とともに、中央政府のデータベースに保存される[42]。大半の識別システムは少なくとも一種の生体認証データと、パスポートや運転免許証に使われる静止画像を含む。だが、政府は脳を含む広範囲の生体認証を使用する方向に急速に舵《かじ》を切っている[43]。

生体認証データが特別であるのは、各人に固有の際立った特徴を持ち、異なる個人間でその特徴が一致することがほぼないからだ。生体認証システムのＡＩアルゴリズムがより強力になるにつれて、各人に特有の目や顔、あるいは行動まで識別することが可能になるだろう[44]。脳にもとづく生体認証が他の生体認証データに比してセキュリティ上の利点を有するのは、目に見えず、動的で、静的でなく、きわめて複雑だからである[45]。

セキュリティ向上が見込めることから、多くの国が生体認証に巨額を投じてきた。中国は大規模な全国生体認証データベース（ＤＮＡ検体を使用）を構築していて、顔認証テクノロジーも広く使用している[46]。新疆《しんきょう》ウイグル自治区の当局はウイグルの人たちの生体認証データを大量に収集し、彼らを識別するために使用している[47]。

アメリカでも生体認証データを収集する事例が大幅に増えている。会計検査院による最近の報告は、何らかの顔認証プログラムを使用する少なくとも一八の連邦機関について詳細に報告している[48]。それによると、税関・国境警備局は、定刻前の搭乗検査に顔認証を用いていて[49]、二〇一七年にトランプ前大統領が出した大統領令にもとづいてアメリカのトップ二〇の空港では入国者に対して生体認証を行っている[50]。

政府は、脳の生体認証情報測定法の開発にどんどん投資するようになってきている。最近、国防総省は、ニューヨークに拠点を置く企業スパークニューロに資金を提供した。この企業は生体認証情報測定システムの開発に力を入れていて、ＥＥＧ脳波データを、汗腺活動の変化、顔認証、目のトラッキング、さらに機能的近赤外分光法装置（ｆＮＩＲＳ）と組み合わせる。ｆＮＩＲＳは、とりわけ脳認証への利用に将来が期待される（コストが高いとはいえ……）。ウェアラブルで、個人を長期にわたって監視可能で、屋内でも屋外でも、その人が移動中でも休息していても使え、乳児や子どもにも使える[51]。中国もＥＥＧとｆＮＩＲＳに巨額を投じている。

生体認証情報測定システムに利用する身体的特徴は、個人認証の場合には万人に共通で、恒久的に使用可能で、不正工作に強くなければならない。システム導入から時間が経過すると、顔のＩＤや指紋など静的な生体認証はなりすましに使用されるようになった。しかし、脳活動などを用いる生体認証はそうした攻撃に強い。このため、オーストラリアのジナーニ・ソリヤラチチのような研究者と同僚らは、脳活動にもとづくスケーラブルな〔訳注：「スケーラブル」は負荷や規模の変化に対応できるという意味〕認証システムを開発してはどうかと考えた。彼女らの最近のある研究では、二〇人のボランティアを集め、有名な英語の楽曲と各人の好みの楽曲を聴いてもらった。その間、各ボランティアの脳波活動を4チャンネル（脳波を検知する電極をチャンネルと言う）のミューズヘッドセットで記録した。その後、研究者は記録された脳波活動を、AIの分類アルゴリズムで解析した。驚いたことに、アルゴリズムは有名な楽曲の場合には九八・三九％の正確さでボランティアを判別し、自分の好みの楽曲を聴いたときには九九・四六％の正確さで判別した。[52]

別の実験では、三〇人の参加者が8チャンネルのEEGヘッドセットを装着し、それまで目にしたことのない画像を見せられた。すると、最初の実験と同程度の九八％の正確さが得られた。じつは、同じ結果を得るのに八個あるいは四個の電極を使う必要はないのかもしれない。1チャンネルのEEGヘッドセットを使った場合でも、アルゴリズムは参加者が同じ精神的なタスクをした場合に九九％の正確さで判別した。[53]

こうした研究は少数の参加者を対象としていた。しかし、参加者が大規模な場合に（つまり、数十人ではなく数十億人を認証しなくてはならないとしたら）、神経信号が同程度の確率で正確に検知するかどうかははっきりしない。EEGには雑音がつきものだ。つまり、電極が検知する信号は目の瞬きやその他の動きによるものかもしれず、脳活動と干渉波の区別がつきにくい。だが、研究者は雑音を除去するパターン分類アルゴリズムの開発に大きな成果を上げていて、休息中の人とタスクをしている人を見分けることが可能になってきている。[54]また、すでに述べたように、EEGデバイスは人の脳から機微性の高い情報（暗証番号[55]）や政治的・宗教的イデオロギー[56]を抽出するために使用されてきた経緯がある。このことはデジタルおよび物理的セキュリティ上の明らかなリスクを指し示す。

政府はすでに電話の会話を盗聴し、私たちをデジタルに監視する能力を持っている。同じように私たちの同意を得ることなく、私たちに知られることもなく、脳活動データを入手するだろうか。私たちがテロ計画を立てていないかと、ＡＩプログラムを使って脳内を探るだろうか。ニューラルデータを収集して個人の政治的信条を推測し、平和的な抗議運動をするかどうかを予測し、予防に努めるだろうか。中国はすでにそうしていると考えられている。

　これらの問いは、思想の自由の権利をアップデートすべきであることを明確に示している。脳機能にもとづく認証によって、私たちの思考が密かに探られないように手を打つのは今をおいて他にないのだ。だが、この生体認証が脳の機能的活動の解読の成否に依拠するのであれば、手を打つと言ってもそれが困難であるのは間違いない。脳の機能的活動の解読には思考の解読が先決だからである。私たちにできる唯一の問題解決法は、政府が私たちの脳から収集できるデータを、生の脳データではなく、脳活動の解釈に限定することかもしれない。データの「一致」または「不一致」のみ判断するアルゴリズムによる解釈を使うならば、政府による脳活動データのさらなる処理を制限できるだろう。これ以上の処理を認めることは、私たちの認知的自由を危険なリスクにさらすことになる。

　それでも、情報を脳活動の解釈に限定したにしても、それで自由な思考を守るには十分ではないかもしれない。脳機能にもとづく生体認証のおかげで私たちがセキュリティ上いくらか優位な立場に立つとしても、脳のトラッキングを政府に許すことの影響は計り知れない。

脳監視の萎縮効果

　脳監視が人に与える萎縮効果は広く知られている。ウェイン州立大学のコミュニケーション学部教授エリザベス・ストイチェフは、大量監視が人々の行動にどのような影響を与えるかを研究している。[57]

彼女はある研究で、イデオロギー、個性、オンライン活動にもとづいて、参加者の比較や評価の基準となる心理学的プロファイルを作成した。次に、ランダムに選ばれた参加者の一部に自分が大量監視の対象になっているとそれとなく匂わせた。その後、すべての参加者は架空の新聞見出しを見せられた。見出しには、アメリカがイラク国内の過激派組織ISを空爆したとあった。参加者は全員このニュースにかんする意見を求められた。問いの中には、他のアメリカ人がどう感じると思うか、自分の意見を人前で話したいかというものがあった。大量監視されていると考えていた参加者は、彼らのプロファイルにもとづく研究者の予想に反して、他人と異なる考えを話したがらなかった。この結果は監視下にある人に自己検閲の傾向が目立つことを明確に示していて、一九七四年にドイツの科学者エリザベート・ノエル＝ノイマンがはじめて指摘した、「沈黙の螺旋《らせん》」にかんする数十年にわたる研究成果を追認するものだ。沈黙の螺旋とは、自分の意見が少数派に属すと感じると、人はその意見を声高に主張したがらなくなる現象である(58)。

ストイチェフをもっとも失望させたのは、人々が監視に対して無頓着なことだった。「話を聞いた多くの人がオンラインの監視は別に気にしないと言い、その理由たるや自分は法律に違反しないし、何も隠すことはないから、というものでした。この説明にはとても当惑します」と彼女は言う。「監視が自己監視の文化を助長しているように感じます。少数派はますます社会の片隅に追いやられるからです。こうした無防備な人々の意見は議論されてもいないのですから、彼らの権利を保護することは難しいのです。民主主義とは多様な考えがあってこそ成立するのに、自己検閲をする人々はその多様性を自ら否定します。国家の長期にわたる安寧にとって、市民の自由はごく稀にしか起こらないテロリスト攻撃の阻止と同じくらい重要だ、と考えるようにアメリカの世論を変えていくことが必要でしょう[59]」

思想の自由は、市民の自由の要と言える。それがなければ、人類が繁栄するためのアイデアの多様性が損なわれるからだ。監視によって人々が萎縮して他人と異なる意見を述べたがらなくなるように、思想の監視はかならず人々が自らの思想を修正するようにはたらく。人は内なる声を沈黙させようとし、心の奥底にある考えすら抑圧するようになるという危険な螺旋にはまる。したがって、政府による思想の監視を禁止することが何にも増して重要だと言える[60]。

政府による脳活動の監視によって、私たちは否応《いやおう》なく多数派に取り込まれていくだろう。そうなると、自身の倫理観とは相容《あいい》れなくとも、恐怖心や協力的な姿勢を見せたいという思いから権威や独裁を受動的に受け入れるようになる[61]。子どもの場合にはとくに権威にしたがう傾向が強く、孤立を恐れて他人と異なる考えを改めようとしがちだ。非道な行為の多くは「恭順ゆえの犯罪」、すなわち法律や社会規範を守らない権威者の命令にしたがって行われたものだ[62]。

物事の善悪を知り、自分にとってそれが何を意味するかを知るには、自分を取り巻く世界について注意深く考える自由が必要だ[63]。思想の自由は、考えを巡らせて内省する私的な空間、報復されることのない空間を約束してくれる。おかげで、命令が誤っていればそれを拒絶する胆力を養える。

この自由は偉大な思想家のみならず、あらゆる人にとって不可欠と言えよう。ジョン・スチュアート・ミルは、著書『自由論』でこの点について見事に指摘している。「思考の自由が必要なのは、偉大な思想家を作り出すためだけではないし、それが主要目的というわけでもない。むしろ、平均的な人間の知性が可能な限り向上していけるようにするためにも等しく必要なのであり、いっそう必要ですらある[64]」。思考する自由を持っていれば、私たちは挫折や他人から受けた侮辱の言葉について怒るべきかどうかについて自身で決めることができる。また、自分の感情を見直し、自分の本能を自身のアイデンティティに合わせて調整することもできる。[65] しかし、私たちがこうしたことをできるのは政府に監視されていない精神的空間の中のみである。

思想犯罪の思考実験

法学部一年生のための刑事法講義の初日、私はフィリップ・K・ディックの短篇小説が原作の、有名なSF映画『マイノリティ・リポート』を教材に選んだ。舞台は、二〇五四年のワシントンDCとノーザン・ヴァージニア。犯罪予防局と呼ばれるエリート揃いの刑事集団が、「プリコグ」という三人の予知能力者から得た情報をもとに、未来に罪を犯すとわかっている人を未然に逮捕するという筋立ての映画だ。この映画の世界のよいところは、犯罪予防局が管轄内のすべての殺人を防いだことだ。悪いところは、刑事たちがプリコグの少数派《マイノリティ》の考えを抑圧する点にある。少数派は、被疑者がまだ異なる未来を選択できると考えている。

映画について議論したあと、私はニューロテクノロジーによって未来の犯罪を予知できるようになった未来をどう思うかと学生に尋ねた。もし新しいテクノロジーによってある人が殺人を企てていると判明したとき、その人を逮捕すべきだろうか。そのテクノロジーの信頼性には非の打ち所がないと伝えても、学生たちは例外なく思考のみを理由に被疑者を逮捕することに強く反対した。自分たちが共有する個人のセキュリティと自由の感覚の喪失を懸念しているのだ。あるいは、警察の役割は犯罪を抑止することだと考えているのかもしれない。学生の中には、罪を犯す直前のティーンエージャーが警察の介入によって犯行を思いとどまり、ことによると終身刑になるところを助けられた例を挙げた者もいた。いずれにしても学生たちは、人は罪を犯す前に自ら思いとどまる機会を与えられるべきであり、警察が個人の自由を奪うのはその人が実際に何かよからぬことをした場合のみにすべきだ、と強く考えている。

こうして学生たちの注意を引いた私は、政府がすでにニューロテクノロジーを使って人々の思考や記憶を検知していて、そのテクノロジーによる発見にもとづいて人々を起訴し有罪判決を下しているという驚くべき事実を告げた。

殺人事件の捜査で脳を取り調べる

調査報道ジャーナリストのデイヴィッド・コシエニウスキーとピーター・ロビンソンが、ドナルド・トランプの初代国家安全保障問題担当大統領補佐官マイケル・フリンと、世界中の政府に脳波テクノロジーを販売する企業の結びつきを暴露したとき、驚くべきことにこの話に注目した人はほとんどいなかった。[66]その企業ブレインウェーブ・サイエンスの取締役会でフリンと同席していたのは、スブ・コタだった。コタは、冷戦時代にきわめて機密性の高い防衛テクノロジーをKGBに販売していた罪状について、自ら有罪と認めたソフトウェア・エンジニアである。[67]

ブレインウェーブ・サイエンスはアイコグニティブと呼ばれるテクノロジーを販売するが、このテクノロジーは人の脳から情報を抽出することができる。同社の顧客には、バングラデシュの国防機関や中東の数か国の政府がある。[68]ドバイの警察学校で数回の実験に成功したのち、アラブ首長国連邦（UAE）当局は現実に起きた最近の殺人事件の捜査にこのテクノロジーを使用した。少なくとも、二つの事件を起訴に持ち込んでいる。[69]

一方の事件では、警察は倉庫で起きた殺人を捜査していた。従業員が関与しているとの疑惑を抱いた警察は、倉庫の労働者にEEGヘッドセットを装着させ、犯罪現場の写真を見せた。伝えられるところによると、殺人に使われた凶器の写真を見せたとき、一人の従業員の脳が特徴的な「認識」パターン（P300波）を示したが、他の従業員は一人も同じような反応を見せなかった。その証拠を見せられた被疑者は犯行を自供し、犯人しか知りえない詳細を話した[70]。

一九六五年の『サイエンス』誌に掲載された一連の実験ではじめて報告されたP300波は、脳活動の事象関連電位（ERP）[71]である。平たく言えば、何らかの特定の感覚、認知、運動事象に遭遇したときに起きる自動的な脳の応答だ。研究の参加者はEEGヘッドセットをかぶり、三〜五秒の間隔を置いて対になった音と光の刺激を呈示される。最初の実験では、光のあとに光が、音のあとに音が呈示される。二番目の実験では、光のあとにランダムに光か音、またはその逆の刺激を受ける。この二種の実験における参加者の脳活動を比較することによって、研究者はターゲット刺激の約三〇〇ミリ秒後に起きる一貫した脳応答を発見した。しかし、この脳波の振幅は参加者がターゲット刺激のあとに続く刺激について確信があるかないかによって異なった。

市井の研究者ラリー（ローレンス）・ファーウェルが、確信の有無を示すこれらの信号が警察の取調べに利用できないかと考えた[72]。一九九一年、「真実はいつか現れる」と題する記事で彼は、脳内に隠された情報をP300波によって検知することに成功したと主張した。ファーウェルは、まず被験者を架空のスパイ活動のシナリオでトレーニングし、そのシナリオ通りに行動してもらった。各被験者は指示された場所に出向いてある人物に会い、互いにパスワードを交換し、その人物からファイルを受け取った。

翌日、被験者はＥＥＧヘッドセットを装着し、一連の質問（犯罪現場にかんする、「プローブ」と呼ばれる二語から成る語句）がコンピュータ画面に表示された。[73] 従来の嘘《うそ》発見器は「はい」か「いいえ」で答えられる一連の質問を被疑者にし、生理学的な反応から被疑者が真実を話しているかどうかを推測する。一方のファーウェルは、ファイルを渡してくれた人物にかんする語句に対する被験者の脳の応答を調べた。使用された語句は、たとえば、ファイルを渡してくれた人物と関連のある「緑の帽子（Green Hat）」、「ティム・ハウ（Tim Howe）」、「船の設計図（Ship Plans）」で、関連しない語句は「茶色の靴（Brown Shoes）」、「レイ・スネル（Ray Snell）」、「飛行機の設計図（Plane Plans）」だった。被験者のＰ３００波は、犯罪に関連する詳細を認識したことを示したが、関連しない詳細については そのかぎりでなかった。人は脳の無意識な応答をコントロールすることはできないので、ファーウェルはこの検査を出し抜くことは旧来の嘘発見器の場合よりかなり難しくなると論じた。[74]

二〇〇一年一一月、アメリカが９・11テロの話題一色に染まっていたころ、ファーウェルがアメリカの「画期的」な科学的イノベーター一〇〇人の一人として『タイム』誌に取り上げられた。[75] 記事には、彼が開発した「脳指紋法」のテクニックによって、取調べにあたる捜査官は「電話番号からアルカイダの暗号にいたるまで、被疑者が何らかの情報を持っているかどうかを探ることができる」とあった。アメリカの中央情報局（ＣＩＡ）が彼の研究に資金を提供し、各地の警察署は解決が難航している殺人事件の捜査に協力してもらうために彼を協力者として登録した。こうして有名になったファーウェルだったが、科学者は彼の知見を再現することができず、そのうち彼の手法を巧妙なマーケティングに過ぎないとして退けた。

それから数十年が経過したが、おおかたの科学者は被疑者の取調べに脳指紋法を使うことの科学的な有効性については懐疑的なままだ。検査の鍵となる語句や画像の選び方には相当な専門知識が要求され、検査者の主観も絡んでくるので、科学者の中にはこの手法を科学というより技芸だと言う人もいた。ファーウェルはブレインウェーブ・サイエンスの創業者の一人になり（彼らのパートナーシップは知的財産権をめぐる一連の係争事件に発展した）、南アフリカ共和国で刑事事件専門の弁護士だったロビン・パーマーは彼の知見の一部を独立して実証した。[76] とはいえ、パーマーの件を除けばファーウェルのテクニックは多くの科学者の嘲笑の的になったことを考えると、世界中の多くの政府が最近にいたるまでこのテクニックを使用してきたことは問題だと言えよう。

当初、無罪の主張をこのテクニックが証明してくれるに違いないという刑事被告人のたっての願いで脳指紋法のテクノロジーが使用されたことがある。[77] 一九七八年、テリー・ハリントンはアイオワ州の夜間警備員ジョン・シュウィアー殺害の科《とが》で有罪となった。[78] ハリントンは上訴し、二〇〇一年に新たな裁判が命じられたものの、アイオワ州は再審申請を棄却した。上訴プロセスのある時点で、ハリントンがファーウェルに相談を持ちかけ、ファーウェルは警察のファイルとハリントンのアリバイから得られた、以前に開示されなかった証拠にもとづいて一連のプローブを制作した。専門家として提出した調査報告書でファーウェルは、ハリントンの脳は警察のファイルにある犯罪の詳細をいずれも認識しなかったが、アリバイのプローブを認識したと主張した。[79] アイオワ州最高裁判所は最終的に本件の裁決を別の理由にもとづいて下したのだが、裁判において裁判長が専門家の証言を認めたことによって、脳指紋法の証拠がアイオワ州で判例となる道が開かれた。

一般的には、脳指紋法のテクノロジーを使用したがるのはむしろ警察の方だ。一九八四年にジュリー・ヘルトンが無残にもレイプされ殺害された事件で、ジェイムズ・B・グラインダーは第一容疑者だったが、彼をヘルトンの死につなげる十分な法医学的証拠がなかった[80]。警察はグラインダーに脳指紋法の検査を受けるようにと打診した。グラインダーは自分が検査に負けるわけがないと考えて、検査を受けることを承知した。彼の脳活動が犯罪現場の認識と一致する結果が出たとき、グラインダーは有罪を認め、仮釈放なしの終身刑の判決が下された[81]。また、いずれかの裁判官が検査結果を科学的に証拠能力がないと考え、証拠として認めない可能性はあったものの、グラインダーは上訴して死刑判決が下されるリスクを冒したくなかった。

この成功例にもかかわらず、脳指紋法のテクニックはアメリカではまだ広く受け入れられていない。思想の自由にかんする懸念のためというより、刑事被告人はこの検査を自発的に受けることを拒むのが通例だからだ。だが、ブレインウェーブ・サイエンスがこのテクニックを世界に広めようとしているので、今後は使用が広まると思われる。インドの警察は、脳指紋法のテクノロジーを少なくとも二〇〇三年以降使用している。シンガポールの警察は脳指紋法のテクノロジーを二〇一三年に購入した。フロリダの州警察は、このテクノロジーを使用する契約を二〇一四年に結んでいる。オーストラリアの対テロ当局は、戦地で人道的な仕事をしていたと主張する帰還者が、実際は戦闘に参加していなかったかを知るために脳指紋法を使うことを検討中だ[82]。

P300波を使用する脳指紋法は、脳内を探る一手法に過ぎない。科学的に有望な手法は、N400と呼ばれる、P300波とは異なるERP脳応答を使う。こちらの手法では、共犯者と思われる人物を含む複数の人の顔を被疑者に見せる。被疑者のN400脳信号は、共犯者に「一致する」顔より「一致しない」顔に対してネガティブになる。あるいは、「死体」と「湖」、または「死体」と「地下室」というように単語を対にして、殺された犠牲者の遺体の隠し場所を探る[83]。国防高等研究計画局によるニューラル・エビデンス・アグリゲーション・ツール開発プログラムは、「一致する」または「一致しない」事実について脳を取り調べるためにN４００信号が使用できるかどうか研究を進めている。

さらに、機能的磁気共鳴画像法（ｆＭＲＩ）を使って真実を突き止めようとする方法もある。ｆＭＲＩ嘘発見器の前提は、真実を語っているときより嘘をついているときの方が活動的になる脳領域がいくつかあるということだ。[84] マサチューセッツ州ティングズボローにあるセフォスと、カリフォルニア州サンディエゴにあるノー・ライ・ＭＲＩの二社は、このテクノロジーを使った嘘発見器を一時期販売していたことがある。しかし、これらの嘘発見器は使いづらく性能が未検証でもある。とりわけ、コントロール下にある実験室でのローリスクな嘘に比べると、「現実の世界」のハイリスクな嘘の場合は性能に不安がある。

刑事被告人のために、既述したようなテクニックに対するさまざまな保護手段のある国もある。しかし、大半の国ではこのようなテクニックの使用に対する適切な保護手段はない。不当な捜索や身柄の拘束に対するアメリカ合衆国憲法修正第四条による保障や、修正第五条による自己負罪拒否特権〔訳注：自分にとって不利益になる供述を強要されない権利。黙秘権など〕ですら、政府が私たちの脳内を探るのを防ぐことはできないだろう。これまでのところ、これらの保護手段は状況によっては適用できないとされている。たとえば、情報が人の身体や家の捜索ではなく、デバイスの製造会社から入手された場合などだ。また、警察が有罪を示す証拠を人の脳から入手した場合には、裁判所はそれを物的証拠と見なし、それゆえに自己負罪拒否特権は生じないと判断するかもしれない。他の国々の法律もおそらく同様に解釈されるだろう。

ニューロテクノロジーの今後を予測するには、他のウェアラブルデバイスから得られた証拠を警察がどのように扱っているかを見ればいい。二〇一五年に妻を殺害したとされるリチャード・ダバーテの事件を考えてみよう。ダバーテはコネチカット州警察に、仮面をかぶった侵入者が彼をロープで縛る前に妻を銃で撃ったと証言した。しかし、妻が身につけていたフィットビット〔訳注：健康管理のためのアプリやウェアラブルデバイス〕は、妻が殺されたとダバーテが証言した時刻のあとも彼女が一時間ほど動いていたことを示していた[85]。フィットビットで得られた客観的な証拠は、二〇一六年のニコール・ヴァンダーヘイデン殺人事件の捜査でも決定的な役割を果たした。ニコールのボーイフレンドのダグ・デトリーは、警察がガレージの床とニコールの自動車に血痕を発見してから第一容疑者となった。だがデトリーは、彼女が殺害されたとき自分は寝ていて、六か月になる、二人の赤ちゃんの様子を見ようと一度起きただけだ、と主張した。デトリーはフィットビットを装着していて、そのデータはデトリーの主張が正しいことを示した。最終的には、別の男が殺人罪で逮捕された[86]。

私たちは、自分の脳データをフィットビットやGPSのデータと同等に見なすようになるだろうか。旧来の法医学的な証拠から脳指紋法テクノロジーを分ける一つの特徴に、後者の場合には脳応答を誘発するには被疑者に質問するか、画像その他の刺激を与えなくてはならない点がある。だが、既存の健康トラッカーによる受動的な証拠と違って、自身を有罪にする証拠は自己負罪拒否特権などすでに認められている人権を侵害しかねない。私たちが二四時間肌身離さずニューロテクノロジーを身につけ、警察がそのデータを入手して解読する能力を持つ未来を選ぶなら、私たちの脳活動の受動的なトラッキングが現実になり、そのデータが刑事事件の捜査において私たちを有罪にする証拠として使われることになる。ならば思想の自由は、政府が記憶や内言を有罪の証拠として使うことから私たちを保護すべきではないだろうか。

自分の思想を明かさない権利

一八九〇年、のちのアメリカ合衆国最高裁判所判事ルイス・ブランダイスは、三四歳のときに「多くの機械」がいずれ「小部屋のひそひそ話」を「屋根の上から大声で言いふらすようになるだろう」と心配していた[87]。彼が心配で夜も眠れないのはニューロテクノロジーのせいではなかった。彼が言うところの機械とは小型カメラや有名人を追いかけるジャーナリズムだった。彼とサミュエル・ウォーレンは、これらの技術の発達が持つ意味について大きな懸念を抱き、プライバシーの法的権利の必要性について画期的なエッセイを書いた。エッセイは『ハーヴァード・ロー・レビュー』誌に掲載され、近代の多くのプライバシー保護条項の基盤を確立した[88]。ブランダイスとウォーレンには、いずれ政府がニューラルデータを使用することになるという考えはなかったが、それでも「我々の思想、情操、感情」の保護について論じている。ほぼ一世紀後、スタンリー対ジョージア州事件において、合衆国最高裁判所は、憲法が「政府によるプライバシーへの介入および思想のコントロール」から私たちを保護するという見解を正式に公表した[89]。

最高裁の判事となったブランダイスは、近代のテクノロジーが私たちのプライバシーを侵害する可能性について先見性のある意見書を何通も書いた。オルムステッド対アメリカ合衆国事件にかんする反対意見では、次のような予測を立てている。「政府にスパイ活動の手段を提供する科学の発達は盗聴にとどまらないだろう［……］政府はいつか秘密の引き出しから書類を盗むことなく、法廷でそれを再現できるようになるに違いない。その手段を使えば、家庭で起きるもっとも私的な出来事でさえ陪審員に見せることができる」[90]。オルムステッドの事件から二〇年後、国連総会は世界人権宣言を採択し、その第一八条は思想の自由の保護をうたっていた。一九六六年までには、この自由権は「市民的及び政治的権利に関する国際規約」に記された。

しかし、政府がいつの日か私たちの脳を直接盗聴し、得られた感情、情操、内言すら解読できるようになると考えた人は誰一人いなかった。あの、ブランダイスでさえそうだった。私たちが築き上げた社会が、そのような侵害行為を行うとは想像もできなかったのだろう。だが、科学とテクノロジーが飛躍的に進歩すると、権利の理解もまたはなはだしく変化するものなのだ。

二〇二一年に国連総会に提出した報告書で、特別報告者のシャヒード博士は、「精神機能が発達し、機能し、定義される『内面の法廷』――自分だけの場所（精神）」にとって思想の自由が重要きわまることを強調した。これらの精神機能は「真実を知覚し、自由な選択をし、存在する」能力にとって不可欠だ。また、ジョン・スチュアート・ミルは著書『自由論』において、思想の自由がなければ、私たちは、「宗教に反しているとか不道徳と見なされる余地のあるものに引き込まれないようにするために、大胆で積極的で独立性のある思考の道筋を、あえてたどろうとはしない[91]」と指摘する。自分の思考の道筋をたどることができないのであれば、誰も偉大な思想家にはなれない。

ニューロテクノロジーが私たちの思想を盗聴する手段にならないようにすべきであるのと同様に、私たちの思想を私たちを攻撃する武器にされないように何としても手を尽くす必要がある。

誰かの脳の中に犯罪現場の詳細を見つけたら、その人に懲罰を与える政府も出てくるだろう。とりわけ人々が専制政治の打倒のために団結しようと考えているとしたら、なおさらだ。ジョージ・オーウェルが描いたディストピアの思想犯罪の取締りが、現代の現実になるのだろうか。

警察が脳をツールに使う利点に伴うリスクは、思考する人間にとって避けがたい。したがって、早急に思想の自由の定義をアップデートしなくてはならない。一九九三年にアップデートされた最新の「市民的及び政治的権利に関する国際規約」の一般的意見第二二号は、思想の自由の範囲の広さを強調するも、宗教と信仰の自由に主眼を置く。現代に生きる私たちは、法的手続きであろうがその他の文脈であろうが、思想の自由にかかわる国際的な人権を、思想監視の恐れや思想を根拠とする懲罰の懸念なく思考する権利を包含するようにアップデートすべきなのだ。以下の章では、アップデートを必要とする思想の自由の他の側面について考えてみよう。たとえば、思想を操作されない権利、あるいは思想を攻撃されない権利などについて検討したい。(92)

ニューロテクノロジーの真の有用性を現実のものとするには、私たち自身でニューロテクノロジーをコントロールすることを学ばなくてはならない。だが、そもそも自分のデータに自由にアクセスできないなら、それは無理な相談である。この点について、次に述べていこう。

第4章　汝自身を知れ

二〇二一年のNFLドラフトでは、多くのスカウトが、ジャスティン・スカイラー・フィールズは全体五位以内に指名され、クォーターバック（QB）選手として初の全体一位指名になる公算が高いと考えていた。フィールズはオハイオ州立大学のオールスター選手、ハイズマン賞のファイナリスト、二〇一九年ビッグ・テンのオフェンス部門年間最優秀選手だった。ところが、ドラフト会議のわずか八日前、フィールズが自らてんかん患者であることを公表し、リーグの高評価に冷や水を浴びせた形となった(1)。

まだ高校生だったあるとき、フィールズは目覚めると救急車に乗せられていて呆然《ぼうぜん》とした。あとになって、自分がはじめてのてんかん発作を起こしたことを知らされる。幸いにも、他のてんかん患者と同じく、治療薬がよく効いた。それまで、一度もカレッジゲームを欠場したことがない。「ぼくにとって発作の管理はとても簡単だ」と彼は説明する。「毎日、夜に三、四錠の錠剤を飲むだけなんだからね。何てことはない。もう、発作が起きるようになって七、八年になる。だから、ぼくは慣れてる(2)」

ニューロテクノロジーを使えば、フィールズは近い将来にスマートフォンでリアルタイムで発作の警告を受け取るか、医師のオフィスからまもなく発作が起きるという通知を受け取ることができるようになるだろう。また、自分の脳活動を追跡してチームのスカウトに見せ、彼の症状が十分に管理されていることを示すこともできるだろう。しかし、個人が自分の脳機能について知るために自身の脳データに直接アクセスするか、医師の判断を仰ぐかは、ニューロテクノロジーが広まりつつある現状では早急に解決しなくてはならない問題である。フィールズがてんかんの件を公表したあと、彼はフィールド外の懸念からシカゴ・ベアーズの全体一一位の指名、クォーターバックで四位の指名になった。ベアーズのゼネラル・マネジャーのライアン・ペイスによると、チームの医療関係者がオハイオ州立大学の仲間に接触し、「過去に似たような症状のプレイヤーが何人もいたから、フィールズの件はまったく問題ない」[3]と決定したという。だが、このようなてんかん患者の選手を選んだ経験のないチームなら、フィールズを指名することに躊躇《ちゅうちょ》したかもしれない。

フットボールのスター選手にてんかん患者がいるのは珍しいことではない。てんかんは、深刻ではあってもありふれた脳の障害であり、世界中で五〇〇〇万人の患者がいる[4]。てんかん発作は、脳内で異常な電気信号の短いバーストが繰り返し現れることで起きる。いわゆるてんかん大発作が起きると、その人は意識を失い、身体が痙攣《けいれん》する。だが、すべての発作がかならずしもそれほど劇的になるともかぎらない。ほんの短いあいだ頭が混乱する場合や、見た目は正常に見えて意識もあるが、実際には発作が起きているような場合もある。どのようなてんかん発作でも、自動車の運転中であればきわめて危険で、プロフットボールのプレイ中でも同様だ[5]。

フィールズがてんかんの公表という爆弾を落としたあと、NFLの各チームはこの予想だにしていなかった情報に対処すべくいろいろ策を検討しただろう。すべての人の発作が彼のように管理下にあるわけではないので、彼の指名順位はいくらか落ちたと思われる。フットボールリーグでは、二〇〇七年にボルティモア・レイブンズのサマリ・ロールが三度も大発作を起こし、六試合を欠場したのはよく知られる。(6) 投薬を調整することで、ロールはふたたびフィールドに戻ったものの、スターQBが数試合欠場したことはチームのプレーオフ進出にとって大打撃になったはずだ。(7)

成人のてんかん患者で約三分の一、児童のてんかん患者で約二〇〜二五％が、従来の抗てんかん薬を飲んでもあまり効き目がない。二種の治療薬を使用し、どちらも発作を抑制できない場合、これらの患者のてんかんは薬剤耐性を有すると言われる。この部類のてんかん患者には有効な治療法が少ない。発作を起こしている脳の部分を切除する手術、特別な食事療法、重い副作用を伴う免疫療法薬、ベンゾジアゼピンの服用などの選択肢があるが、ベンゾジアゼピンは長く服用すると脳が耐性を獲得して効能が落ちる。(8)

一般消費者向けのニューロテクノロジーによって、この事情が変わるかもしれない。EEGはてんかん患者の診断と治療に効果を発揮してきた。また機械学習アルゴリズムに脳データを入力すれば、てんかん発作の前兆を示す神経信号を見分けることができる。(9) イスラエルのネゲヴ・ベン＝グリオン大学の研究者が、エピネスという名称のウェアラブルEEGデバイスをすでに開発ずみだ。彼らによれば、このデバイスはてんかん発作が起きる最長で一時間前までにこれを予測し、スマートフォンに警告を送ることができる。(10) 現在、臨床治験が進行中だ。

エピネスのようなデバイスを身につけていれば、てんかん患者も途中で事故を起こすことなく職場まで自動車で通勤することが可能になる。薬剤耐性のあるてんかん患者はベンゾジアゼピンを必要に応じて服用することで、てんかん発作の症状を緩和することができる。これによって、継続してこの薬を服用した場合に生じる薬剤耐性のリスクを軽減することができる。

　これらのデバイスの潜在的な可能性には驚嘆すべきものがある。だが、自分の脳データに直接アクセスするという行為は、当人の身体にかんする情報を他者を介してフィルタリングすることが習慣になっている現在のシステムにとっては脅威になる。規制当局者、医師、そして生命倫理学者（！）ですら、消費者は自分の脳や身体にかんするデータを正しく解釈するための医学的な知識に欠けていて、危険な選択をしかねないと信じている。この問題を解決するには、一般消費者向けのデバイスやアプリの表示を制限すべきだというのだ。

　世界中の規制当局者は、エピネスや類似のデバイスを、市販以前と以後に厳格な管理が求められる医療機器に分類するだろう。そうなると、製品を市販する前に多様な検査が要求され、そのソフトウェアに直接アクセスするには専門家でなければならなくなる。消費者は、当然ながらエピネスや類似のデバイスが正確であるという安心感を望む。しかし、デバイスが製造者の主張通りの機能を持つのであれば、これらのデバイスを使用するかどうか、どう使うかを決めるのは、そもそも専門家であるべきだろうか。

　多くの医師、規制当局者、医療文化の人は、人の健康や治療にかんする情報はフィルタリングされて現状に合わせられるべきであり、さもなければ無用の害悪を及ぼすと考えている。対照的に、患者に認められたインフォームドコンセントの権利は、患者との十分な情報の共有を要求すると考える人々もいる。いまこそ、双方の主張を注意深く検討すべきときだろう。自分の脳にかんする正確な情報が、実際にその人自身に害悪をなすものだろうか。

瞑想からアルツハイマー病まで

ウィスコンシン大学マディソン校の神経科学者リチャード・デイヴィッドソン博士は、もう四〇年以上にわたって瞑想の習慣を続けている。四〇年前、彼は研究テーマを瞑想が脳に与える効果に変更した。ダライ・ラマとの邂逅《かいこう》がきっかけだった。ダライ・ラマが博士の研究テーマについて不思議がった。「あなたは現代の神経科学のツールをうつ病、不安、恐怖を研究するために使います。でも、なぜ同じツールを優しさや思いやりの研究に使わないのですか」[11]。この問いの答えを求めて、博士はEEGからどれほどの学びを得られるのかを探る心の旅に出ることになる。

デイヴィッドソンらは、チベットの僧侶でマインドフルネスの大家ヨンゲイ・ミンゲール・リンポチェに、ネパールのカトマンズからマディソンへ飛行機で来てもらった。高度な臨床用のEEGシステムを使って、リンポチェに瞑想と三〇秒の休息を交互にしてもらい、その間の脳活動を観察した。リンポチェが最初の瞑想をしたとき、画面上に電気活動の大きなバーストが現れた[12]。研究者たちは、リンポチェが身体を動かしたのだろうと思った。身体を動かすと、正確なEEG測定を阻害するノイズが発生することがあるからだ[13]。しかし、やがてリンポチェが瞑想すると、毎回同じ電気活動のバーストが発生することがわかった。二一人の他の僧侶を対象に実験を繰り返しても同じことが起こった。こうしてデイヴィッドソンらは、EEGは瞑想中の神経変化を検知することが可能で、瞑想は脳に強力で継続的な影響を与えることを証明した[14]。

その後、他の研究者も同様の実験を行っている。ある研究では、タイの北東部でミューズEEGヘッドバンドを使って僧侶の脳波を記録した。僧侶は、問いに答え、本を読み、瞑想した。すると、脳波活動のみにもとづいて、僧侶がどの活動をしているかがわかった[15]。

本書の冒頭にあるように、今日、インタラクソンなどの企業がＥＥＧヘッドセットを販売していて、消費者は瞑想時の主観的な経験がこれらのデバイスによって解読される脳波データと一致するかどうかを「目で確認する」ことができる。一部の研究はデバイスが出力するデータの正確性について慎重になるべき理由を指摘するが、実際にデバイスを使用した人はマインドフルネス効果の増大を経験し、これがストレスや心拍数の減少、健康《ウエルビーイング》の感覚の向上につながったと報告している[16]。だが、脳波の監視によって脳腫瘍の形成など衝撃的な事実が発見されることもある。

びまん性グリオーマ（神経膠腫）は、ありふれてはいるが進行の速い脳腫瘍だ。効果的な治療法はきわめて少なく、びまん性正中《せいちゅう》グリオーマの五年相対生存率は五〇％に満たない。腫瘍の予後には多くの要素がからむが、早期発見（とりわけ若年層の場合）が欠かせない。早期に診断がつけば広がる前に治療できるからだ。しかし、従来のスクリーニングでは早期診断が難しい。症例報告や脳スキャンによる経時的観測によれば、微小な脳腫瘍でも六八日という短期間で大きな腫瘍になることがわかっている[17]。

携帯型ＥＥＧデバイスの有用性と危険性について述べると、脳腫瘍患者の約六八〜八五％が最初の測定で異常なＥＥＧのデータを示す。現時点で断言するのは早計であるし、それが本当に可能かどうか知るだけでも道のりは長いが、いずれ一般消費者向けのデバイスによって定期的に監視すれば治療可能なステージにある最初期のグリオーマを発見できるようになるかもしれない[18]。他の病気も発見できる可能性がある。韓国のバイオメディカル・スタートアップ企業アイメディシンクは、すでに軽度認知障害（九〇％の確率でアルツハイマー病型認知症にいたる）、その他の神経精神障害（パーキンソン病、外傷性脳損傷、心的外傷後ストレス障害（ＰＴＳＤ）、注意欠陥・多動性障害（ＡＤＨＤ）、うつ病など）を検知することができる。[19] デバイスが検知したデータは医師や専門家に直接送られ、彼らが測定結果を患者に伝える。すでに韓国で治験を終了したアイメディシンクは、食品医薬品安全処（ＭＦＤＳ）の承認を得た。[20]

だが、すべての「悪い結果」を医師などの専門家に送ることが果たしていい方法なのだろうか。共感や思いやりの訓練を受けた専門家を通して伝える方がよくないだろうか。もしくは、患者があらかじめ自分自身でアプリやデバイスを経由して結果を知ることを選べるようにしてはどうだろう。また、脳内に隠れている病気について知らない方が予後のいい人がいるのではないか。

やさしい嘘

大学進学のためにノースカロライナを出るとき、私はまたいつか自分がアメリカ南部に戻ることがあるとは思っていなかった。だが、大学院に進もうとしていた矢先、母が骨髄線維症と診断された。この病気は非常に稀な進行性の骨髄がんで、母の側《そば》にいてあげるべきだった。だから、法務博士号（ＪＤ）、修士号（ＭＡ）、博士号（ＰｈＤ）の学位を同州のデューク大学で取得した。以来、母の病気についてできるかぎりのことを学んできた。症状、治療法、予後にかんする資料はすべて読んだ。知識で武装するのが、人生の不確かさに対する私のやり方だ。こうして手に入れた知識にもとづいて、母を支援し、病院通いにも可能なかぎり付き添い、定期的な血液検査の結果も検証した。

父は退職した医師で、やはり母の面倒をよく見た。こうして、二人で一緒に母を支援したため、医学誌や教科書には書いていないあることを学んだ。やさしい嘘のつき方だ。

母の白血球数が減少したとき（病気の進行を示す）、私はこのことを母に説明した。そのとき、父が私に鋭い視線を向けた。父は私を脇に呼び、医師は話していいことと話してはいけないことを学ぶと私を諭した。悪い検査結果の意味を知らせて何になるのかと問うのだった。「医学の目的は病気の治療だけじゃない」と彼は言う。「それは、本人のためにならない情報から患者を守ってあげることなんだ」

私は驚いた。だが、この問題について調べると、父の考えは珍しくなかった。彼の世代や一部の文化圏の医師の多くと同じく、父は患者に告げることが不必要で、告げた場合に患者に害悪を及ぼす類の情報があると信じている。

エリック・トポルは、スクリプス研究所トランスレーショナル・インスティチュートの設立者にして所長であり、医学の未来にかんする二〇一五年のベストセラー『先生、患者さんがお見えです（*The Patient Will See You Now*）』の著者である。彼はこの著書で私の父のような考え方の歴史について見事に述べている。紀元前二六〇〇年から現在にいたるまで、医師たるものの役目は患者を守り、情報を患者に伝えるべきか否か、どこまで伝えるかを決めることにあったというのだ。トポルは現状における情報の偏在について次のように語る。「医師がすべてのデータ、情報、知識を管理している。だから患者は、自身の医療情報について受動的で無知でいられる。一方、自分のデータが欲しい場合には、積極的に何度も電話をかけたり懇願したりしなくてはならない[21]」。彼によれば、こうなってしまうのは、医師が「不安を煽《あお》るような有害な情報から患者を『守ろう』としている[22]」からだという。

この考え方の裏には、経験のある（長い訓練を経て、個々の患者の病歴にも詳しい）医師のみが、どの情報を、いつ患者と共有するかを考えるのに必要な文脈と知識を備えているという前提がある。

また、医療機器や治療の恩恵がそのリスクに勝るかどうか、そして勝る場合にはその時期を見定めるのに最適な立場にあるというのである[23]。

このスタンスは、ある種の情報——たとえば、あなたの脳機能にかかわる情報——はいかにも難解なので、平均的な一般人はそれに対して感情的な反応しかできないと想定している。つまり、一般人は客観性に欠けるため、情報に直接責任を持って対処するための自律性を持ち合わせていないというのだ。この説はさらに次のように続く。脳機能にかんする真の情報はあなたに無益な不安感や心理的ストレスを与える。あるいは、その情報があるがために、あなたは自分には理解できないリスクを軽減しようと有害な医療に頼る[24]。自分には不要な評価をさらに求めることで、貴重な医療資源を無駄にするかもしれない、と。

こうした主張に対して、法倫理学者の私は現実的かつ哲学的に格闘する。まず、実証研究によれば、人は自分にかんする情報にすぐに適応する。さらに、与えられなかった情報は、人生をどう生きるかにかかわる選択をするために不可欠だ。一方で、母を深く愛する娘としては、母があまり多くの質問をしないことにどうしても気づく。どうやら、母は自分の病気がきちんと管理されていると信じているほうが調子がいいように見える。ある意味において、彼女は自己決定権を行使しているのだ。彼女にとっては知らない方がいいのかもしれない。いや、知りたくないのかもしれない。しかし、私の母の主観的な経験は、あなたやあなたの母親が自分にかんする情報に対して自己決定権を持つべきかどうかに影響するだろうか。

てんかん発作がすぐに起きそうだとしたら、あなたはそのことを知りたいと思うだろうか。知りたいとすれば、医師のオフィスからの電話で知りたいか。それとも、スマートフォンにリアルタイムで表示される警告がいいだろうか。後者を選べば、自動車の運転も、スポーツも、その他の充実した人生のさまざまな活動も諦めなくていいとすればどうだろう。自分が正しい瞑想をしているかどうかについては？　医師あるいは電話のアプリのどちらがいいか。脳腫瘍があったり、アルツハイマー病の最初期ステージだったりしたら知りたいだろうか。何を知りたいか、どのようにして知りたいかは、情報の種類によって異なるか。

一般消費者向けニューロテクノロジーは、これらの選択をするようにあなたに強いるだろう。脳波を監視すれば、あなたが瞑想状態に達したかどうかを「目で確認する」ことができる。だが、初期のアルツハイマー病の兆候が発見されるかもしれない。情報にかかわる自己決定権は、その情報をどのように知りたいかを決める権利を包含するのだろうか。

知るべきか、知らざるべきか

「悪い」診断を共有したいか、共有するならいつがいいか。この問いは、ある中国人家族を描いた最近の映画『フェアウェル』を思い起こさせる。[25] 映画の中で、その家族は祖母のナイナイが肺がんで死ぬ運命にあることを当人に知らせない選択をする。従兄弟の結婚式を口実に、最期の別れを言うために中国に集まってくる。

主人公のビリーは、家族がナイナイに嘘をついていて、自分もその嘘に加担している罪悪感に苦しむ。映画は、西洋の個人主義と東洋の集団主義という対照的な道徳観の板挟みになった人の緊張を浮き彫りにする。

自律性の尊重という考えに慣れている西洋人にとって、ナイナイにつく嘘は明らかに間違っているように思える。しかし、その嘘は多くの東洋文化ではよくあることであり、そうすべきだと考えられてもいる。イラン、中国、シンガポール、日本、レバノン、そして私の両親のようなアメリカ国内の移民コミュニティでも、この習慣は珍しくない。イランや中国の多くの家族は「悪い診断」を当の患者に話すことには異議を唱えるし、専門家の中には家族の意志を尊重すべきだと考える人もいる。それは患者のためによかれと思ってつく嘘であり、無危害の倫理的規範に沿った、患者に無用な危害を加えないための行為だ。これらの文化では、自分はがんに冒されていると知ると患者は恐怖のためにかえって早く死ぬかもしれないと考えられている。[26]

中国の医師に対する最近のある調査では、九八%ががんの診断を当人に話す前に家族に話し、八二%が患者に真実を伝えるかどうかについて家族の意志に従う。[27]西洋における対処法は現在ではこれと異なるが、そうなったのはさほど昔の話ではない。一九六一年、シカゴでこれと同じ調査が実施された。その結果、九〇%ががん患者に真実を伝えず、患者を守るために意図的に嘘をつくと答えたという。[28]

最近の研究では、末期がんの診断を知っても人の寿命は短くならないことがわかっている。また、その診断を知ることで患者は治療方針、終末医療の選択、残った人生と財産にかかわる選択をすることができる。[29]この問題にかんして最近行われた二三の研究のメタ解析——一万一七四〇件の記録を再検討した——によれば、診断を知らされたがん患者に比べて、診断を知らされていないがん患者がよりよい生活の質またはより軽い症状を経験するという証拠は発見されなかった。それどころか、診断を知らされた患者はそうでない患者に比べて活力が高かった。[30]

同様の結果——自分の本当の病状を知る人の方がよい人生を送る——が次々と得られ、アルツハイマー病を発症するリスクの高いことを示す診断であっても結果は変わらなかった。第1章で触れた23アンドミーの場合には、アメリカ食品医薬品局（ＦＤＡ）は、まさにこの種の情報を伝えられた人があまり望ましくない反応を示すのではないかと懸念した。だが、経験的証拠はそうではないことを示している。アポリポタンパクＥの遺伝子型解析の結果、アルツハイマー病の発症リスクが高いと知っても、たいていの人は心理的な害悪のリスクが増大することはない。むしろ、リスク評価についてよりポジティブな気持ちになる。もちろん、多くの人がいったんは悲嘆に暮れる。だが、その一時的な悲嘆によって不安やうつ症状が悪化することにはならない。またアルツハイマー病の発症リスクを率先して調べてもらった人は、その知識にもとづいてより健康な習慣を身につけ、長期的な計画を立てる。[31]

この実証研究の重要性は、規範の変化と相まって、患者とのより率直なコミュニケーションにつながった。[32]アメリカ合衆国、ヨーロッパ、中国におけるインフォームドコンセント関連の法律、そして諸々の国際人権法は、患者の健康状態にかんする完全な情報開示を定める。これらの法律の焦点は、分別のある医師が患者に知らせる必要があると考える情報から、分別のある患者が自己決定権にもとづいて知りたいと思う情報へと、ここ五〇年にわたって変化してきた。[33]これらの法律の変化は人口統計学上の変化にともなうものである。若年層は情報へのアクセスを当然のこととして期待する、いや、要求する。[34]中高年層に比べると、Ｘ世代やミレニアル世代は医療従事者を信用しない傾向が強く、自分で集めた情報を信じる傾向にある。

現状では、一般消費者向けのニューロテクノロジーによって知り得た自分にかんする情報に、人々がどう反応するかは不明だ。だが、たとえその情報が深刻な病気にかかわるものであっても、「やさしい嘘」が従来の習慣に勝るものでないことははっきりしている。消費者は、自身の脳データにもとづく情報の自己決定権から受ける恩恵の方が大きいと思われる。むろん、すべての人が自分の病気などについて知りたいと思うわけではないだろう。私の母は知りたくないと言う。しかし、自分にかんする情報にかかわる自己決定権があるからこそ、その選択が可能になるのだ。

変化を阻む逆風

ほんの一〇年ほど前、健康な脳の持ち主が自分の脳活動を知ろうとするなど問題外だった。もし自分の脳について知りたいなら、専門医に診てもらわなくてはならない。専門医が医学的な必要性を認めた場合にのみ、その医師が画像診断をするのだ。また、検査によって得られるのは、ある瞬間の脳の画像にかぎられる。

ところが、新たなテクノロジーが広まったことから、こうした文化に変化が起きている。消費者による自身の情報の定量化が進んだため、私たちが自分の生物学的な側面をどのようにして知るかが根本的に変わりつつあるのだ。近所の薬局に行くと、自宅でできる検査キットや医療機器が目白押しだ。これらの検査手段は、あなたの心拍数、睡眠パターン、血糖値、気分、注意持続時間ですら測定することができる。[35]

一歩前進するたびに逆戻りし、消費者とそのデータのあいだに「専門家」を戻そうという動きがある。

あなたが熱を出したとしよう。きっとあなたは医薬品の戸棚から体温計を出し、体温を測るだろう。ところが、一八六七年にイングランドのサー・トーマス・オルバットが発明した世界初の臨床体温計は、医師にしか検温結果が読めない代物だった[36]。また、いまから五〇年前、規制当局や医師は一般女性が自分で妊娠検査を行い、その結果に適切に対処する能力を持っていないと考えていた[37]。イギリスやカナダの規制当局がＤＩＹ妊娠自宅検査キットを承認したのは一九七一年であり[38]、アメリカのＦＤＡにいたっては一九七六年だった[39]。

同じく、ＨＩＶ自宅迅速検査キットもなかなか承認されなかった。オラクイックＨＩＶ自宅検査キットを使えば、本人かパートナー（またはパートナーになる予定の人）がＨＩＶに感染しているかどうかが約二〇分でわかる。ところが、一九八〇年代末のＨＩＶ・ＡＩＤＳ危機では、世界中の規制当局がＨＩＶの自宅検査について独断的で厳格な態度を取った。消費者が「ヒステリーを起こしたり、不合理な考え（自殺しようという考え）に取りつかれたりしないように」、検査結果の判断を医師に委ねるべきだというのだった[40]。ＦＤＡが二〇一二年にＨＩＶ自宅検査キットをはじめて承認するまで[41]、二五年の歳月が無為に過ぎた。他の多くの国々（イングランド、スコットランド、ウェールズ[42]、中国[43]など）が自宅検査キットを承認したのは、ようやく二〇一五年になってからだった。

こうして見ていくと、消費者は最終的には新しいテクノロジーに対して自由なアクセス権を得ていることがわかる。精神的プライバシーについて適切な安全策を講じているニューロテクノロジーについては、楽観していいように思われる。しかし、遺伝子検査テクノロジーを直接消費者に販売することにかんする最近の議論を見ていると、未来はさほど明るくないのかもしれない。

小さな一歩を踏み出すたびに大きく一歩後退する

二〇〇六年にある科学会議に出席したあと、アメリカの生物学者で起業家のリンダ・アヴェイは大胆な賭けに出た。血液と同じく唾液からもＤＮＡを抽出できるようになったので、科学者が利用できる遺伝物質の量を大幅に増やすことができると気づいたのだ。これによって科学者は遺伝子がヒトの形質と病気に与える影響を知り、消費者も自分自身のゲノムについてより多くを知ることができる。しかも、本人にプラスチック容器に唾液を入れてもらうだけでいいのだ[44]。

アヴェイがこのアイデアを勤務先のパールゲン・サイエンスで上司だったポール・カセンザに話すと、カセンザも彼女と同じく興奮を隠せなかった。その後の数か月、二人は夢中になって新商品を開発し、投資家に売り込んだ。起業家のアン・ウォジスキに売り込んだところ、彼女も23アンドミーの三人目の共同設立者となった。マーケティングチームが「この製品を一言で表すとすれば何でしょうか」と三人に問うと、アヴェイの答えは「大胆不敵」だった[45]。23アンドミーは専門家に判断を委ねる従来の慣習に大胆に挑戦し、自社製品を消費者に直接販売した。当初は、ＤＮＡ塩基配列決定の部分的な結果と、定期的にアップデートされるレポートを一組にして提供した。レポートはゲノムの各所で起きている変異とその意味を記載している。当初のリスク対象は一四種類の疾患だったが、やがて二五四種類の疾患と疾病体質に拡充された[46]。

私は23アンドミーの初期からの顧客で、現在ある一般の検査より豊富な情報の提供を受けた。予想どおりというべきか、関節リューマチ（父がそうだ）、側彎《そくわん》症、ホジキンリンパ腫のリスクが挙げられ、低リスクの疾患としてアルツハイマー病、胃がん、セリアック病（グルテン過敏性腸症）が指摘されていた。キャリアに影響しかねないリスクには、五〇種類以上の疾患、二五種類の医薬品に対する反応、六〇種類近くの形質との遺伝学的相関（たとえば、繰り返し配列の異常を回避できる見込みならびにカフェイン摂取量との相関など）が挙げられていた。23アンドミーはさらに、レポートの信頼水準と、集団に対する私個人のリスク水準を明示し、遺伝子型の概要とさらに知りたいことがある場合に役立ちそうな参考文献を提供してくれた。初期のレポートの多くは信頼水準が低く、レポート内容も少なかったので、どう解釈すべきか迷った。関節リューマチのリスクが高いと知って落ち込んだものの、睡眠が妨げられるほどの衝撃ではなく、これまでのところ関節リューマチになってもいない。提供されたデータとレポートにもとづいて、私が報告書の内容についてどう考えるか決めることができる状況になった。

ところが、嵐が目前に迫っていた。二〇〇九年、アヴェイが会社を去ったのだ。まもなく、この業界で健康被害の訴えが増加しているため、FDAが消費者向けゲノム検査企業の監督に乗り出し[47]、23アンドミーなどの企業の製品を医療機器に分類する措置を取る可能性があると警告した。医療機器に分類されると、製品を市販する前に厳格な要件を満たす必要があり、これはたいていの企業にはほとんど不可能な話だった[48]。

二〇一〇年から二〇一二年にかけて、FDAは圧力を増していった。23アンドミーは、自社製品を低リスク医療機器として分類してくれるようFDAと交渉した。低リスク分類なら承認への道はさほど険しくはない[49]。だが、今度は法務部長までが23アンドミーを去り、一人だけ残された共同創立者アン・ウォジスキがどうしたわけかFDAへの連絡を絶った[50]。同時に、同社はアメリカ国内全域のテレビで大々的なキャンペーンを展開し、自社製品が健康増進に役立つ――セリアック病のリスクの発見など――と大げさに宣伝しはじめた。自分のリスクを把握しておくために我が社のサービスをどうぞ、というのだった[51]。

23アンドミーが、FDAとの連絡を絶たなければどうなったかは知る術《すべ》もない。しかし、二〇一三年一一月二二日、23アンドミーがFDAから「警告書」（企業に対する法執行措置）を受け取ったことはわかっている。[52] 警告書は、23アンドミーのパーソナルゲノムサービス（PGS）が未承認のクラスⅢ機器（高度管理医療機器）であり、直ちにその販売を中止することを命じていた。クラスⅢ機器の販売には、安全と効果にかかわる厳格な検査を実施することが要求される。23アンドミーとは複数年にわたって交渉があったにもかかわらず、FDAは、「同社はPGSが企図された用途に有効であることを理論的にも臨床的にもまったく実証していない」と主張した。[53]

いまや悪名高くなったこの警告書の冒頭近くの段落で、FDAは今回の決定に異なる理由も挙げている。それは受け取った情報によっては、平均的な消費者が過剰な反応をするかもしれないという懸念だった。「たとえば」と警告書は記す。「乳がんや子宮がんの*BRCA*遺伝学的検査（「アンジェリーナ・」ジョリーが受けたような検査）で得られるリスク評価が偽陽性であった場合には、患者は予防的手術、化学予防、リスク層別化検診、その他の疾患誘発医療行為を受けるかもしれない」[54]というのだった。つまり、FDAは「巷《ちまた》にはびこる検査に頼る患者が治療を自己管理しはじめるかもしれず」と憂慮し、「もし患者が検査結果を適切に理解しなかったり、不正確な検査結果が報告されたりすれば、深刻な事態が予想される」[55]としたのだ。

デューク大学の私の同僚で生命倫理学者のミーシャ・アングリストは、FDAを「非常識」と呼んではばからない。「女性が安価な一般消費者向け検査キットの結果にもとづき、内科医による確認もなく両乳房切除手術を受けるとか、外科医がその状態で手術を行うとか考えるのは不合理だ」というのである。[56] 問題は厳格な検査の必要性からすでにおなじみになった消費者のヘルス・リテラシーに対する懸念にすり替わっていた。

23アンドミーは業務継続を試みていたが、一二月五日、とうとうウォジスキが同社はサービス提供を終了すると発表した(57)。しばらくして既存の顧客には引き続き生のDNAデータを提供すると明らかにしたとき(58)、私は自分の生のDNAデータとこれまでのレポートのアーカイブを急いでダウンロードした。以降、23アンドミーは規制当局に従順な企業の鑑《かがみ》のような存在になった。消費者は、以前なら数百ものレポートにアクセスできたが、現在では数十ほどのレポートにしかアクセスできない(59)。

他の国々の中には、消費者保護の名目で遺伝子検査へのアクセスを制限する法律を制定している国もある。遺伝子検査の監督義務化や制限を何段階もかけているのだ。フランス、ハンガリー、ドイツでは、遺伝子検査はヘルスケアの目的でのみ行うことができる。しかも、処方箋《しょほうせん》が必要で、許可を得たラボで行う必要がある。また、消費者が検査のレポートを受け取る前に、遺伝子にかかわるカウンセリングを受けることを課している国々もある。韓国は一部の遺伝子検査（身体的な特徴や個性などの形質検査）を厳重に制限している(60)。

大半の医師や遺伝学者がこうした制限を支持するのは、一般人は「ヘルス・リテラシー」に欠けていて、自律性に乏しく、彼らに当人のデータへのアクセス権を与えることは無意味だと信じているからだ(61)。私に言わせれば、23アンドミーに対するＦＤＡの今回の仕打ちは、情報に対する自由なアクセスを制限するという意味において、患者への権限付与《エンパワーメント》の悲劇的な敗北であり、言論の自由に対する脅威にほかならない(62)。アリゾナ州立大学の法学指導教授ゲーリー・マーチャントのような学者たちとともに私は、自分の遺伝子に含まれる情報の所有権を有しているのは消費者であって、ＦＤＡの措置は父権的干渉主義《パターナリズム》の最たるものだと論じてきた。法倫理学者のバーバラ・エヴァンスは次のように強調する。生命倫理の基盤をなす道徳原則によれば、「自律性は自身で物事を決定する能力と定義される。

社会がそれをよい決定と見なすかどうかは関係ない。自律性とは誤りを犯す権利なのだ」[63]。

換言すれば、規制当局には情報提供にかかわる重要な役目があり、それは消費者が医薬品や医療機器にかんする高い安全性および効果についてのデータを入手できるように取り計らうことだ。そして、それは消費者に自分たちには選択肢があると知らしめるためであって、選択をさせないためではない。

現在、専門家は、消費者が脳データを誤用し、誤った解釈をしかねないと口を揃えて言う。ペンシルヴェニア大学の医療倫理および健康政策教授アンナ・ウェクスラーは、規制・監督の強化を提唱する。なぜなら、消費者は「神経科学の成果を評価したくとも判断材料を持っていない。正確に評価できるように訓練された人はほぼいないからである」[64]。学者でコミュニケーション専門家のケイトリン・シュアは、FDAに書簡を書き送り、「ニューロテクノロジー企業の根拠のない主張に対して安全策をあらかじめ講じ、弱い立場にある消費者を守る」よう要請した[65]。シュアは、私たちの「脳電気生理学にかんする理解はきわめて限定されていて」、消費者は「ニューロデバイスの価値と有効性を判断するための直観的知識」に欠けると指摘する[66]。

映画『ア・フュー・グッドメン』で、ジャック・ニコルソン演じる人物が叫んだ有名なシーンのように、こと脳データにかんしては「人は真実に向き合えない（You can't handle the truth）」と専門家は信じている。FDAの規制第一の姿勢は、彼らもまた同じ考えであることを暗に示していて、一般消費者向けのニューロテクノロジーの利用には困難の多い未来が待っているかもしれないと思わせる。

FDAはすでにEEG[67]、EMG[68]、fNIRSにもとづく製品をクラスⅡ医療機器に分類している。すなわちFDAは、これらの製品は消費者に中程度から高度のリスクを与えるため、「一般に安全」なものとして販売の意向を申請すればすむ製品ではなく、特定の規制管理を必要とすると考えているのだ。クラスⅡであれば、市販前の安全および効果の研究が要求されないだけクラスⅢ医療機器よりましだが、製造業者はＦＤＡに市販前申請を出して、自社製品の安全性と効果が他の承認された製品と質的に同等であることを示さなくてはならない。ＦＤＡが承認しないかぎり、製造業者は新しいクラスⅡ医療機器のマーケティングも販売もできないのだ。

　ところが、規則には例外があって、製造業者がこれを利用して市販前の規制管理を回避しようとした事例がある。ＦＤＡは「健康的なライフスタイル」[69]を増進するための「一般的な健康管理《ウエルネス》」製品については規制しないのだ。製品が「リラクゼーションやストレス管理」、「精神の鋭敏さ」、「集中」、「学習能力」[70]の増強が目的であれば、市販前申請も処方もなく消費者に直接販売することができる。ただし、ウェルネス製品であるという、その場合にかぎってという条件がついている。[71]

　この結果、製造業者の大多数がマーケティングする製品をウェルネス製品にかぎっている。ネコの耳を模したものを頭の上につけたユーザーが自分の感情を測定するＥＥＧを使ってその耳を動かす[72]、ニューロフィードバックによってゴルフゲームの点数を上げる[73]、画面上の動きを考えることでビデオゲームをする[74]、花弁を開閉させて集中度を高める[75]、睡眠を監視する[76]、バイオフィードバックを使って瞑想する[77]、手を使わずにＡＲ／ＶＲの世界を自由に経験する[78]といった製品を販売しているのだ。だが、このような製品でもニューロテクノロジーへのアクセスにリスクがないとは思わないでほしい。産業界からの度重なる要請にもかかわらず、ＦＤＡは一般消費者向けニューロテクノロジーが規制を受けないウェルネス製品に該当すると認めてはいない。ウェルネス製品のガイダンスで、ＦＤＡはただの一種類でもニューロテクノロジーデバイスを「低リスク」と呼んでいないし、「低リスク」と呼んでほしいという明確な要請を無視してきた。

また、現在の規制のガイダンスに隠れているさらに心配なメッセージを無視してはならない。一般消費者向けのニューロテクノロジーの製品は、頭で考えてゲームをする以上のことを可能にするのだ。これらのデバイスは、脳疾患の診断と治療に革命を起こす可能性を秘めている。アメリカ陸軍に以前所属していたダニエル・ジョンストン医師は、その後ブレインスパン（脳の健康の栄養・機能統合評価システム）の共同創立者となった。その彼がウェルネス製品のガイダンスにいくつか新たな用語として「認知／脳のパフォーマンス」（集中力に加えて）や「脳のパフォーマンスのトラッキング」（精神の鋭敏さに言及している場合）、あるいは「老化または怪我による認知の衰えの検知」などを含めるようＦＤＡに要請したところ、ＦＤＡはこれを退けた。[79]

23アンドミーが自社製品を各種疾患のリスクを知るツールとして宣伝しはじめたとき、世界中の規制当局が製品の販売停止を命じた。今後、他の一般消費者向けニューロテックデバイスの製造業者が同じことをしたら、やはり同じ運命をたどるのだろうか。

ヘルス・リテラシーを武器にする

これらの議論の共通項は、人が自分にかんする情報を直接知る権利を有するかどうかにある。

私の目には、伝統を重んじる人々は歴史の流れにことさらに逆らっているように見える。自分の脳に自らアクセスするには消費者のヘルス・リテラシーが低すぎるという考えは、平均的な人をみくびるものであり、さらなる知識を得るための機会をその人から奪い去るものだ。

字を読むことを人に教えるとき、その人から本を取り上げたりはしない。ただどう読むかを教えるのみだ。専門家にすべてのデータの取捨選択を一任するのは、字を読めない人に本を読み聞かせることを専門家だけに許すようなものだ。一般人のヘルス・リテラシーを云々《うんぬん》する考え方の問題点は、人々から権利を奪うツールとしてリテラシーを使う歴史的背景にある。人々が自分の脳活動について知ろうとするたびに、それを妨げる声が湧き起こった。これこそ、紛れもなく歴史の流れに逆らおうとする試みにほかならない。

一般消費者向けニューロテクノロジーを使えば、自分にかんするうれしい事実や心引かれる事実、場合によっては不安になる事実を知ることになるかもしれない。それでも、その情報が信頼できるものであるなら、アクセスを抑制したり制限したりする理由はない。だが、このことは専門家や規制当局がニューロテクノロジーにかんして重要な役割を果たすことをいささかも否定するものではない。製造業者に製品の高い安全性および効果の検査を実施させ、その結果を消費者に開示させるためには、専門家や規制当局のアメとムチがぜひとも必要だからだ。これが実現するならば、消費者は権利を奪われるどころか与えられることになる。

汝自身を知る権利

哲学者のアリストテレスは、自己は心の中にあると考えた。ルネ・デカルトは、自己は身体とは別の精神に宿っていると考えた[80]。ところが、イェール大学の心理学者クリスティーナ・スターマンズと同僚たちが、子どもと成人に彼らの身体の周りを回るハエの写真を見せ、あなたの「自己」にいちばん近いところにいるハエを指差してくださいと指示すると、参加者は例外なく自分の目にいちばん近いところにいるハエを指差した[81]。他の同様の実験でも、年齢や文化圏が異なっても結果は同じだった。

私たちは自己が脳と切り離せないという強い感覚を持つため、脳活動に自分がアクセスすることは自己決定権にとって特別な重要性を持つ。三部作のSF映画『マトリックス』で、主人公のネオは自分の運命を知りたくなってオラクルを訪ねた。ネオはオラクルの力を借り、自分の内側を見つめることで真実を自身で見つけなくてはならないと学んだ。私たちが何者であるかは脳や神経系がつくるデータとは重要な意味で異なるが、自分の本質にかかわる情報に対するアクセスは、個性を形成するための内省と自己認識にとってとりわけ重要だ。そのアクセス権は、サタクンナン・サタメディア対フィンランド事件で、欧州人権条約第八条によって保護されたプライバシーの一部として、欧州人権裁判所に明確に認識されている人権である。欧州人権裁判所は「個人にかんするデータの保護は、私生活および家庭生活を尊重する権利を行使するために基本的に重要である」と述べ、「欧州人権条約の第八条は情報にかんする自己決定権の一類型についての権利を定めたものと言える。したがって、すべての人は、とくに際立った特徴のないデータであっても、まとめて収集され、処理され、送信されるデータについてプライバシーの権利を有する［……］」としている。[82]この考え方にしたがえば、世界人権宣言の新たな理解が、情報にかんする広範囲な国際的権利に含まれることがわかるだろう。

情報の自己決定権をはじめて定義したのは、一九八三年のドイツ連邦憲法裁判所の意見だった。「それは、情報の自己決定の考えにもとづいて、人が自分の私生活がいつ、どのような制限を経て他者に伝えられるかを自ら決定する権限」である。[83]情報の自己決定の先見性は、自身にかんする情報にアクセスして記録する権利が自分にあるとした点にある。「この権利は」とアルゼンチンの哲学者ガブリエル・スティルマンは述べる。文書にしておきたいと思う自分にかんする「データを記録または収集する権限を含み」、そのデータは、たとえば自分を「識別可能な脳活動」を含む。[84]

情報についての権利は政府が所有する情報に対する権利としてもっとも頻繁に行使されるが、意見および表現の自由にかんする特別報告者は、世界人権宣言第一九条を拡大解釈することを求めている。「意見と表現の自由」の権利ならびに「媒体の種類あるいは国境を越えているかどうかにかかわりなく情報や考えを受け取り伝える」権利は、「もっとも広い意味において公的組織が所有する」情報に対する権利を含むべきであるというのだ(85)。人は「適切で、アクセス可能で、必要な情報に、その存在を知ったときにアクセスできるべきである」。

私は自分の脳活動を知って記録する権利が、国際人権法に定められたプライバシーの権利ならびに意見と表現の権利に、認知的自由に欠かせない前提条件として含められるべきだと考える。二〇一一年九月に最後にアップデートされた一般的意見第三四号は、すべて人は「どのような個人情報が、どのような目的で、自動データファイルに保存されているか」を理解しやすい形で確認する権利を認めている(86)。国際人権法は、私たちがニューラルデバイスによって自動的に収集された脳データを受け取りたいときに、その脳データにアクセスできる権利を含むと解釈されるべきである。情報の自己決定権が存在しないならば、精神のプライバシーや思想および言論の自由など他の重要な権利が侵されるリスクがある。もし、自分の脳内の情報や状況を記録し、表示し、共有できないのであれば、いったいどのようにして言論の自由を保護できるだろうか(87)。

もちろん、情報の自己決定権は、その権利の行使によって情報の正確性が保証されるのであれば、より意義深いものになる。ところが、あいにくなことに製造業者はデバイスを他に先んじて市場に出したがる。そのことが、製造業者の主張が不正確だったり誤解を招きかねなかったりすることを意味するのだとしても。社会としては、自社製品にかんして誤解を招くような企業の主張と闘い、一貫して不正確なデータを出す企業には罰則を適用するべきだろう(88)。つまり、企業に開示と効果的な手段の採用を義務づけ、製品表示を誠実に行い、消費者を啓蒙《けいもう》し、客観的な第三者によって企業の主張通りの機能があると認められた製品のみ販売することを求めるべきなのだ。これを実現するには、こうしたテクノロジーに消費者がアクセスできないようにするよりはるかにいい方法がある。規制や市場のメカニズムによって、企業が透明性と自己修正を心がけるように仕向ければいいのだ。たとえば、不正確な主張や誤解を招く主張をする企業に対して、罰金や強制的な措置を取ることができる。また信頼を大切にする企業なら、自社が得た検証結果の持つ意味について消費者を啓蒙するはずだ。

リンダ・アヴェイが私に誇らしげに語ったところによると、23アンドミーは、つらい検査結果が出た消費者に対しては、ビデオその他の参考資料を提供することで、その人が自分の状況を正確に理解することができるように支援しているという。テクノロジーは、企業が有益な情報（査読後に雑誌に掲載された論文など）を必要なタイミングで提供することを可能にしてくれる。よい結果を生むためには、企業はわかりやすく印象的な言葉を適切な手段で伝えて、消費者が提供された情報を理解できるように努めなくてはならない。

これについては、他産業の第三者による問題解決法がモデルになるだろう。健康食品やサプリメントの分野はさほど規制が厳しくないが、種々のサプリメントとその効能について高品質な情報を提供すべく、コンシューマーラボなどの組織が立ち上げられ、これらの組織が独立して検査を行って消費者の選択を支援している。

規制当局には、医薬品や医療機器の製造業者が情報を開示した場合に報奨金を支払うなどの重要な役割がある。市場のメカニズムは、とかく製造業者が自社製品の限界について完全に正直になるようにははたらかないものだ。食品に含まれている栄養素を比較対照できるように栄養成分表示を標準化したように、ニューロテック企業が共通の規格を適用すれば、消費者は製品を比較しやすくなる。ニューロテクノロジーのデバイスならば、次に挙げるような項目を網羅すればいいだろう。電極数、記録内容、脳波活動検知の誤り率、記録する脳波の周波数帯域、電極の設置場所、脳波と機能の関連（たとえば、てんかん発作を検知すると製造業者が主張するデバイスであれば、発作の予測がどれほど当たるか。予測されていないのに発作が起きる頻度はどれほどか。予測が誤っている頻度はどれほどか。こうした主張を裏づけるデータは何か、など）。

消費者保護機関は、虚偽の主張や誤解を招きかねない主張をする製造業者に対して対策を続ける一方で、製造業者がそうした主張をするのを避け、消費者に有用な情報を提供するようにアメとムチを使い分けるべきだ。認知的自由に対する権利が認められれば、私たちはより望ましい方向に舵を切ることができるだろう。

自己決定は、私たちが脳にかんする情報に自らアクセスする権利のみにかかわるわけではない。脳や精神的な経験にかんする自己決定の輪郭を定義するには、私たちが自分の脳を追跡《トラッキング》するだけでなく、脳に侵入《ハッキング》することもできるかどうかを知る必要がある。また、他者に侵入されないための権利は何かについて知らなくてはならない。

第Ⅱ部　脳のハッキング

第5章　脳を活性化する

最近のこと、ある講演のあとで一人の女性から質問を受けた。女性にはイーサンという息子さんがいて、いま大学進学適性試験（ＳＡＴ）に向けて勉強中だという。息子にいい点を取ってもらうために、テストの日に注意欠陥・多動性障害（ＡＤＨＤ）の治療薬を飲ませようと思っています。どうお考えになりますか。それが、彼女の質問だった。イーサンはＡＤＨＤの患者ではない。だが女性は、たくさんの健康な学生が集中力を向上させて学業成績を上げるためにＡＤＨＤの治療薬を飲むことを知っていた。大学受験は年を追うごとに競争が激しくなってきているので、何であれ効果があるなら試したいというのだ。

私は、ＡＤＨＤの治療薬のリスクや効能について話した。人によっては思わぬ反応があるかもしれないことも伝えた。とくにテスト当日にはじめてその薬を服用することは、イーサンにとってリスクになりかねないと注意を促した。薬がどのような影響を与えるかは予測できないからだ。女性はうなずき、不測の事態にいたる可能性に顔を曇らせた。とはいえ、多くの人が抱くある懸念について触れることはなかった。イーサンは医学的に不要な処方薬を服用することで、親しい医師がいない、あるいはその薬を買うほど裕福でない人々の子弟に比べて不公平にも優位な立場に置かれる結果になりはしないかという懸念だ。イーサンは不正をはたらいたことになるのだろうか。

私は、イーサンが結局どうしたのかは知らない。知っているのは、もしテスト当日にＡＤＨＤの治療薬を飲んだとしたら、彼は脳を強化するために医師に薬の処方箋を書いてもらったり、闇市場で入手したりする大勢の健康な人々の仲間になる、ということだ[1]。書店は『あなたの中の天才（*The Genius Within*）』に類する本であふれている。これらの本は、脳の潜在能力を引き出すための、合法あるいは非合法な医薬品、行動を変える方法、医療機器について解説する[2]。新製品が出るたびに、消費者は試さずにはいられない。その効果について疑念を抱きながらも、認知力が向上するかもしれないと期待を寄せる恰好のカモなのだ。

ある最近の調査で、ブレイン・エンハンサーを飲む健常者の割合が、二〇一五年から一七年のあいだに約五〜約一四％へと三倍近くに増えたことがわかった[3]。アメリカでは、調査に回答した人のうち五人に一人近くがブレイン・エンハンサーを飲んだことがあると答えた。ＡＤＨＤ治療薬（アデロール（デキストロアンフェタミン）〔訳注：日本では未承認〕やリタリン（メチルフェニデート）など）のような処方薬から、モダフィニルなどのナルコレプシー治療薬や、コカインなどの違法な精神刺激薬まで、医薬品の使用は個人や社会に広まりつつある[4]。

イーサンの人物像は、アデロールや類似の医薬品を服用する一八〜二五歳までの大多数の健常者のそれとぴったり一致する。これらの若者は処方箋を持つ友人や家族からお目当ての医薬品を入手する[5]。だが、これらの医薬品が脳のパフォーマンスを高めるか否か、もし高めるとすればどれほど高めるのかについてはよくわかっていない。健常者に認知力の強化薬《コグニティブ・エンハンサー》が与える効果について述べた公開論文は、サンプル数が小さく、結論が研究対象の脳機能によって異なる[6]。とはいえ、効果の認められる医薬品もありそうだ。十分な睡眠を取る健康な人がモダフィニルのような興奮薬を飲んだ場合には、注意力、実行機能、学習能力が向上する。[7] また、リタリンなどの処方興奮薬も記憶や情報処理の速度を向上させる。[8] コリンエステラーゼの酵素作用を阻害することによってアセチルコリンの脳内濃度を上昇させるタイプの医薬品を飲めば、記憶力、覚醒度、言語流暢性《りゅうちょうせい》、創造的思考が増進する。[9]

イーサンが医薬品に頼らないと決めたとしても、健康食品やサプリメントを摂取する消費者の仲間入りをする可能性はある。新型コロナウイルス感染症にかかった人は、回復後も長期にわたって頭にモヤがかかったようなブレインフォグと呼ばれる後遺症に苦しむ。そんなことも手伝ってか、ビタミンD3およびアポエクオリン（クラゲタンパク質）を含有するプリバジェン、オメガ-3脂肪酸のサプリメント、イチョウ葉、[10] マインドラボプロのようなヌートロピクス（認知機能増進物質）などが、いずれも記憶力、集中力、さらに脳全般の健康と機能の向上をうたって販売されている。これらの物質に対する需要は世界中で急速に増加中である。ところが、これらの物質の効果にかかわる主張を裏づける科学的なエビデンスはせいぜいささやかなもので、健康食品産業は規制がないも同然の状態にある。[11]

脳力トレーニングゲーム産業もまた活況を呈していて、二〇二一年までに八〇億ドル規模に拡大した。[12] これらのゲームは脳を鍛えるようにデザインされている。筋肉を鍛えるのと同じだ。[13] 使用されるテクニックの多くは、短期記憶や特定のタスクに特化した機能についてわずかながら増進効果をもたらすが、途方もない時間とお金をつぎ込む必要がある。[14] 一方で、これらのゲームの効果にかんする製造・販売会社の主張はあまりに誇張されている。そこで二〇一四年、科学者の有志が統一見解を発表した。その中で彼らは、特定のゲームを特定機能の向上効果に結びつける研究が絶対的に欠如していると注意を促した[15]。

しかし、問題のゲームの少なくとも二例についてはすでにこの勧告は当てはまらないかもしれない。オーストラリアの科学者たちがトレーニングゲーム効果を裏づける科学的根拠を探ろうと試み、「ブレインＨＱ」と「コグニフィット」についてはデザインに優れ、調整され、適切にランダム化されていることを突き止めた。一週間にわたってこれらのゲームをした人は、情報処理の速度、注意力、記憶、論理的思考、実行機能において測定可能な向上効果を示した[16]。

脳力トレーニングを一般消費者向けの脳波計を使って行うと、向上効果はさらに顕著であった。脳波計がニューロフィードバックによって学習効果を強化するためのようだ。ニューロフィードバックは脳をリアルタイムで制御することを可能にする[17]。自分の脳活動が一定の行動によって変化すると知ると、私たちは行動を変えることで脳を変えようとする。ニューロフィードバック・デバイスはいまだ開発途上のテクノロジーであるとはいえ、これらのデバイスの世界市場規模は二〇二五年までには五七〇〇万ドルに達すると考えられている[18]。

だが、脳のトラッキングとハッキングを行う別の方法も遠からず実現しそうだ。イーロン・マスクは、「ザ・リンク」（マスクが創業したニューラリンクが開発した脳内埋め込み型《インプラント》のデバイス）のヒトを対象にした臨床試験を近々始めたいとしている〔訳注：初の臨床試験が二〇二四年一月二八日に行われた〕。このデバイスは四肢麻痺患者のためのブレイン・コンピュータ・インタフェース（ＢＣＩ）として開発されたが、いずれ健常者のために使えるようになるかもしれない[19]。シンクロンやブラックロック・ニューロテックなど他の関連企業は、埋め込み型神経チップの開発においてマスクに先んじている。

この業界の動きをどう見るべきだろうか。それは人々が不正をはたらく社会の形成につながるのだろうか。もしそうであれば、いずれも認知力を高めることが知られる砂糖[20]、カフェイン[21]、ココア、カレー粉、バコパモニエラ、葉酸、植物由来の生薬を摂取すれば、不正をはたらいたことになるのだろうか[22]。ＳＡＴに備えて予備校に通うことはどうなのか。音楽は脳機能を増進する。栄養豊富な食事や定期的な運動にしてもそうだ。モーツァルトを聴きながらジョギングし、健康的な朝食をとるのは不正行為なのだろうか。コグニティブ・エンハンサーは富者と貧者の格差をさらに広げるのだろうか。

おそらく、私たちは脳の強化について別の考え方をするべきなのだろう。

バーシティ・ブルース作戦

明らかな不正の一例として、現在では同名の映画にちなんで「バーシティ・ブルース作戦」と呼ばれる有名大学不正入学のスキャンダルについてご紹介しよう。二〇一九年三月、アメリカ合衆国司法省がこの事件にかかわった科で五〇人以上を逮捕した。その中には、ハリウッド俳優などの富裕な保護者、入学試験管理者、さらにイェール、スタンフォード、サウスカロライナ、ウェイクフォレスト、ジョージタウン各大学のアスレチックコーチがいた。首謀者のリック・シンガー（プライベート・ライフコーチングおよび大学カウンセリング企業キー（Key）の創業者でＣＥＯ）は、これらの保護者の子弟が入試で有利になるようにアスリートの記録を書き換えたり、米国大学入学学力テスト（ＡＣＴ）やＳＡＴでカンニングさせたりし、見返りに二五〇〇万ドルを受け取っていた[23]。シンガーらは医師に報酬を支払って学生に学習障害があるという偽の診断書を作成させ、試験時間の延長などの特別待遇を求めた。要求が認められると、受験地をシンガーが監督官を務める予定の試験会場に変更した。試験当日には、替え玉が受験するか、監督官が学生に正しい答えを教えた。保護者がこうした措置を取ることを子弟に告げない場合もあった。そうした場合には、学生が答えを書き終えてから監督官が正しい答えに書き直した[24]。

当然、人々はこれらの裕福なエリート層が子弟のために世間を欺いたことに怒りを覚えた。本当に優秀な学生に与えられるはずの入学許可が、経済的に恵まれた学生に横取りされたからである[25]。裁判が進むにつれて、人々の注目はアメリカにおける大学の入学制度がすでに歪《ゆが》んでしまっている現状に移った。保護者が大金を大学に寄付すれば、その子どもは入学試験の点数に下駄を履かせてもらえるのだ[26]。ある記者によれば、「不正や賄賂はたしかにショッキングです。しかし、不正と賄賂の合法的な代替策——富裕層や著名人の子弟を優遇するレガシー入学（保護者がその大学の卒業生の場合）、スポーツ推薦、その他の特別な配慮——は当たり前に行われています」という[27]。

二〇一九年に起きたスキャンダルにおけるあからさまな不正行為——卑怯《ひきょう》な手段によって自分の子弟を優秀に見せかける——は、道義に反するばかりでなく、多くの国や地域において違法でもある。一九七〇年代にすでに、アメリカ国内の数州が学問上の不正につながる学期末レポート作成サービスその他の事業を禁じる法律を制定している[28]。多くの州では、いかなる高等教育機関においても、人文、科学、その他の専門職学位の授与を証する卒業証書、修了証その他の文書を不正に入手しようと試みることは違法とされている。

他の国々についても事情は変わらない。オーストラリアは学生による契約不正行為を防止する新しい法案を策定した。同法では、学問にかかわる不正は宿題や論文の一部または全体の作成代行、試験問題の正解の提供、替え玉受験と定義されている[29]。同様の法の下、中国では大学院への進学試験で数十名の学生の不正行為を幇助《ほうじょ》したとして六人が刑務所に収監された。犯行グループは学生にワイヤレスの送受信器を提供し、試験の質問を読み上げるよう指示した。そして試験会場の外にいる調査担当者が、教科書その他の資料にもとづいて学生に正しい解答を送信した[30]。

学生による不正行為はよくないことだと誰もが認めている。だが、不正とされる行為とそうでない行為をどう区別すればいいのだろうか。各種の受験において、脳強化製品やサービスを利用することは不正行為のスペクトルのどこに位置するのだろうか。こうした方法によって有利になるのは例外なく不正なのだろうか。

少なくとも、一つの教育機関がこの点についてそのように考えているようだ。

大学における認知力の強化《コグニティブ・エンハンスメント》

二〇一一年、学生からの圧力に応じて、私の母校であるデューク大学が、医学上の理由とは異なる事由によるコグニティブ・エンハンサーの使用を不正行為と見なすように、同大の「学問の誠実性にかんするポリシー」を変更した。違反者は退学処分になる。このポリシーによれば、「不正とは、弱い立場の人に対して有利な立場に立つために、無許可の資料、情報、教材、別人のアイデアや論文などを不誠実に使用すること、あるいは使用しようと試みる行為である。それは学問や学業の成果を上げるために処方薬を許可なく使用することを包含するが、かならずしもこれに制限されない[31]」。

注目すべきは、デューク大学が学内の生命倫理学者またはその他の教職員の誰にもこの件で助言を求めていない点である。他の大学も、脳に異常の認められない学生によるＡＤＨＤ治療薬の使用にどう対処すべきかについて決めかねていた[32]。ウェズリアン大学は、同大の「学業以外の行動にかんする規約」に「アデロール条項」を加えている。デューク大学と同じく、ウェズリアン大学は処方箋のないアデロールの使用を学問の場における誠実さに欠ける行為だと非難する[33]。イギリスの医学アカデミーは、脳神経強化薬《ニューロエンハンサー》を「学問のための薬物」と見なし、この薬を無許可で使用する行為を不正と位置づける。スポーツ競技におけるステロイドの使用に準ずる扱いである[34]。

ヴァンダービルト大学やフィリップス・エクセター・アカデミーなど一部の教育機関は、ニューロエンハンサーを娯楽目的の違法薬物と同列に規制する。処方薬の濫用《らんよう》も退学処分に値するほど重い罪と見なされるが、これらの教育機関はそれを学問にかかわる罪状と考えてはいない。

学生がキャンパス内でＡＤＨＤの処方箋を入手しようとしても難しい教育機関もある。たとえば、カリフォルニア州立大学フレズノ校では、校内の保健センターがＡＤＨＤの診断を下す前に二か月かけて薬物検査と膨大な書類の作成を行う必要がある。それを終えても、学生は薬物検査の結果を提出し、フレズノ校のセラピストに定期的な診断を受け、治療薬を他人に譲渡しないことを約束する正式な契約を大学と結ぶことを要求される。さらに同校のポリシーは、「治療薬を紛失したり盗まれたりしても予定日より早く補充することはできない。学生が治療薬を処方通りに服用していない可能性があるとセンターの医師が考えた場合には、尿検査を課せられることもある[35]」と明記している。アラバマ大学とマリスト大学が同様の契約を結ぶことを求める一方で、ジョージ・メイソン大学はセンターの医師がＡＤＨＤの診断を下すこと自体を禁じている。ウィリアム・アンド・メアリー大学はＡＤＨＤと診断された学生の処方薬の販売を外部業者に委託し、マーケット大学は治療記録の確認を行うことを許可する文書への署名を学生の両親に義務づける。ヴァーモント大学はＡＤＨＤの診断にかんする評価を行わない。ノースカロライナ州立大学、ジョージア工科大学、ペンシルヴェニア州立大学はＡＤＨＤの評価を受け付けないが、それは評価の依頼が多く、「正確な評価を行うには長時間を要する」からだ。[36]

大学に「学問の誠実性にかんするポリシー」を変更するようにと圧力をかけたデューク大学の学生たちのように、これらの規則を策定した人々は、ADHDの治療薬を服用すれば「他人より有利になるためなら法を破ることも厭《いと》わない人が不公平にも優位に立つことになり」、そのような化学物質による「近道」を利用する学生は学問上の倫理観に劣っていて、自身でより強力な時間管理のスキルを獲得するチャンスを逃してしまう、と考えている。[37]

それは本当に不正行為か？

事実を偽って処方薬を入手することは違法ではあるが、これらの大学は道徳的規範というものの正しい意味を理解していない。脳機能の向上は、学習、運動、食事、脳力トレーニングゲーム、デバイス、ニューロエンハンサーのいずれの手段を用いたにしても不正行為ではない。脳が徐々に向上することは、ヒトの繁栄にとって不可欠であり、それは私たちが追求できるし、追求すべきでもある社会的善だ。また、それは私たちがたえず追求しつづける社会的善である。

集中力、動機、注意、記憶力を向上させるかぎりにおいて、私たちはスマートドラッグやスマートデバイス〔訳注：スマートドラッグと同様の目的で使用される機器の総称〕があることを喜ぶべきであり、禁止すべきではない。私たちは誰もがつねに新たな経験に心を開き、新しいことを学ぼうと努力する。そのための新たな方法を許されないものだとなぜ考えなくてはならないのか。

脳機能が向上すれば、職場で成功し、所得が増え、社会的・経済的な困難を経験する可能性が減り、心身がすこやかになるだろう。問題は、認知的自由の核心——自分の脳と人生にかかわる事柄に対する自己決定権――にある。

アメリカにおける大学入学の競争は激しさを増していて、ブレイン・エンハンサーの入手と使用によって学生がより難しいエリート校に入学できる可能性が増え、その利点は他の学生でもこれらの脳強化製品を使用すれば得ることができる。ある人がブレイン・エンハンサーを使用しても、別の人が使用できないことは意味しない。それは、ある人がコンサート、アート作品のインスタレーション、おいしい食事を楽しんだからといって、別の人もそうすることを妨げるわけではないのと同じだ。倫理的に許されないのは、薬の使用や数々の楽しみを不公平に制限することだ。さらに、ブレイン・エンハンサーの入手の制限は、もっとも貧しい人々に不利にはたらくことはまず間違いない。裕福な人々はどうにかして入手する道――たとえば、一家のかかりつけ医――を見つけるだろうが、貧しい人々はそうはいかない。

認知力の向上が広まれば、社会は大きな利益を被るかもしれない。科学者、工場労働者、トラックドライバー、その他の人々が高い集中力と能力で効果的にはたらくことを私たちは望むべきではないだろうか。脳強化のための治療薬、ゲーム、デバイスを使用すれば、より勤勉に長く学習できるのであれば、社会を悩ませる多くの問題を解決できる可能性が高まりはしまいか。現状で死亡原因の第一位を占めるがんのような病気を治せる可能性についてはどうだろう。私たちが一丸となるためのツールの開発を促進し、社会に蔓延《まんえん》する病気を克服し、世界をよりすばらしい場所にし、みなが幸せに暮らせるようにできるのではないか。そうした好機を見逃すより、積極的につかむべきではないだろうか。

認知力を向上させる医薬品を入手できる人とできない人がいる問題については、そうした医薬品、ゲーム、デバイスの入手が不公平にならないよう、社会としてアクセスできる道を見つけるべきではないか。医薬品などを禁止したり、使用を不正と見なしたりするより、これらの製品の生産をもっと増やせば、システムを悪用する人や、闇市場の高額品でも難なく購入できる少数の人に製品が渡らないようにするより公平を期せるのではないか。間違っても、認知力の向上を犯罪行為にしてはならない。

また、スマートドラッグやスマートデバイスの使用を、スポーツにおけるステロイドの使用と同列に語るべきではない。そうしてしまったばかりに、私たちは進むべき道から大きく外れてしまった。人生は、勝者と敗者がいて見物人がサイドラインにいる対戦型ゲームではない。脳の機能向上はゼロサムゲームではない。私たちすべてが何かを得られるはずのものなのだ。

スポーツにおける不正行為の事例

マリオン・ジョーンズが二四歳になった二〇〇〇年、彼女はすでに時の人だった。それまでの三年間で、フルタイムのトラック競技選手となり、女子陸上のトラック競技で圧倒的な強さを見せたため、大半のライバルは人々にその名を知られることもなかったほどだった。一〇〇メートル走で三三回連続して優勝し、出場した二二回の二〇〇メートル走のすべてにおいて優勝を果たした。一九九七年末までには、一〇〇メートル走の世界チャンピオンとなり、翌年には三種目の個人競技で国内チャンピオンとなるという五〇年の競技史上初の女性となった。短距離走と跳躍で三七戦のうち三六戦で優勝し、一〇〇メートル走と二〇〇メートル走で歴代二位の速さを誇った。(38) シドニーオリンピックで五つのメダルを取る目標を自身に課したとき、彼女は世界中の人の注目を集めた。

そして、彼女はその目標を達成した。三個の金メダルと二個の銅メダルを獲得したのである。二〇〇〇年末までには、彼女は世界最速の女性ともてはやされるようになった。スポンサー――AT&T、タグ・ホイヤー、ナイキ――はいずれも彼女を「スポーツ万能」と称《たた》えた。(39) 好成績についてコメントを求められると、彼女は「半分は才能で、残りの半分はどうしても成功したいという意志なの［……］同じ競技に出場する誰よりも私は努力している」と語った。(40)

シドニーオリンピック開催中に夫のC・J・ハンターがステロイド検査で陽性と判明したときには、ジョーンズのロックスター並みの人気がおおいに役立った。また、二〇〇三年に当時のボーイフレンドで短距離走者ティム・モンゴメリの子を身ごもっていると明かし、今後一年にわたって競技から離れると発表した際も、彼女の人気はとどまるところを知らなかった。ところが、米国アンチ・ドーピング機構が、ジョーンズと健康食品会社バルコのつながりを探りはじめた。バルコは多くの有名なアスリートに検査にひっかからないステロイドを提供していることが告発されていた。ジョーンズのボーイフレンドはステロイドを使用しているとして起訴された。元夫は彼女に禁止薬物を注射したことがあり、シドニーオリンピック開会前、開催中、閉会後に、彼女が自分で禁止薬物を注射しているのを見たと連邦捜査官に語った。

二〇〇四年までに、ジョーンズの成績は目に見えて下がった。そうなってみると、多くの人は彼女の成功が本人が述べたように半分が才能で、残りの半分がどうしても成功したいという意志のおかげではなく、アナボリック・ステロイド（テトラヒドロゲストリノン）の使用のおかげであり、その後の成績不振は問題の露見後に禁止薬物を絶ったためではないかと推測した。ジョーンズは禁止薬物の使用を強く否定したが、二〇〇七年一〇月に連邦裁判所において、シドニーオリンピック前に「クリア」と呼ばれるデザイナーステロイド〔訳注：ドーピング検査で検出されないようにつくられたステロイド〕を使いはじめ、その後も二〇〇一年七月まで使いつづけたことをとうとう認めた。(41)こうして自らステロイドの使用を認めると、国際オリンピック委員会は正式に彼女のメダルを剝奪《はくだつ》し、彼女の名前を記録集から抹消した。(42)栄誉と国際的名声の失墜はすみやかで容赦なかった。

スポーツにおいて運動能力強化薬の使用がなぜ不正とされるのか

ジョーンズの地位喪失はなぜこれほどまでに当然とされたのだろう。そして、「クリア」の使用が不正だと私たちはどのようにして知ったのか。

世界アンチ・ドーピング規程は二〇〇四年にはじめて起草され、いまや世界中の七〇〇を数えるスポーツ団体がこれを採択していて、スポーツにおける反ドーピングの理論的根拠となっている。規程によれば、その目的は「スポーツの精神」の維持であり、規程はその精神を「各競技者に自然に備わった才能を磨き上げることを通じ、人間の卓越性を倫理的に追求すること」と定義する。ドーピングは自然に反するので、基本的にスポーツ精神、アスリートの健康の維持、「ドーピングのない公正な競技環境において競争する権利(43)」と相容れない〔訳注：世界アンチ・ドーピング規程の訳文は、いずれも公益財団法人日本アンチ・ドーピング機構ホームページの「世界アンチ・ドーピング規程 2021（日本語翻訳）」より引用。https://www.playtruejapan.org/entry_img/wada_code_2021_jp_20201218.pdf〕。

言い換えるなら、私たちがスポーツにおいて特定の物質の使用を禁じるのは、社会全体として私たちがスポーツの本質は天与の才の讃美《さんび》にあると定義したからであり、その才能は社会が認める強化方法によってのみ磨かれるべきだからである。また、アスリートにとってリスクとなりうる物質の使用を禁じることによって、彼らの健康を守るためでもある。競技は自己完結していて、規則と構成要素によって定義される。何らかの規則が存在するならば、それは競技の一部であって、存在しないなら競技の一部ではないのだ！　それほど単純な話なのである。

義務教育だから学校に通うというような人生の他の事柄と違って、競技への参加は完璧に自由意志によるものであって、誰かに押しつけられるべきものではない。自由意志で競技に参加する人は、誰であれ規則を守らねばならない。たいていの競技では、その目的は個人またはチームの勝利にある。そのために守るべき条件は確立されている。

ドーピングによって、筋力とパフォーマンスが向上するのは確かだ。男性ホルモンの使用にかんする研究によれば、このホルモンは通常の摂取量よりかなり少量でも筋力が五〜二〇％向上するという(44)。勝者は報奨金として大金を手にし、薬物の効能はつねに向上していて、主要な競技会ではランダムに選ばれた一〇〜一五％のアスリートしかドーピング検査を受けない。だから、ホルモンの使用に対する誘惑は大きい。

もちろん、スポーツの定義を変えることも可能ではある。たとえば、スポーツをステロイドで強化された才能の讃美と定義すればよいのだ。一九八八年、テレビ番組『サタデーナイトライブ』で、「アスリート全員がドーピングした初のオリンピック」というアイデアから生まれたコメディが放送された。このコメディの中では、アスリートは競技前、競技中、競技後にあらゆる物質を摂取することが許されている、というより奨励されている。この異世界では、一一五個もの過去の世界記録がすでに破られている。ソ連の重量挙げ選手セルゲイ・アクムドフ〔訳注：架空の登場人物〕は、「アナボリック・ステロイド、ノボカイン（プロカイン）、ナイキル（ドキシラミン）、ダーボン（プロポキシフエン）、正体不明の魚類麻痺物質」、さらに「この一時間でカクテルを数杯飲み」、既存の世界記録の三倍にあたる一五〇〇ポンド（約六八〇キログラム）をクリーン・アンド・ジャークで挙げようと試みた。

しかし、ところが、両腕が体からちぎれ、小道具の血があたり一面を赤く染めた。

では、これまでのところ、私たちは古い考えに凝り固まったままだ。スポーツのゼロサム世界には、明確な定義を与えられた参加規則がある。[45] それを破った人は、不正をはたらいたことになるのだ。では「スポーツの精神」は、優秀な遺伝子に恵まれた人を、何らかの物質を摂取あるいは注射して同じ効果を得る人に比べて優遇してもいいことを意味するのだろうか。当然ながら、明敏な人はこれを否定するだろう。スポーツの成績に造血因子のエリスロポエチン（ＥＰＯ）と呼ばれるホルモンが果たす役割について考えてみよう。

フィンランドのスキー選手エーロ・マンティランタは、一九六〇年、一九六四年、一九六八年、一九七二年のオリンピックにおいてクロスカントリーで活躍しつづけ、全部で七個のメダルを獲得した。最盛期の一九六四年には、一五キロメートル・クロスカントリースキー男子で、二位の選手に四〇・七秒の大差をつけて優勝した。これほどの時間差は前にもあとにも他の誰も達成していない。じつは、マンティランタには稀に見られる遺伝子の変異があり、この変異のおかげでＥＰＯの受容体があるのだ。[46] 遺伝子が正常な人では、身体組織の酸素濃度が低下すると腎臓がＥＰＯを産生し、ＥＰＯが骨髄にもっと赤血球をつくるように指示する。酸素濃度が安定すると、ＥＰＯの分泌が停止し、赤血球の産生も通常レベルに戻る。ところが、マンティランタの遺伝子の変異はこのフィードバックループをオフにするので、彼の身体は余分な赤血球をつくりつづける。その量は正常な人の四〇〜五〇％増にもなる。アスリートの中には酸素濃度の低い標高の高い場所でトレーニングして同じ効果を得ようとする人がいる。標高の高い場所では、身体がより多くのＥＰＯを産生して赤血球がたくさんつくられる。現在では記録を剝奪された自転車ロードレース選手ランス・アームストロングなどは、人工ＥＰＯを摂取して同じ効果を得ようとした（人工ＥＰＯは一九九〇年代初頭から禁止薬物に指定されている）。

では、なぜマンティランタがスター選手として脚光を浴びる一方で、ランス・アームストロングは不正をはたらいたことになるのだろうか。それは、私たちが決めた規則によれば、自然な能力は許容されるが、何らかの物質を摂取または注射した場合に得られる能力、あるいは機械的な手段によって得られる能力は許容されないからだ。身長が七フィート（約二一三センチメートル）のバスケット選手は低身長の選手より有利だが、だからといって低身長の選手が竹馬のような器具を使うことは許されない。スポーツのようなゼロサムの世界では、自然な能力のみを社会として許容することは可能かもしれない。その世界では誰が勝ち誰が負けるかが問題なのだが、それは脳の強化において得られるものに比べればはるかに重要性の低い問題だ。脳の強化は個人の問題であり、社会としての進歩でもあるからだ。

また、私たちはアスリートの健康を守ることが重要であると社会として決定した。一八六九年にはじめてのカレッジフットボール大会で対戦したプリンストン大学とラトガース大学のチームメンバーは、どちらもヘルメットをかぶっていなかった。頭部を保護するためにヘルメットをつけるようになったのは一八九三年になってからだった。ゲームの規則が選手どうしの接触とタックルを許すように変わると、選手の防具も変わった。それでも、ヘルメットの装着がカレッジフットボールで義務になったのは、ようやく一九三九年のことだった。[47]頭部の怪我に対する懸念が高まっている今日では、選手が身につける防具だけでなく、ゲームの規則も変化する可能性がある。

選手の健康にかかわるこの懸念は、安全でない薬物の禁止を正当化する根拠となった(48)。たとえば、アナボリック・ステロイドの摂取は、心臓の筋肉量を増やし、これが肝臓への血流減少につながり、結果として心臓病や肝臓不全のリスクを高める。ＥＰＯの過剰摂取は血栓のリスクを高め、心臓発作や血栓塞栓症のリスクにつながる。ドーピングの一種としての遺伝子治療は免疫反応を引き起こし、これがアスリートの健康にとって長期的および短期的リスクとなる。薬物使用の禁止は、国家が開催する大会において、コーチや政府によって選手が強化薬の使用を強要されないようにするためでもある。

こうした健康関連の懸念を理解すれば、なぜ一部の強化薬の使用が認められているかを知ることができよう。たとえば、カフェインやクレアチン・サプリメントの使用が認められているのは、これらの物質は競争力の強化につながるとはいえ、一般に安全と考えられているからである。

知的ゲーム

私たちは、心理的なゼロサムゲームではコグニティブ・エンハンサーの使用を禁止しようと考えるかもしれない。国際チェス連盟がチェスをオリンピック競技にしようと考えたとき、彼らは国際オリンピック委員会（ＩＯＣ）が禁止するあらゆる薬物を、トーナメントの出場選手に対して禁止すると決定した。これらの薬物の多くは、有益な集中力、注意力、記憶力を与える精神刺激薬である。ある研究で科学者が四〇名のチェスプレイヤーによる三〇〇〇局を調べたところ、少なくとも二種の薬物がプレイヤーの成績をかなり向上させることを発見した。モダフィニルは平均で一五％、リタリンが平均で一三％の成績向上につながった。認知力を強化するためにもっともよく使われるカフェインですら、平均で九％の成績向上を可能にした[49]。

二〇〇八年にドレスデンで開催されたチェスオリンピアードの薬物検査で、グランドマスターのヴァシリー・イヴァンチュクが、尿サンプルの提出を拒んだことを理由に、コグニティブ・エンハンサーを使用したと見なされたのはこのためだ。彼はのちに免責されたが、それは検査に応じることが義務であることを承知していなかったと判明したからだった。

トーナメントの対戦でチェスプレイヤーがコグニティブ・エンハンサーを使用した場合、それは本当に不正と言えるのだろうか。規則がそうなっていれば、そうなのだ！　世界チェス連盟と国際チェス連盟は、これらの薬物の使用を禁止するのは、ＩＯＣ倫理規程との整合性を保つためとしている。とにかく、チェスをオリンピック競技にしたいということだろう。しかし、ＩＯＣ倫理規程による薬物使用の禁止は、「スポーツの精神」を維持し、一部の薬物による健康リスクからアスリートを守るための方策である。

とはいえ、ゼロサムゲームだからといって、日常の競争にも同じ基準があてはまるわけではない。人生はゼロサムゲームではないし、日常生活で使用するコグニティブ・エンハンサーはすべての人、すなわち社会全体を押し上げるという意味において有益なのだ。

日常生活における健康を理由にした規制

法律、規制、規範には、スポーツにとっても、より広い社会全体にとっても、重要な目的を持つものがある。中には、私たちの行動をそっと変えようとするものもある。オートバイに乗るときのヘルメット、自動車のシートベルト、購買行動を支援する食品ラベル、自動車事故を減らすための速度制限など、私たちの社会は多くの人の健康と安全に役立てるための規制に満ちている。とりわけ、そのような規制を設けない場合に社会が払うコストや被る損害があまりに大きいと考えられるときにはそうだ。しかし、そうした規制が純粋に個人的な選択に干渉する場合には、社会が十分な理由なく個人の自由を踏みにじる結果となる。

私たちはつねに社会の利益と個人の自由権をはかりにかけている。コグニティブ・エンハンサーによって人が手に入れるのは、自身の脳を強化するか否か、するとすれば、いつ、どのように強化して、より高い能力と恩恵を得て人生を謳歌《おうか》するかを自己決定する権利である。決定が人であることの根源的な意味にかかわるときには、人が選び取ることのできる選択肢を社会が制限する理由はきわめて説得力のあるものでなければならない。仮に、コグニティブ・エンハンサーの使用を選択した人が例外なく怒りが抑えられなくなる状態を経験するのであれば、他の人を守るためにその薬物の入手を制限することが正しい道だろう。

運動競技やチェスは人によってつくられたものである。しかし、人生はちがう。日常生活において自分の脳や心理的経験にかかわる事柄を自己決定する権利はどんなゲームも比較にならないほど重要だ。

エンハンスメントを強制する圧力がかからないか

コグニティブ・エンハンサー使用の禁止あるいは制限を正当化する理由として、薬物使用のリスク軽減という社会の利益がしばしば指摘される。そうした薬物は、その存在そのものが「頂点をきわめるための競争」に加わろうという、暗黙的あるいは明示的な圧力になる。明示的な圧力については、脳の操作にかんするのちの章で述べるが、ここでは暗黙的な圧力について述べておこう。

個人がコグニティブ・エンハンサーを入手できるようにした場合、人々は選択肢を与えられる。強化する選択肢と、しない選択肢である。次章で述べるように、この選択は自己決定する相対的な権利に等しく、認知的自由が保障する諸権利の束の一部を成す。エンハンサーが自由に手に入る世界では、使用が多くの人に広がって、それにつれて使用しないと決めた人は他の人より後れを取るようになるかもしれない。だが、この主張による強制の度合いは低く、社会によるエンハンサーの使用制限を正当化するほどではない(50)。私たちは自らの競争力をより高くしないことを自由に選べるし、そうすることもままある。たとえば、長時間労働する代わりに休暇を取ったり、もっと試験勉強をする代わりに友人とゆったりとした時間を過ごしたりする。あるいは、ギャンブルに耽《ふけ》ったり、あえて自分の競争力を下げるかもしれない行動を取ったりする。マラソン大会に出場するためにトレーニング中なのに、栄養豊富なサラダではなくおいしいデザートを食べることもあるのだ。

また、科学的証拠を見るかぎり、仲間からコグニティブ・エンハンサーを使用する圧力がかかるということはない。複数の研究によれば、人は他人が使用すればより積極的に自分も使用するわけではなく、他人が使用に反対ならば使用を避ける傾向にある(51)。強制の圧力につながるのは、他人のコグニティブ・エンハンサー使用ではない。むしろ、他の人の成績が上がったとき、競争力を維持するために自分の成績も上げたいという圧力が増すのだ。当然ながら、このことは他の活動についても同じことが言える。

一九六一年、カート・ヴォネガットが短篇「ハリスン・バージロン」で描いた世界では、誰も他人より有利でいることは許されず、それが「自然」であるか人工的であるかは関係なかった。

> 二〇八一年、人びとはついに平等になった。神と法のまえだけの平等ではない。ありとあらゆる意味で平等になったのだ。人より利口な者はいない。人より見ばえのする者はいない。人より力の強い者も、すばしこい者もいない。こうした平等はすべて、憲法修正第二一一条、第二一二条および第二一三条と、合衆国余剰負担局長官《ハンディキャッパー・ジェネラル》配下のエージェントたちの絶えざる監視によるものだった［……］。
>
> それはたしかに悲劇ではあったが、ジョージとヘイズルはこの件をあまり深く考えることはできなかった。ヘイズルの知能はまったく人並みで、それはつまり、ヘイズルが短時間しか考えを集中できないということなのである。一方ジョージは、標準をはるかに越える知能を持っているので、片耳に小さな思考ハンディキャップ・ラジオをつけていた。ラジオはどんなときでも着用しているようにと、法律で定められているのだ。そのラジオは政府の送信機と同調されていた。送信機は二十秒かそこらおきに鋭いノイズを送り、ジョージのような人間が頭を使って人をだしぬかないように予防しているのである。（伊藤典夫訳、『カート・ヴォネガット全短篇4——明日も明日もその明日も』（大森望監修、浅倉久志ほか訳、早川書房、二〇一九年）に所収）

「暗黙的な強制」によってコグニティブ・エンハンサーの使用を禁止する行為は、ヴォネガットが描いたディストピア的な平等主義と同じ論理にしたがう行為に等しい。だが、政府が果たすべき役割は、私たちの能力をすべて同じにすることではなく、私たちが個人そして社会として栄えるように計らうことであるべきだ。

不平等につながりかねない新たな可能性を見つけたら残さず排除すべきだと考える人がいるかもしれないが、別の道はコグニティブ・エンハンサーを安価にし、より多くの人に供給できるようにして、人々のあいだにある壁を取り払うことだ。すべての人を置き去りにするのではなく、人類全体の向上を目指すほうがよくはないだろうか。

エンハンサーの使用を秘匿しない義務はあるか

社会の利益を大きく損なうことがないのであれば、コグニティブ・エンハンサーへのアクセスを制限することは倫理的かつ政治的に不当であるかもしれないが、それでも社会は一部の個人に対してコグニティブ・エンハンサーの使用を他者に秘匿しないことを要求すべきだろうか。あるいは、使用の中止の要求ならどうだろう。

たとえば、高校、大学、医科大学院を通してずっとコグニティブ・エンハンサーを使用し、医師免許試験や専門医認定試験に臨んだ際も使用していた医師の事例について考えてみよう。開業後、彼女はエンハンサーの使用をやめると決めた。このような場合、医師は患者に対してエンハンサーの助けを借りたおかげで今の立場にあるが、すでに使用をやめていると告げる義務があるのだろうか。あるいは試験や研修をそつなくこなす能力と優秀な医師の能力とは異なるのだろうか。彼女のプライバシーは、彼女の能力を正確に知る社会の利益より重要だろうか。これらの問いの答えを知るには、必要性と比例原則の分析を適用すべきだろうか。

アメリカには、医師が自分にかかわる具体的な情報を開示することを要求している州はほとんど存在しない。しかし一部の訴訟事件では、裁判所は通常の判断能力を備えた人が、特定の技法にかかわる医師の習熟度を知りたいと要求した場合には、医師はその情報を開示する法的義務を負うという判断を示している。ある事例では、アラン・アンダーセンという男性がアイオワハートセンターでベントール手術（大動脈基部置換術）を受けた。このときの執刀医、P・C・カンナは、この手術にかんする経験も訓練もまったく受けていなかった。アンダーセンは重い副作用に苦しみ、結局は心臓移植が必要になった。アンダーセンは訴訟を起こした。インフォームドコンセント法のもとでは、彼はカンナ医師の経験がかぎられていることについて知らされるべきだったと主張した。

アンダーセンが起こした訴訟について最初に審理した地方裁判所は、医師は「インフォームドコンセントを得る際に自らの医師としての特徴や経験」を開示する義務はないとした。しかし、アイオワ州最高裁判所はこの判決に同意せず、患者が通常の判断能力を備えた人であり、その人が治療の是非について決定するために特定の情報が必要と考えるならば、医師がその情報を開示しない場合には患者に対する義務の不履行に問われる可能性があるとした[52]。

コグニティブ・エンハンサーを過去に使用した事実は、患者が医師の治療を受けるか否かの判断に影響するだろうか。もし、影響するのであれば、ほかにどのような状況のときに医師の開示義務が生じるだろうか。SATを受けるにあたってコグニティブ・エンハンサーを服用した学生は、大学入学書類にその旨を記す必要があるだろうか。法律家、薬剤師、その他の専門家は、自らの教育課程においてコグニティブ・エンハンサーを使用した事実を、あらゆる顧客に知らせなくてはならないのだろうか[53]。

自己決定権は私たちがコグニティブ・エンハンサーを使用する選択に異論を挟まないが、その権利は思想の自由のような絶対的な権利ではない。つまり、社会全体の利益のために必要とあらば、社会は私たちに制約または義務を負わせることができることを意味する。規制によって医薬品が安全で効果的であるように計らうか、個人に開示の義務を負わせるかはともかく、自己決定権は社会の利益とのバランスも勘案して行使しなくてはならない相対的な権利である。

社会の成員としての私たちは、どのような場合に情報の開示を要求する権利を有するか、また、どのような場合に個人がその情報を秘匿する権利を有するかを決定せねばならない。

また次章で見ていくように、エンハンサーの場合と比べて、私たちの脳にブレーキをかける（弱化《ディミニシュ》する）ような場合には、社会の利益はより重視されるべきかもしれない。

第6章　脳にブレーキをかける

二〇〇五年九月三〇日。マサチューセッツ州ボストンを走る地下鉄レッドラインの車掌、ベアトリス・アルゲダスは、いつものように電車の駅進入を見守っていた。電車がホームに入ったと思うと、男性がプラットフォームから飛び降りた。「私たちの目が合ったと感じました」と彼女は思い返す。「彼が電車にぶつかったドンッという音が聞こえ、電車の下で何かが折れたような音がしました。もちろん、私の頭はズキズキと痛みはじめました」[1]

衝撃を受けたベアトリスは緊急治療室（ＥＲ）を訪れ、ハーヴァード大学メディカルスクールの精神科医ロジャー・ピットマンに出会った。彼は心的外傷後ストレス障害（ＰＴＳＤ）の研究者だった。ピットマンも他の誰もベアトリスがＰＴＳＤを発症するかどうかを予測することはできなかった。だが、もし発症した場合、たとえそれが数年後であっても、非常に些細《ささい》なこと（音や匂い）がきっかけとなって、彼女が経験した出来事の恐ろしい光景が完全によみがえるのだ。発症するかどうかは不確かなので、ピットマンはプロプラノロール（本来は高血圧などの患者に処方される薬）を使う実験的研究に参加してみてはどうかと提案した。すぐに始めれば、彼女の脳は心を揺さぶる目撃情報の記憶をすべて保存することはないかもしれない、と彼は考えていた[2]。

私たちの脳内にある海馬《かいば》と呼ばれる部位は、コンピュータのランダム・アクセス・メモリ（RAM）に似た機能を持つ。つまり、新しい出来事の情報を処理して一時的に保存し、あとで大脳皮質に送る。大脳皮質は受け取った出来事の情報を長期にわたって記憶する。トラウマになるような出来事が起きると、私たちの身体はアドレナリンなどのストレスホルモンを放出し、これによって記憶の固定化が強化される。私たちが昨日の朝食に何を食べたかは思い出せなくとも、衝撃的な経験なら鮮明に覚えているのはこのためである。この形質は長い時間をかけて進化した。その利点は強力な記憶のおかげで将来似たような状況に陥るのを避けやすくなることにあるようだ。反対に欠点は、深刻な不安感、不眠症、苛立ち、自滅的な行動に見舞われやすいことだ。ピットマン医師の実験は、プロプラノロールを使うことで、ベアトリスの記憶が固定化される前に破壊し、彼女がPTSDを発症する可能性を減らせるかどうかを確認するようにデザインされていた。

もちろん、その薬が安全なのであれば、ベアトリスが未来に味わうかもしれない苦しみを減らす選択をすべきでない倫理上あるいはその他の理由はない。だが、選択は彼女一人だけのものだろうか。彼女の選択に社会のコストがともなうとすればどうだろう。たとえば、警察の捜査において彼女が証人になれないとしたら？　あるいは、副作用によって彼女の性格が変わり、他者にとって危険な存在になったとしたら？　将来において、それが彼女のためになるのであれば、薬によって彼女の脳機能を強化または弱化することは問題になるのだろうか。

これらの問いの一部は、私自身が彼女と同じ理由でプロプラノロールを摂取したときにふと頭に浮かんだものだ。そのとき、私たち夫婦の二番目の子であるカリスタがRSウイルス感染のために入院していた。娘が小児心臓集中治療室（PCICU）で過ごす日が数週間続くにつれて、このトラウマに対処するのが私にとってどんどん難しくなっていった。とくに神経をすり減らす一夜を過ごしたあと、私は神経科医にプロプラノロールを処方してくれるよう依頼した。そうすれば、この試練を乗り越えられるかもしれず、ＰＴＳＤ発症の可能性も減らせるかもしれないと期待したのだ。医師は処方箋を書いてくれた。だが、娘は回復せず、二〇一七年の母の日に息を引き取った。

　プロプラノロールの効果にかんする初期の報告には勇気づけられたものだが、私には効果はなかった。私はＰＴＳＤを発症し、救急室にはじめて娘を訪ねたときの胸をえぐられるような記憶、そしてそれに続く数週間で聞いたカリスタのぞっとするような叫び声が何かの拍子に鮮やかによみがえった。プロプラノロールを摂取したあとにつらい思いをしたのは私だけではなかった。さきごろ公表されたメタ解析によると、この薬はＰＴＳＤの防止ないし軽減には効果がないという[3]。コロンビア大学の神経科学名誉教授のサミュエル・シャッチャーは、その理由について次のように解説する。「記憶は脳内に散在してエンコードされている。このことが意味するのは、大半の記憶を保存している私たちの大脳皮質はおよそ一五〇億個のニューロンを有するにもかかわらず、ある特定の記憶の保存にはわずか二〇〇個ほどのニューロンの変化しかかかわっていないということだ。これらの数百個のニューロンを見つけるのは、きわめて難しいと言わねばならない[4]」

　だが、ニューロテクノロジーが救いの手を差し伸べてくれるかもしれない。デコーディッド・ニューロフィードバック（ＤｅｃＮｅｆ）と呼ばれる手法によると、患者は機能的磁気共鳴画像装置（ｆＭＲＩ）の中に横たわり、トラウマの原因となった記憶を思い返す。すると、機械学習アルゴリズムが脳内の活性化した領域の正確な位置をマッピングしてくれる[5]。マッピング後、患者はそれらの領域にある記憶を暗黙的なニューロフィードバックによって「消去」する[6]。私がニューロフィードバックによって瞑想し、鳥のさえずりを聞いたときと同じ要領で、患者は試行錯誤する（恐ろしい映画のことを考えたり、頭の中で歌をうたったり、計算をしたりする）ことによって望ましい脳の状態に戻ろうとする。まもなく彼らも望ましい脳の状態に到達してトラウマの記憶を意識しなくなる。そして、報酬をもらう。温度計が高い温度を示したり、鳥のさえずりを聞いたりするのだ。この暗黙的な記憶の再活性化を報酬とペアリングして繰り返すことで患者は平生の脳を取り戻すのだ[7]。脳を活性化するのではなく、暴走する脳にブレーキをかける（つまり弱化する）のだ。この手法が広まった暁には私も試してみようと思う。

私たちはしょっちゅう脳にブレーキをかけている

人はさまざまな方法で脳にブレーキをかける。アルコールによって脳にブレーキがかかることは多くの文書で示唆されている。アルコールは前頭葉、大脳辺縁系、小脳の活動に干渉し、その影響下にある人は脱抑制して衝動的な行動に走る[8]。酔っ払う人の多くはまさにこの効果を得るために酒を飲む[9]。大学生はパーティーでリラックスして楽しむために酔っ払い、法律家はオフィスでの長い一日のあとに寝酒を飲む。私と夫のティードは、友人と時間を過ごすことを言い訳に社交目的で毎月催される「ワインクラブ」に出かける。

世界の多くの社会では、一部に重要な制約があるとはいえ飲酒は合法とされている。飲酒できる年齢であり、運転中でもなく、騒ぎを起こさないならば、「酔っ払う」行為は多くの文化で許されている。いや、奨励されているくらいだ。

たしかに、アメリカやその他の多くの国々は過去に国民の酒類の消費をやめさせようとしたし、現在でもそうしている社会や文化はある。一九一九年、連邦議会でアメリカ合衆国憲法修正第一八条が可決され、酒類の製造、輸送、販売が禁止された。当時、禁酒法に賛意を表して書いた文書で、フロイド・W・トムキンズ牧師は、「人を酩酊《めいてい》させる酒はコミュニティの平和と安全に対する脅威である」と述べた(10)。酔っ払いの行動は当時と変わっていないが、そうした行動を受け入れる側の社会は変わった。現在では、多くの国がマリファナの娯楽目的の使用を合法化しようとしている。

認知的自由は、自分の脳や精神的な経験を強化する権利と同様に、弱化する自由をも含むのだろうか。オートバイに乗るときに着用するヘルメットをめぐる闘いが、この問題に光を当ててくれるだろう。

ファッション誌『ヴォーグ』の表紙を二五回以上飾ったファッションモデルのローレン・ハットンは、スーパーモデルのはしりだった。彼女はまたワニと戦ったり、オートバイに乗ったりと、スリルを好む人だった。二〇〇〇年一〇月、五六歳のハットンは、グッゲンハイム・ラスベガス美術館の展覧会「モーターサイクルのアート」の幕開けを祝う、著名人による一〇〇〇マイル(約一六〇〇キロメートル)のモーターサイクル・ライドに参加した。走りはじめてから二時間半後、強い風で目から涙が自然に出るため休憩を取った。イギリスの俳優ジェレミー・アイアンズが、彼女にバイザー付きの予備のヘルメットを貸してくれた。これをかぶるといい、と言うのだった。ハットンは不承不承ながらヘルメットを着用した。この選択が彼女の命を救うことになる(11)。

三分後、ハットンは時速一四〇キロメートルを超える速度でカーブに突入した。約三〇メートルにわたってすべったあと、彼女は空中に舞い上がった。ある友人は同じカーブに差しかかったとき、まるで漫画のような光景を目にした。ハットンが空中約六メートルの高さに跳ね上げられ、両脚が砂漠の晴れた空を背景に浮かんでいたのだ。彼女は小高い岩にしたたかに打ちつけられ、両脚と両腕を骨折し、三本の肋骨《ろっこつ》が潰れ、肺に穴が開き、さらにバイザーをしたままうつむきで五〇メートル以上にわたってすべった。彼女は二週間半にわたって昏睡《こんすい》状態にあった。当初の予後は思わしくなかったが、一年も経たぬうちに別のオートバイにまたがってトロピカーナのコマーシャル撮影に臨んだ。[12]「もしバイザー付きのヘルメットをしていなかったら、私は前頭葉がなくなっていたわね」。後日、彼女は事故を振り返ってそう言った。[13]

毎年、六九〇〇万人もの人が外傷性脳損傷（ＴＢＩ）を負う。これがオートバイ事故の死因第一位である。[14]外傷性脳損傷は突然の外傷を受けたあとに起きる。頭の強打や揺れが脳の損傷につながるのだ。一時的な混乱や頭の痛みを引き起こす軽い打撲から、昏睡や死にいたる激しい打撲までさまざまだ。[15]ただヘルメットを着用していただけのことで、ハットンが死亡するリスクは四二％、外傷を負うリスクが六九％減じられていた。[16]だが、ヘルメットがライダーの命を救う証拠が多いにもかかわらず、オートバイに乗る人すべてにヘルメット着用の義務を課しているのはアメリカの二〇州、ワシントンＤＣ、プエルトリコのみである。アメリカの二七州がヘルメットにかかわる法律を制定してはいるが、対象は未成年にかぎられている。三つの州（コロラド、イリノイ、アイオワ）にいたってはヘルメット着用にかかわる法律がまったく整備されていない。[17]アメリカはこの点において例外的と言える。四九か国がヘルメット着用にかかわる包括的な法律を制定しており、大半の国がヘルメット使用にかんする少なくとも何らかの法律を制定している。[18]半世紀あまり前、アメリカの四七州、ワシントンＤＣ、プエルトリコはいずれもオートバイのヘルメット着用を義務とする法律をすでに整備していた。

世界の他の国々が逆方向に動いているというのに、アメリカはオートバイに乗るときのヘルメット着用義務を規定するヘルメット法からなぜ遠ざかったのだろう。公衆衛生学者のマリアン・ジョーンズとロナルド・ベイヤーによれば、答えは一九四〇年代の社会情勢にあるという。当時のアメリカ国内におけるオートバイ市場は、海外駐留時に軍部に支給されたハーレーダビッドソンに乗っていた帰還兵によって占められていた。彼らはほとんどヘルメットを着用せず、ゴーグルさえ使わなかった。ヘルメット法が制定されていたのはわずか三州にかぎられていた。一九六六年、公衆衛生が個人の自由と同等に重視されるようになると、連邦議会は「幹線道路の安全に関する法律（NHSA）」を通過させた。この法律にはオートバイにかかわる新規の条項が含まれていた。ヘルメット着用の義務を定める法案を可決した州については、将来の幹線道路（ハイウェー）計画に対する財政支援をするというのである。一〇年と経たぬうちに、ほぼすべての州がこの条項の条件にしたがった。[19]カリフォルニア州が唯一の例外で、その理由は同州に強力な反ヘルメットロビー団体があったからだった。州警察の権限は、個人がリスクを負うか負わないかの選択には及ばない、というのがロビイストたちの言い分だった。

　最高裁判所の見解はちがった。一九七二年のサイモン対サージェント事件で、最高裁判所は下級裁判所の決定を支持した。下級裁判所は、ヘルメット法は実際に公衆の利益にかなうものであり、個々のオートバイ愛好家の権利に対する父権主義的《パターナリスティック》な干渉ではないと主張していた。[20]ほぼすべての下級裁判所が、ヘルメット法が公衆に益すると認めていた。下級裁判所で審理されたある事件では、原告がジョン・スチュアート・ミルを引き合いに出し、ヘルメットをかぶる選択は完全に個人の自由であると論じた。だが、最高裁判所は賛同しなかった。その理由について、次のように述べている。「社会は負傷した人をハイウェーで救助し、医師が待つ市の病院に搬送する。その人が回復後に元の職に戻れない場合には、失業保険を支払う。その人が事故によって永続的な障害を負った場合には、その人とその家族の生計を支援する義務を負う。ヘルメットを着用する／しないの選択は純粋に自分だけのものである、という原告の考えを当裁判所は理解できない」[21]

一九七五年、これに納得できないオートバイクラブ、団体、ギャングはワシントンDCに集結して団体抗議行動に及び、下院公共事業および運輸委員会は彼らの主張の再検討に同意した。一九七六年五月、当時のジェラルド・フォード大統領はNHSAからヘルメット条項を削除した法案に署名した。その後の四年で、二八州がヘルメット使用を義務とするヘルメット法を廃止し、オートバイ事故による死者が二〇％増加した。公衆衛生の専門家には、ヘルメット法の復活を提唱する人々と、オートバイ愛好家の肩を持つ人々とがいた。後者によれば、社会は人々があらゆる種類のリスクを負うことを許しているというのだ。たとえば、ロッククライミングのような危険なスポーツでも、参加を禁止しないし、ヘルメット着用の義務を課すこともない。この考え方は現在でもアメリカでは広く受け入れられている。それはジョーンズとベイヤーが個人の自己決定権の優位性と呼ぶものであり、アメリカ人は「人々が自ら選んだ活動による負傷や、避けようと思えば避けられた害悪」から彼らを保護する法律より、自己決定権の優位性を尊ぶのである。この傾向が、おそらく新型コロナウイルス感染症のパンデミックが世界を揺るがせた際、マスクをかけたりワクチンを接種したりする義務にアメリカ人が見せたネガティブな反応の背景にあったのだろう。[22]

この議論ではどちらの側に理があるのだろう。自己決定権は自身の脳に自由に損傷を与えたり破壊したりする権利まで含むのだろうか。社会事業のコストは、社会システムが負担を強いられる選択にかんして物申す権利を社会に与えるだろうか。いや、これは問い自体が誤っているだろうか。

自己決定の原理

自己決定権は、それが自分にのみかかわることについて決定する場合には、政府の干渉から自由でいられる権利である。個人の自律性とも言われ、その原理はヨーロッパ、イギリス、アメリカの法律に認められた多様な根本的権利の根底にある。しかし、この概念は極端に保護されると同時に大衆に誤解されてもいる。

自己決定の哲学的概念は、イマヌエル・カントとジョン・スチュアート・ミルの倫理学にたどることができる。彼らによれば、自己決定とは個人が自由な選択をする権利を有することを意味する。しかし、カントもミルも選択の権利に限界がないとは一度たりとも述べていない。どちらの哲学者も自己決定の権利は、他者の「自由権」によって制約を受けることを認めている(23)。

理性的行為者性と自己決定能力が人間を他の動物と区別すると信じていたカントにとって、個人の自律性を尊重することはすなわち人間であることの証《あか》しだった。カントもミルも個人の自律性を消極的自由(外部の制約からの自由)と定義し、より広い意味においては自分の人生を自らコントロールする積極的自由と定義した(24)。ミルは自律性の概念をより広範な政治的自由に拡張している(25)。ミルは次のように述べている。個人が「自己の利益の正当な管理人であり」、政府が彼らのためになすべきは、他者が彼らの自由に干渉するのを防ぐこと以外には何もない(26)。

医学上の決定は、純粋に自己にのみ影響を及ぼす選択の一例である。娘のカリスタが入院したとき、私はプロプラノロールを飲む選択をした。これについて考えてみよう。不干渉とは、私がこの薬を飲むのを強いられることも、許されないこともないということだ。もちろん、私が他者に対して履行すべき義務を怠らないかぎりにおいてという条件はある。いちばん大事なのは娘のための医学上の意思決定者としての義務である。

スポーツや知的ゲームのような特殊な例は別にして、コグニティブ・エンハンスメントは純粋に自己にのみ影響を及ぼす選択であり、人としての健康と幸福の基本と言っていい。それに対する政府の干渉は、認知的自由の重要な要素である自己決定に反する。脳強化の選択に対する干渉を正当化するには、社会が負担するコストがきわめて大きくなければならない。しかし、同じことは脳を弱化する権利にも当てはまるだろうか。

国際人権法はこの問いに対する明示的な答えを示してはいないが、世界人権宣言を注意深く読めば、それは自己決定権が個人のあらゆる権利のために必要な前提条件であることを示唆しているとわかる。自己決定権には次のようなものがある。尊厳の平等（第一条）、いかなる差別も受けないこと（第七条）、プライバシーの保護（第一二条）、表現の自由（第一九条）、自己の人格の権利（第二二条、「自己の尊厳と自己の人格の自由な発展とに欠くことのできない経済的、社会的及び文化的権利を実現する権利」[27]）。モスクワのエホバの証人対ロシア連邦事件では、欧州人権裁判所も同様の見解を示していて、次のように主張している。「欧州人権条約の真髄は人間の尊厳と自由の尊重であり、自己決定と個人の自律性の概念はこの条約の解釈の根底にある重要な原理である」[28]

差別されない権利は、世界人権宣言によって保障される権利について社会が何らかの区別をすることを防ぐ。社会は脳の強化と弱化の選択について問題の多い区別をするからだ。プライバシーに対する恣意的な干渉を受けない自由は、欧州人権条約によって、個人のアイデンティティの権利と自己の能力を発揮する場の権利を含むと解釈されている。[29] それは表現の自由が自分の意見やアイデンティティを形成する自由を含むのと同じだ。世界人権宣言第一二条のプライバシーの権利は、個人の純粋に私的な選択が干渉を受けないことを保障する。私たちが社会としてその選択を人生の強化と見なすか弱化と見なすかは問わない。欧州人権裁判所が自己決定の権利を認めたのと同様に、国際法も自己決定の権利が世界人権宣言の保障する人権の根底にあると明示的に認めるように改訂されるべきである。

これらの権利は世界人権宣言第二九条による制限を受ける。第二九条は、個人の人権を政府が制限することの妥当性を必要性と比例原則にもとづいて判断する。「すべて人は、自己の権利及び自由を行使するに当っては、他人の権利及び自由の正当な承認及び尊重を保障すること並びに民主的社会における道徳、公の秩序及び一般の福祉の正当な要求を満たすことをもっぱら目的として法律によって定められた制限にのみ服する」。すなわち、カントとミルが個人による自由な選択に制限を認めたように、国際人権法もまた同様の限界を認めたのである。自分にかかわる選択とは、自分以外の誰の利益にも影響を与えないものである。[30] しかし、「個人に対してであれ、社会全体に対してであれ、明確な損害を与えている場合、あるいは、損害をもたらす明白なリスクを生じさせている場合は、つねに、問題は自由の領域から離れ、法と世論によって制限される」。[31]

社会の各成員はみな他者との関係を持ち、より広いコミュニティとその人と同様に自由を与えられた人々が構成する社会の中で生きている。[32] カントは、自己決定は義務をもたらすとも述べている。それは、「意図的に他者の幸福を台無しにすることなく、他者の目的達成を支援する義務である」。[33]

ミルは、他者に対する義務によって、私たちの自己決定が制限されると考えていて、次のように説明している。「自分自身に加えられる害悪が、身近な人たちの共感と利害の双方を経由して、その身近な人たちに深刻な影響を与え、また、より低い度合いではあれ、社会全般にも影響することは、私も十分認める。そうした行為によって自分以外の一人あるいは複数の人たちに対して本人が負っていると言える明白な義務に違反することになる場合は、自分自身に関する事例という区分には当てはまらなくなり、「言葉の正しい意味で道徳的非難の対象になる」(34)。たとえば、ニューロテクノロジーを使用したことで自分の子を扶養できなくなったとすれば、その状況はすでに自分自身にかんする事例の範囲を超えているので、社会が私たちの行動を規制することは正しい。

　自分の脳や精神的経験にかかわる自己決定の権利は、こうした考えにもとづいて行使される。その際、その人の選択が他者の利益に直接的な影響を与えないかぎりにおいて、個人は政府の干渉から自由であるべきだ。すなわち、純粋に自分自身の脳にかかわる選択――自分の脳に対するトラッキングや一般的な強化や弱化――は社会の干渉を受けるべきではないのだ。私たちの選択が他者の利益に影響する場合においても、政府による干渉は合法性、必要性、比例原則の原理に沿ったものでなくてはならない。

　脳の弱化が強化より社会に大きなコストを強いる可能性は高い。他者に対する義務を果たせなくなったりする。怪我や死亡にいたった場合には、他者が道路からどかさなくてはならなくなるし、自分の面倒を見られなくなったら誰かの世話にならねばならない。それが、私たちに自分の脳を弱化する権利があるかどうかについて考えるにあたり、答えを出しておかねばならない問いである。つまり、脳を弱化した場合に生じる社会的コストが、社会の介入を正当化するほど高いか、という問いだ。同じ議論は薬物の濫用を防ぐための法律を正当化するためにも使われる。

脳に直接介入する

一〇歳、いや、おそらくもっと幼いころ、私は頻繁に頭痛に襲われるようになった。両親は善意からそれは副鼻腔炎《ふくびくうえん》のせいだと言って、ユーカリの香気吸入とハグで治療した。大学卒業後、勤務していた戦略コンサルティング会社が入っていたビルに、有能な一次医療の医師がオフィスを構えていた。幸運にもその彼に出会ったとき、私はようやく真実にたどり着いたのだった。「副鼻腔炎」でつらいと訴えると、彼は親切に「それは片頭痛ですよ」と教えてくれた。彼が片頭痛の薬を処方してくれたおかげで、私は長年の悩みから解放された。さらに彼は、急性の片頭痛に襲われたときのために鎮痛剤も処方してくれた。その日、処方箋を薬剤師に渡したとき、薬剤師の顔に浮かんだ困惑したような表情を覚えている。まるで私が何か悪いことをしているというような表情だったのだ。

その後、世界は麻薬性《オピオイド》鎮痛剤の依存症によって変わってしまった。二〇〇〇年代初期から、処方薬のオピオイドによって過剰摂取や死亡が激増したのだ。この騒ぎには、私が処方された強力なオピオイド系鎮痛剤オキシコドンの徐放剤オキシコンチンが大きくかかわっている。快楽を求めてオキシコンチンを使用する事例が、一九九九年の四〇万件から二〇〇三年には二八〇〇万件に急増した。[35] 二〇一七年一〇月には、ついにアメリカ合衆国保健福祉長官が公衆衛生上の緊急事態宣言を発出した。[36]

オピオイドの流行との闘いはきわめて難しかった。毎年五〇万人が医薬品の濫用で死亡するが、うち七〇%以上がオピオイドに関連していた。[37] 職場における生産性低下、ヘルスケア関連のコスト、犯罪関連のコストによって、毎年七四〇〇億ドルが失われた。[38] この危機に対する数十年と数十億ドルをかけた努力にもかかわらず、処方箋のある鎮痛剤はどこでも手に入り、使用も簡単で、闇市場で比較的安く買える。常習を減らすために新しい医薬品が開発され、多くの依存症治療センターが世界各地に開設されてはいる[39]。しかしオピオイドとの闘いはよく言っても行き詰まっている。取締りの強化、逮捕、刑務所への収監をもってしてもこの悲劇的な傾向は容易に収まりそうにない[40]。これらの薬は脳をつかんで離さないからだ。薬によって放出されるドーパミンはとても快く、人は何度でもそれを経験しようとする。

この流行はオピオイドの販売禁止を正当化するだろうか。依存症になるリスクが高いことは入手を難しくすることを正当化するだろうか。絶えない痛みに向き合っている人にもそうすべきだろうか。二〇一六年、アメリカ疾病予防管理センター（CDC）はこれらの医薬品の処方をなるべく減らすように医師に求める指針を発表した。多くの医師や保険会社はこの指針を使用の停止と解釈した。しかし、慢性疼痛《とうつう》の緩和のためにオピオイドを処方される患者のすべてがこの薬を濫用するわけではない。実際のところ、依存症になるのはわずか八～一二％だ。結果的には、疼痛緩和の治療が行われない事例が全体として増えた。それは依存症の増加に負けず劣らず残念な結果だろう[41]。私は慢性頭痛が適切に治療されている幸運な少数派の一人だが、定期的に処方薬を出してもらうたびに煩雑な手順を踏まねばならない。

私たちは、オピオイドの依存症に由来する膨大な社会的コストを軽減する努力を政府がすべきだと考えている。しかし、そのような努力を試みた場合、自分の痛み、脳や精神の経験をコントロールしている個人の、自分自身にかんする事例における自己決定に干渉しないだろうか。他者が負うコストが自分の利益を大幅に上回るとどうすればわかるのだろう。介入すべきかどうか、いつ介入するか、どう介入するかをどのようにして決めればよいのか。

私たちが知るほぼすべての依存性物質は、脳の側坐《そくざ》核《かく》内でドーパミンを放出させる[42]。このいわゆる快楽中枢（側坐核）の特定の部分を焼灼《しょうしゃく》すると、依存性物質に対する渇望が消滅する。[43] 二〇〇三年、中国の科学者たちが一一人の患者の側坐核の切除に成功したと報告した。その後の一年で、一〇〇〇人がこの手術を受けた。[44] だが、深刻な人格の変化や記憶の消失などの重大な副作用が見つかり、国際的な議論に発展した。中華人民共和国衛生部は、この手術の一時停止を決定することで早期対応を目指した。[45]

幸いにも、脳深部刺激療法（ＤＢＳ）として知られるニューロテクノロジーによって、希望する参加者にはより正確な介入手段が提供される。ジェロッド・バックホルダーは、この手法による手術を最初に受けた一人である。地元の新聞に「ミスター・エブリシング」と呼ばれた（高校のバスケットボールとフットボールのスター選手だった）バックホルダーは、一五歳のときにその地位から転落した。肩を故障し、その痛みをコントロールするために、六週間分のオピオイドを処方されたのだ。これがヘロインその他の薬物への入り口となった。三〇歳のとき、脳深部刺激療法の手術を受けないかと打診され、彼は一も二もなくその申し出に飛びついた。[46] 脳神経外科医が彼の頭蓋骨に穴を開け、脳内に電気プローブを差し込んだ。そこで、薬物がどうしても欲しくなる画像を見ているあいだに、プローブが電気信号を送り、彼の報酬経路を形成する神経回路を効果的に再プログラムした。[47]

焼灼法とちがって、脳深部刺激療法は個人や社会にとってより魅力的に感じられる。副作用が少なく、正確で、可逆性があるからだ。[48] ニューロテクノロジーの手法には、経頭蓋磁気刺激療法を使用するものもある。この手法では、頭部の外側に設置されたデバイスから高周波域または低周波域の超音波が脳内深部のターゲット部位に向けて送られる。[49]

側坐核はこうした手法の対象となる脳内部位の一例でしかなく、依存症もこの手法による治療が可能な一例でしかない。側坐核がオピオイドに反応して快楽を誘発するのと同じように、扁桃体《へんとうたい》は恐怖を誘発する。[50] 扁桃体を切除する手術は、理論的には、パニック発作を予防できるとされる。一方、扁桃体の焼灼は深刻な人格の変化や感情の鈍化を引き起こす。感情の鈍化が重度になると、極端な場合にはサイコパスになる。彼らの中には良心の呵責《かしやく》に無縁で、人が死んでも何も感じないという者もいる。[51] これらの人々の行動の一部は、脳内で恐怖に対する反応が起きないことによって説明できる。[52]

個人や社会が負う副作用のリスクは、こうした治療の潜在的な恩恵を上回るだろうか。彼らが変えようとする行動の外的コストは、そうしたリスクを正当化するだろうか。「外的コスト」とは、個人がする選択によって生じるコストのうち本人が負うわけではないコストを意味する。喫煙について考えてみよう。喫煙は自分自身にしか関係しない行動だと考えている人は多いだろう。しかし、研究によれば、喫煙の外的コストは年間三二三〇億ドルに上ると推測されている。とはいえ、喫煙者の家族以外の負担になっているのは、そのうち五〇億ドル未満つまり二%未満だ。[53] いかなる外的コストも喫煙の制限もしくは禁止を正当化するだろうか。

リスクをともなう行動の外的コストの推定額は、個人が選択行為をする際の社会状況に依存する。健康保険の有無、ヘルスケア・システム、医療体制や医療テクノロジー、科学的知識などである。[54] これらの状況もさることながら、私たちにはバイアスがあり、多くの主観的な経験を過小評価したり過大評価したりする。[55] フロイド・W・トムキンズ牧師によるアルコールの「コミュニティの平和と安全に対する脅威」という評価は、私たちの評価と同じではないかもしれないのだ。

選択には他の選択と比べて外的コストの大きいものがある。大量のドーパミンを放出しながら、痛みの受容体をブロックする医薬品によって脳を弱化する選択は外的コストが高い。なぜなら、この選択によって人は依存症になりがちであり、そのことが将来における自律的な選択の幅を狭めるからだ。私が目にした出来事の記憶を消そうとする私自身の選択も、記憶を強化する私の選択より多くの測定可能な社会的コスト発生につながるだろう。

しかし、ミルはあまりに多くの、関連の薄い外的コストを考慮しないように注意を喚起した。私たちはみな相互に関係しているとはいえ、こうしたコストを他者の自由権を制限する直接的なコストと見なすことは公平と言えるだろうか。外部にネガティブな要因が存在することのみが、かならずしも人々の選択の自由への干渉を正当化するわけではない。また、個人の選択にかんする政府の干渉が、すべての人に等しい影響を与えるわけでもない。単純な費用便益分析は公平性に欠けるかもしれないのだ[56]。薬物の使用のために逮捕される人々のあいだに見られる人種の偏りは多くの記録で確認されている。鎮痛剤にかかわる規制は、便宜を図ってくれる医師を見つけられる裕福な人より貧しい人にとって不利になりがちだ。

こうしたことが意味するのは、自分自身にかんする事由のために——たとえば、依存症から抜け出したい——脳にブレーキをかけることを選択する人がいる場合、その人に干渉する前によく考えたほうがいいということだ。また、実際に介入する前に、どのような社会的な害悪について考慮するかをあらかじめ明確にしておくべきでもある。

脳や精神的経験にかんする自己決定権

脳のハッキングは、他者にコストを負わせることがあり、そのコストの性質や度合いによっては何らかの介入を正当化する。酒を飲むと反応時間が長くなるので、社会は酒を飲んだら自動車の運転を禁じる。しかし、多くの西洋社会はどんな場合でも飲酒を禁止するわけではない。おそらくそれは、飲酒がたいていの人――そして社会――に与える影響が、永続的で不可避であるというよりは一過性で一時的だからだ。私たちはより永続的な効果を持つ介入についてはよく検討してからにするだろう。だが、個人に自身の脳を強化あるいは弱化する権利があるかどうかという、より一般的な問いに対して答えるならば、その人にはその権利がある。ただし、その決定は他者の自由権に干渉しないならば、という条件付きだ。

認知的自由を構成する権利の束の残りの権利と同じく、自分の脳や精神的経験にかかわる自己決定権は、私たちが国際人権法の理解を明示的にアップデートすることを要求する。自己決定権は絶対的な権利ではない。むしろ、それは他者の自由権によってのみ制限される自由権である。この理解は私たちが尊厳において平等であり、差別されず、プライバシーを尊重され、自らの意見を自由に表現する権利を補強する。

ミルが述べたように、「しかし、ある行為が社会全体に対する何か特定の義務に違反しているわけでもなく、本人以外に誰か特定できる個人に対して目に見えるような危害を生じさせているわけでもない場合、つまり、人が社会に与える危害がたんに付随的なものでしかなく、推定上の危害と呼んでもよい場合に関して言えば、そうした不都合は、人間の自由というもっと大きな利益のために、社会の側が我慢できる不都合である」[57]。平たく言うならば、意図せざる危害は政府による干渉を必要とする条件を満たさないのだ。社会が純粋に個人的な行動に干渉するのであれば、それは例外なく不当な干渉である。自分の選択が他者に害をなすかどうかという問いにのみ集中すれば、道徳警察のように振る舞うことを避けることができるし、避けるべきでもある。もし他者に害悪をなしていないのであれば、その人の行動に干渉すべきではない。その行動は純粋に自己にのみ影響を及ぼすものだからだ。[58]

このことは、私たちが自分の脳や精神的経験にかんしてする選択に社会が影響を与えられないことを意味するわけではない。脳に対する特定の介入手法のリスクや恩恵にかんする情報を人々に与え、公益に資する選択には報奨金を提供し、一定の行動——ヘルメットなしでオートバイに乗るなど——については制限する必要性について考慮すべきである。そうすれば、個人の選択によって社会が被る財政上の負担を減らすことができるだろう。

しかし、ここでも、私たちは注意しなくてはならない。国家は酔っ払いの怪我を減らすことに関心を寄せるが、ジョン・スチュアート・ミルは、次のように注意を促している。「入手しにくくすると いう目的だけのためにアルコール飲料に課税することは、完全な禁止と程度において異なるだけの施策であり、完全な禁止が正当化できる場合に限って正当ということになる［……］どのように自分の楽しみを選択し自分の収入を使うかは、国家や他の人々に対して負っている自分の法的義務や道徳的義務を果たした上でのことであれば、当人自身の問題であり、当人自身の判断に委ねるべきである[59]」。

自己決定権と個性は分かちがたく結びついている。「人間が高貴で美しいものとして観照の対象になるのは、個性的なものがすべてすりつぶされているからではない。他の人々の権利と利益のために課された制約の範囲内で、個性的なものが陶冶され引き出されているからである[60]」。ミルによれば、ただ全体の均一化を図るだけのために個人の選択を阻んだり、個人が認知的自由の権利をどう行使すべきかにかんして特定の見解を主張したりすべきではない。人々の自己決定権——脳を強化あるいは弱化する権利——を尊重することによって、人類のさらなる繁栄を可能にすることができるだろう。

しかし、他者が私たちの脳に何をしてよいかをより明確に定義しなければ、人類の繁栄はおぼつかないだろう。

第7章　精神を操作する

長女と三女では年齢差が大きいので、夫と私は子どもが世界を発見していく様子をふたたび楽しんでいた。三女のアレクトラが小さな人差し指で、あるユニコーンのフィギュアを指差し、私に問いかける。「ママ?　ママもあの子が好き?」私は微笑《ほほえ》んで、私が好きなピンクの、別のユニコーンのフィギュアを娘に見せた。心の中で、娘が新しい成長段階に達したと喝采を叫んだ。娘は自分と母親の好みがちがうかもしれないことを認識しているのだ。娘が『はじめておぼえる100の言葉（*My First 100 Words*）』という本の中の、幸せそうな顔と悲しそうな顔を見分けられるようになったとき、私は娘が人の心を読めるようになったことをほめてあげた。

いえ、私が知るかぎり、娘にテレパシーの能力があるわけではない。アレクトラは、ただ他者の精神状態について推論しているだけだ。認知の発達におけるこの重要な段階では、子どもは人がそれぞれ異なる信念、直感、計画、願望、意図を持つことを意識するようになる。他者が何を考えているかを推測し、その心的状態に応じてどんな行動をするかを予測する能力は、心理学では「心の理論」として知られる。[1]「理論」と呼ばれるのは、まさにその通りだからだ。[2]ある人が何を考えているかにかかわる直接的で実際的な知識がないときには、私たちは推論する。その人のバイアス、信念、願望を示す言葉以外のヒントを観察することで、相手が言葉で共有しようとしなかった思考をより深く理解するのみならず、どのような行動を取るかも予測する。一例を挙げれば、私がスズメバチを怖がっているのを知ると、アレクトラはスズメバチが私に向かって飛んできたら、私が慌てて逃げると予測できる(3)。

心の理論を持つ私たちは、周囲の人に影響を与えたり説得しようとしたりするし(4)、同じ能力によって他者が私たちを説得しようとしていることも推測する。心の理論が発達する前の子どもは、誰かが自分に影響を与えようとしても気づかない。たとえば、テレビのコマーシャルが新しいおもちゃで気を引こうとしても成功しないのだ、だが三歳という幼い年齢で、子どもは他者の意図を理解する初期の兆候を見せるようになる。五歳までには、たいてい他者の感情や望みを理解できるようになる。幼稚園の年長組になると、文章に込められた心的状態を認識しはじめる。ママはスズメバチが怖い(一次の志向意識水準)、パパはママがスズメバチを怖がると思う(二次の志向意識水準(5))。

子どもたちは新たに獲得した能力を家庭で試してみる。アレクトラは夫より私のほうが自分の思い通りになりやすいことを早期に見抜いた。先日の夕食前、アイスキャンディーを食べたくなったとき、アレクトラが私のところにやってきて、こう言った。「ママ?」と何気なく尋ねる。「私はアイスキャンディーを食べたいのかな?」

「さあ、わからないわ。アレクトラ、アイスキャンディーを食べたいんじゃない?」私は聞いた。

「うわっ。ありがとう、ママ!」彼女は喜んで叫び声を上げると、冷凍庫のドアに手を伸ばした。またしても娘にしてやられた。

日常の読心術《マインドリーディング》や説得は人であることの大切な一面と言えるが、他者に操られたり強制されたりすることになると話は変わってくる。誰かの頭に銃を突きつけて何かをやらせたり、何かを信じさせたりすることが正しくないことについては誰も異論はないだろう。あるいは、J・K・ローリングの『ハリー・ポッター』シリーズの中で、ヴォルデモート卿《きょう》がレジリメンスという魔法を使って人の心を盗み読みし、その人を自分の思い通りに操るのは邪悪な行為だと思うはずだ(6)。しかし、自分たちがいつ日常の人間らしい説得を忘れ去り、道徳的に危険をはらむ強制と操作の世界への一線を越えてしまうのかを私たちはどのようにして知るのだろう。ニューロマーケティングの発達がその線を曖昧にするのだろうか。

脳へのマーケティング

あなたは、二〇〇九年のSF映画『アバター』を楽しんだ大勢のうちの一人だろうか。私は、パンドラという架空の衛星の世界にすっかり釘付《くぎづ》けになってしまった。人類が衛星の植民地化を企て、先住民族のナヴィに危難が及ぼうとしている。人類は遺伝子工学によってつくられたナヴィ族の身体を自分の脳によって操り、ナヴィ族のコミュニティに入り込んで彼らの信頼を得る。

何年も経って、『アバター』のジェームズ・キャメロン監督は、映画の別の特徴――当時、最新のテクノロジーだった「ニューロマーケティング」(神経科学と従来の消費者調査の組み合わせ)によって私を夢中にさせたのかもしれないことに気づいた。キャメロンが『バラエティ』誌に語ったところによると、彼は3Dの映画が観客にとってとりわけ魅力的だと信じていたというのだ。なぜなら、「機能的磁気共鳴画像法(fMRI)によって映画を観ている人の脳の活動を調べると、同じ映画の2Dバージョンと3Dバージョンでは、3Dバージョンのほうが多くのニューロンが活性化することがわかった」からだった[7]。このことを知ったニューロマーケティング・サービス企業マインドサインは即座にキャメロンに連絡を取り、無償でサービスを提供すると申し出た。キャメロンは申し出に同意した。マインドサインは、参加者が『アバター』のまだ制作中の予告編を観ているときのｆＭＲＩによるスキャン画像を提供してもらい、どちらのバージョンの、どの部分がもっとも参加者を夢中にさせたかを調べた[8]。

ノースウェスタン大学の神経科学者でビジネス分野でも教鞭を執る（映画のニューロマーケティング分野で指折りの研究者）モラン・サーフによれば、優れた予告編を観るとすべての人の脳が同じような反応を見せると言う。優秀な映画制作者は、観客の脳を乗っ取る作品を創造できるのだ。その魅力はあまりに強力で、映画を観るすべての人に同じようにはたらきかける[9]。優れた映画を観ると、すべての観客の脳が同じパターンの注意力、没入感、関心を示す。人々を夢中にさせたのが、衝撃的な３Ｄグラフィックス、演技、監督、ニューロマーケティング、あるいはその他の未知のクオリアだったかどうかはわからないが、『アバター』はアカデミー賞で作品賞と監督賞を含む九部門にノミネートされ、美術賞、撮影賞、視覚効果賞を受賞し、映画史上第一位の興行収入を誇った[10]。

その後、ニューロマーケティングは主流のテクノロジーとなった。ニューロマーケティングとは、生理学的および脳神経学的測定によって消費者の動機、嗜好、意思決定を理解し、マーケティング、価格設定、製品開発に役立てようとするものだ。企業は、ニューロマーケティングのツールをてこに、自社ブランドと自社製品の魅力を最大限にアピールし、消費者の無意識を操作して製品の販売につなげる[11]。このテクノロジーは、二〇〇〇年代はじめに研究者たちが消費者の嗜好にかかわる新規の発見を発表しはじめると、にわかに熱い視線を送られるようになった。

おかげで、年に数千億ドルが広告につぎ込まれている。(12) しかし、こうした広告の効果はよくわかっていない。消費者は自分が購入を決定したときの感情、注意、感覚のプロセスについて意識するということが過去にはなかったため、調査しても製品、広告、ブランドにかんする自分の反応を正確に報告することができないのだ。(13) しかし、脳データは消費者の無意識な嗜好やバイアスを直接解読することを可能にし、こうした従来のマーケティング調査の不確かさを軽減してくれる。(14) かつてはただの夢物語と考えられていたニューロマーケティングは、多くの研究によって消費者行動を予測する能力があると示されている。(15)

はじめての画期的な研究成果は二〇〇四年に得られた。このときの研究者たちは、コカ・コーラとペプシでは化学成分がほぼ同じなのに、一部の消費者がそのどちらかに強力な忠誠心を抱いている理由を知りたいと考えた。盲検の味覚検査では、参加者は自分が「好む」ブランドを認識するのに苦労した。ところが、非盲検の味覚検査では、自分が好むと主張するブランドを一貫してより高い割合で選んだ。参加者に好みの理由を直接聞く代わりに、これらの研究者たちは脳に答えを見つけようとした。参加者にコカ・コーラとペプシを盲検と非盲検の条件で飲んでもらった。その間、彼らの脳をｆＭＲＩでスキャンした。

盲検の味覚検査では、参加者がコカ・コーラかペプシを飲んだとき、感覚、感情、記憶関連の情報を統合すると考えられている、腹内側前頭前野《ふくないそく》と呼ばれる脳領域での脳活動が活発だった。非盲検の味覚検査では、コカ・コーラを好むと答えていた参加者では、記憶と認知制御にかかわる脳領域――背外側前頭前野《はいがいそく》、海馬、中脳――の活動が急増した。ペプシを好む参加者の脳活動は盲検あるいは非盲検のどちらの検査でも同じだった。二群の参加者間のちがいは何か重要なことを物語っているはずだ。コカ・コーラのブランディングでは、コカ・コーラを好むと主張する人がこのブランドのコーラを飲んだとき、ただ味を感じるだけでなく、そのブランドについて考えて記憶する。一方、ペプシを好む人はそのような経験をしてはいない。コカ・コーラは（ペプシの場合は異なる）、消費者の嗜好を飲料の味と匂いではなくブランドと結びつけたのだ。この「ブランド効果」――ブランドとそれについて人が考えて記憶する行為間の関連性――が、参加者の主観的な満足感とそれに続く意思決定を変えたのである。[16]

数年後、カリフォルニア工科大学の研究者たちが価格の異なるワインにかんする研究で似たような効果を発見した。研究者は参加者にワインを飲んでもらい、その間、彼らの脳をスキャンするとともにそれぞれのワインの価格（本当の価格ではない）を参加者に伝えた。だが、参加者に伝えられていなかったのは、どのワインも同じ価格だということだった。参加者は一貫してより「高価なワイン」を好んだ。彼らの脳活動はコカ・コーラのブランディングと類似の効果を示した。価格を変えても、ワインの味が変わるわけではないが、実験中における参加者の主観的な満足感に対応する脳活動が活発化した。[17]この情報を武器に、ワイン醸造会社は味とかかわりなくワインの価格を設定し、消費者が高価なワインをおいしいと感じるように仕向けた。

こうした発見にともない、企業がニューロマーケティングをマーケティング戦略全般の「聖杯」と見なしはじめた。これまで手に入らなかったパッケージや価格設定に対する消費者の無意識な反応を読み解き、広告に対する本当の感情的な反応を知る、信頼できる方法だと考えるようになったのだ。ある製品の広告に対する注目が強力であれば、他の製品の存在はかすんでしまう。一定の脳波パターン（ＥＥＧデバイスによって検知可能な、ガンマ帯域における前頭前野の脳波の非対称性など）は私たちの特定の製品に対する「購買意欲」と高い相関を有すると主張する研究もある。[18]

すべての人がこれに納得したわけではない。二〇一七年、カリフォルニア大学バークレー校のマーケティング教授ミン・スーは、『カリフォルニア・マネジメント・レビュー』誌に寄稿した論文で、「神経科学は、私がすでに知っていることか、新しい情報であっても私には興味のないことしか教えてくれない」[19]と指摘した。たいていの企業は、高価なワインは味が同じでも消費者にはより価値が高いと見なされることは以前から知っていた。こうした異議を唱えるのはスーだけではなかった。神経科学の専門家は二〇〇〇年代初期には悲観的になっていた。彼らの悲観論は神経科学の初期の挫折に端を発していた。たとえば、特定の心理学的過程が脳の特定部位に局在しているという誤った前提、また意思決定がどのようにしてなされるかにかんする多くの短絡的な考えなどである。当時のテクノロジーやそれを動作させるソフトウェアは開発後間もなかったので、脳活動を正確に測定し解析するニューロマーケターの能力は制限されていた。その上、この分野は方法論上の問題を抱えていた。たとえば、研究者たちは、測定される活性化パターンは何らかの認知過程が起きていることを意味すると想定する逆推論〔訳注：結果から原因を推論すること〕を行っていた。[20]

だが、ニューロマーケティングを支えていた科学、テクノロジー、方法論が進歩するにしたがい、脳データはいまや一般消費者向け商品が将来成功するかどうか予測するのに真の能力を発揮できるようになった。心理学的過程にかかわる脳部位のマッピングをするのに、携帯型のｆＭＲＩがどんどん使用されるようになってきてもいる。ＥＥＧデバイスは、ニューロマーケティングにおいて重要な地位を占めている。なぜなら、このデバイスは無意識の嗜好やバイアスを検知できるからだ。ただし、限界もある。たとえば、どこで脳波活動が起きているのかその正確な位置を示すことができない（Ｅ

EGデバイスは、消費者による多くの意思決定が起きる脳深部の皮質下領域は検知できない)[21]。だが生理学的指標——心拍数、皮膚電気活動、視線計測、表情筋の筋電図など——によってこれらのツールを補完すれば、企業は個人が認識し制御できる範囲外の嗜好、願望、バイアスを検知することができる[22]。二〇一七年までには、アメリカ広告調査財団（広告関連の知識を創造し共有するための非営利業界団体）は、神経科学は消費者が何を欲しいか、何をしたいかをより正確に予測できると発表した[23]。

今日、ニューロマーケティングは世界で一五〇社以上を数える急成長中の業界であり、テクノロジーから総合的サービスまで提供している[24]。NBC、ワーナー・ブラザーズ・ディスカバリーなどのメディア企業は自社のニューロマーケティングのユニットを活用していて、マイクロソフト、グーグル、メタなどのテック企業も同じ目的でユニットを立ち上げている。これらの企業の大半は、成功しつづけるには消費者の意識に上っていない心理の解読が最重要課題だと考えている[25]。どうやら、この作戦はうまくいっているようだ。

テレビを見る人なら、有意義な内容の公共サービス広告を頻繁に目にするだろう。中には、こうした広告に応えて寄付をし、野火で焼け出された人やアメリカで頻発する悲劇的な大量銃殺事件の被害者を助けようとする人もいるにちがいない。ウクライナ難民を助けるために寄付する人もいるだろう。ウクライナの子どもの三分の二以上がロシアによる侵攻で家を追われている[26]。国際連合は、今回の事態を「第二次世界大戦後初の、もっとも緊急で、もっとも大規模なヨーロッパ人の移住」と位置づけている[27]。しかし、救済の呼びかけがこれらのウクライナの子どもたちの悲惨な映像を含んでいるのなら、寄付をしようとしないかもしれない。なぜか？

「ニューヨーク・タイムズ」紙のジャーナリスト、チャールズ・デュヒッグは、似たような問題に遭遇した。なぜ人々はシリア難民のために寄付しないのか。答えの一つは、デュヒッグによる社会科学者ジェニファー・ファン・ヘールデ＝ハドソンとデイヴィッド・ハドソンへのインタビューで得られた。彼らは、慈善団体がどのようにして寄付を募るかについて長年研究を重ねてきた。「家を追われた子どもたち、飢えに苦しむ家族、心をかき乱されるような出来事」、とデイヴィッドはデュヒッグに語る。「誰もがこのようなアプローチが効果的だと思っています」。しかし、二人の社会学者は答えが正反対であることを発見した。寄付を募るキャンペーンを、貧しい子たちの映像や、「もう時間がありません、どうか寄付をお願いします」といったメッセージから、「未来の医師」と書いたプラカードを持った子どものような、希望に満ちていて、元気が出るような映像に変えると、人々から届く寄付が増える。「希望を感じると、人は寄付をするのです」とハドソンは説明した[28]。デュヒッグの考えはこうだ。あなたが難民に寄付しなかったとしても、「それは完全にあなたの落ち度というわけではない。あなたは巧みに操作されなかっただけだ」。

国連高等難民弁務官事務所（ＵＮＣＨＲ）の駐イタリア事務所はウクライナ難民のために救済キャンペーンを企画したが、反響は思わしくなかった。ニューロマーケターが少々手を加えたところ、新しいコマーシャル放送後の寄付はそれまでと比べて二三七％増となった。コマーシャルを見ている実験参加者の脳に注目することで、どうすべきかがわかったのだった。最初のコマーシャルは視聴者の心にさほど響かず、コマーシャルを締めくくる最後の呼びかけの効果も少なかった。ところが、コマーシャルを見ている参加者のＥＥＧ情報を使って、視聴者の共感を呼ぶような新しい画像を使い、最後の呼びかけに新しい視覚的効果を加えると、視聴者の脳が強い反応を示したのだ[29]。

デュヒッグに寄付のお願いを「操作」と呼ぶ権利はあるのだろうか。広告調査財団は事態を憂慮し、政府にニューロマーケティング研究にかんする基準を設けるよう要請した[30]。ニューロマーケティング科学及びビジネス協会（NMSBA）——世界中のニューロマーケティング研究者や実務家をサポートするために二〇一二年に設立された——は、この分野における責任ある進歩のための指針として倫理学上の規約を定めた[31]。脳神経倫理学者《ニューロエシスト》は、ニューロマーケティングの効果が向上するにしたがい、人々が傷ついたり利用されたり、場合によっては自律性を失ったりする可能性があり、そうした可能性から人々を保護することが必要だと主張して久しい[32]。ところが、ニューロマーケティングの使用をどのような場合に許可し、どのような場合に許可しないかについて、合意らしきものはほとんど得られていない。ヒトの脳に「モノを買うロボット化したり、危険な行為（依存症や過剰消費）に及んだりする」側面があることを、研究者が発見するかもしれないという不安は増すばかりだ[33]。

コカ・コーラ、マクドナルド、プロクター・アンド・ギャンブルなどの大手企業は、子ども、依存症者、ギャンブラーなど弱い立場の人々の購買パターンを知ろうとする。その目的で行われた研究が人類を害するのではないかと多くの人が心配する所以《ゆえん》だ。ビッグテックが消費者の経験を変えるためにニューロマーケティングの技術をどう利用しているかは不透明で、消費者の不安はいやが上にも高まる。メタは、少なくとも一つの心理学的実験をユーザーの同意なく行ったことで批判にさらされている。実験では、七〇万人を超えるユーザーに幸福なコンテンツと悲しいコンテンツのニュースを配信し、彼らの気分を操作しようとしたという[34]。

映画の予告編、映画そのもの、製品があまりに魅力的で、私たちが理性によって抵抗できないということはあるだろうか。企業戦略が、私たちの利益になるか、はたまた害悪になるかは重要だろうか。影響が私たちに見えないとすれば、それは問題なのだろうか。

脳を説得するか、依存させるか

二〇一七年、起業家でベンチャーキャピタリスト、元フェイスブックのエンジニアでもある、ジャスティン・ローゼンスタインは、数人の元フェイスブック役員に面会し、ターゲットのユーザーに無意識な意思決定をさせるためにソーシャルメディア企業が使用するテクニックについて警鐘を鳴らした。[35] ローゼンスタインは、フェイスブックにいた頃に「いいね！」ボタン（最初は「お気に入り」ボタンと呼ばれた）の開発に貢献した。このボタンは、ほとんどのソーシャルメディアのプラットフォームで標準的な特徴になった。彼の説明によれば、それはもともと人々に「ささやかなエールを送る」ことを目的につくられたのだった。[36] しかし、ローゼンスタインはこのボタンが人々に大きな害悪をもたらしていると考えるようになった。ユーザーがプラットフォームに依存し、他人からもらった「いいね！」と自尊心を結びつけるようになったからだ。

ローゼンスタインは著名な技術者たちのあるグループの一員になった。これらの人々は自分たちが開発にかかわった製品を捨て去り、子どもたちをiPhone、iPad、さらにはラップトップコンピュータの使用を禁じる学校に入れる。無理もない。まだたどたどしい会話しかできない二歳の子が、朝起きて開口一番に「スマホかして！」と叫ぶ光景には、何か大きな違和感を抱かずにはいられない。

二〇一八年までには、平均的なZ世代のユーザーはスマートフォンが手放せなくなり、一日に少なくとも七九回ロックを解除するようになった。[37] 私たちの大半は二〇一五年時点よりスマートフォンを使う頻度が少なくとも二〇％増えている。[38] 大学生の六〇％が自分はスマートフォン依存症になったと考え、ミレニアル世代の八七％がスマートフォンをかならず自分のそばに置いていると認めている。[39]

このスマートフォン依存症の社会的意味に対する懸念は増すばかりだ。とりわけ私たちの集中力に与える影響が取り沙汰されている。[40]「誰もが気もそぞろで」とローゼンスタインは述べる。「年中そうなのだ」。[41]エモリー大学の法学部教授マシュー・ローレンスがさきごろこの問題を取り上げた。彼は依存症から自由である権利を主張し、ソーシャルメディアの依存症の危険性と、ソーシャルメディアやゲームの会社にまつわる憂慮について述べる。「これらの会社は何度も繰り返される、望んでもいない考えをユーザーの知らぬ間に、同意もなく彼らの頭に意図的に植えつける。実際、現在タバコのパッケージに表示されている典型的な『警告：この製品には依存性があります』すら示そうとしない」。[42]ローレンスは、アメリカ合衆国憲法が「依存性の高いテクノロジーの自由が招く結果」として自殺リスクの増大から注意散漫なドライバーによる自動車事故や職場における低生産性までを包含していると解釈すべきであり、それを論拠に法による介入を進めるべきだと論じる。[43]

しかし、ローゼンスタインのような技術者がソーシャルメディアを捨て去る一方で、『Hooked ハマるしかけ――使われつづけるサービスを生み出す［心理学］×［デザイン］の新ルール』の共著者ニール・イヤールが企画した会議に、高額なチケット代を払って出席し、自社製品に人を依存させる方法を学ぼうとする技術者もいる。[44]

私たちが日常的に使うテクノロジーは、「正真正銘の依存症を引き起こしていないにしても、強制になっている」とイヤールは述べる。これはけっして偶然の結果ではなく、「デザイナーが意図した通りの結果である」。[45]彼のウェブサイトは「使用が習慣になる製品のつくりかた」を広告し、企業に「世界有数のテック企業がユーザーを虜《とりこ》にして離さない秘密を発見し、それを即座に貴社の製品に取り入れよう」[46]と呼びかける。人々の批判にさらされた彼は、二〇一七年までには自分の手法が精神の操作ではないかという不安に駆られるようになり、講義などの聴衆に人に害悪を与えないために慎重になるべきだと念を押した。それでも、いまだに自身の手法を頑強に擁護している。「おいしいパンを焼いたからといってパン屋を責めるべきでないように、テック企業の製品があまりにすばらしくて人がそれを使うからといって企業を責めるべきではない(47)」というのだ。

トリスタン・ハリスは元グーグル社員でいまはテック批評家だが、その彼はこう警告する。私たちは「システムにつながれている《ジャック》［……］」私たちすべての精神はハイジャックできるのだ。私たちの選択は自分で思うほど自由ではない(48)」。イヤールと同じように、ハリスはスタンフォード大学の行動心理学者B・J・フォッグの薫陶を受けた。フォッグは、技術的デザインによって人を説得する達人としてよく知られている。だが、両者の類似点はそこで終わる。グーグルに私たちの脳を利用する方法を教えるのではなく、ハリスはそうすることの害悪についてグーグルに警告した。その結果、ハリスはグーグルのデザイン倫理学者で製品哲学者になった。「私は隅っこに座って、考え、読み、理解した」と彼は言う。そのとき彼は、リンクトインが私たちが行っている社交辞令を自らのネットワークを広げるために利用していること、ネットフリックスなどのメディアプラットフォームが自動再生を使ってある放送回から次の放送回への合間に私たちの注意を引きつけたままにしていること、スナップチャットがスナップストリーク（交換記録）を使ってユーザー間のコミュニケーションをほぼ一定のレベルに維持していることを理解した(49)。

いま触れたようなアプローチは、いずれも私たちの脳内の近道を利用する。安全でいたいので、私たちは怖くて危険な刺激に注意を払う(50)。するとソーシャルメディアが通知や警告を出すため、私たちはすぐにこれらのプラットフォームに戻らなくてはいけないと思う(51)。特定の遺伝子型を持つ子どもは、一五歳になるまでにタバコを吸いはじめるとニコチン依存になりやすい。[52] タバコ製造会社がフレーバーつきのタバコを開発し、広告によって若い世代を生涯ニコチンに依存するように仕向けた背景には、この知識があったと思われる。無限スクロールやレコメンデーション・アルゴリズムなどの技法は、私たちが進化の中で獲得した無意識のシステムを本人の与り知らぬところで食い物にする。[53] アルゴリズムはきわめて複雑になる傾向にあり、テック企業は自社のプラットフォームによって特定の人々に容易にターゲットを絞ることができる。[54]「人の弱みにつけ込むボタンの押し方を知ったなら、まるでピアノを弾くようにボタンを押すことができる」とハリスは指摘する。[55]

企業の多くは程度の差こそあれ、これまでずっと同様の行為をしてきた。食品会社は塩、砂糖、油脂の量を長期にわたって操作してきたので、消費者の身体はこれらの成分を含む食べ物を欲するようになった。[56] 政治家は、有権者と同じ人間なのだから信用できる人だと思ってもらえるように衣服や話し方に気を遣い、選挙で一票を投じてもらう。私はメディカルスクール（医学大学院）の入学試験の準備に、あるコースを取ったときのことを覚えている。そこで教わったのは、試験科目の小論文を書くときには、活字体ではなく筆記体を使うことだった。統計を見ると、筆記体で書く人のほうが高得点を取るからだという。説得のテクノロジーは、私たちの脳がずっと望んでいたものを与えてくれるようになったのだろうか。

この手の説得はアレクトラが夕飯前にアイスキャンディーを欲しがったとき、それを彼女にあげたのが私の考えだったかのように思わせたこととはちがうだろうか。私たちは幼子がわがままを言っても笑っていられるが、テック企業が同じことをしたときには身震いするのだろうか。それは子どもの操作はすぐにそれとわかるが、テック企業の場合には操作していても検知も抵抗も難しいからだろうか。[57]

脳の直感的思考《ヒューリスティクス》を利用する

私は長年にわたって、いつ、どのような理由で刑事事件の被告人が陪審員などに脳スキャン画像を見せたり、神経科学の専門家に「脳が私に」罪を犯させたと言わせたりするのかについて研究してきた。私たちの行動、知覚、信念のすべてが最終的には脳のせいだと信じているのだとしても、被告人の脳にかんする詳細な説明が被告人の有責性にさほど関連があるはずはない。しかし、弁護人が犯罪は選択の誤りではなく脳から生じたと述べると、たいていの判事や陪審員は混乱する。[58]

私たちが騙されやすいのは「神経科学の魅力」によって説明できるかもしれない。とかく人は、心理学的な説明に脳への言及や画像が含まれていると、その説明に納得しがちなのだ。[59] その言及が論理的に無関係で、せっかく優れている説明をずさんな説明に変えてしまっても、神経科学にかかわる議論が含まれていれば説得力に富むと感じる。人は短い説明より長い説明をとにかく好むのだろうか。より権威がありそうな説明ならどうか。ことによると、科学用語を使ったほうが本質的に説得力に勝るだろうか。

ペンシルヴェニア大学の心理学者ディーナ・ワイスバーグはこれらの問いの答えを突き止めることにした。三種の実験で、この三つの仮説の正誤について評価した。まず、オンライン調査の参加者を募り、優れた説明と劣る説明を示した。どちらも、心理学的な現象の記述を含んでいて（たとえば、赤ちゃんには簡単な数学の能力がある、空間推論には性差がある、物体を見ることと想像することは異なるなど）、いずれも八つの異なる説明が与えられた。説明はどれも長いものと短いものの二種類だった。神経科学を含む説明と、科学への言及が皆無の説明があった。各々の試行参加者はある一つの現象を見て、一つの説明を与えられ、その説明を「まったく納得できない」（−3）から「よく納得できる」（+3）までの7ポイントのスケールで評価するように指示された。参加者たちは短い説明より長い説明を高く評価したものの、神経科学は説明の長短にかかわりなく強い説得力を示した。参加者は優れた説明と劣る説明を区別できたが、神経科学が彼らのこの能力を攪乱《かくらん》した[60]。

研究者たちはこれらの知見を、（心理学的現象を神経科学を含む説明に還元するのと同様の仕方で）還元可能な他の科学分野で再現し、優れた説明と劣る説明を区別する参加者の能力に同様の効果を発見した。還元の重要性を理解するため、「化学と物理の関係を考えてみよう」とワイスバーグは述べた。「原子（および物理的世界の他の要素）は理論的には分子がなくても存在することができるが、原子がなければ分子は理論的には存在できない。したがって、理論的には原子が分子より先にあったことになる。分子の現象の説明を原子のそれに翻案すれば、そしてその翻案過程において分子の説明のあらゆる側面を省かないのであれば、説明は化学から物理学に還元されたと言うことができる」[61]。還元主義的な推論を含む議論を示されたときには、たとえそれが正しくないものであろうとも、私たちの脳にとって正しくない議論から正しい議論を選び取るのは難しい。

そうなる理由を指摘できる人は誰もいないが、還元的な説明は私たちを思考できない状態に置くのかもしれない。私たちは思考をやめ、脳が与える近道を利用して、批判的に考えずに目の前にある情報を信じてしまう[62]。

私たちは、あらゆる脳の近道を使って環境内でより効果的に振る舞おうとする。還元的で科学的な論理が脳のヒューリスティクス〔訳注：経験則や先入観にもとづく直感的な意思決定〕にはたらきかけるので、還元的に聞こえる論理が正しいと考える[63]。還元的な論理は注意深くというより、すぐに受け入れられ、「誤ったことを信じる人は［……］慎重にものを考えない」と、マサチューセッツ工科大学（ＭＩＴ）の経営科学と脳および認知科学の教授デイヴィッド・ランド[64]は主張する。

還元主義などの認知的近道を議論の正誤判断に利用するならば、デマや虚言を信じ込みやすくなる。人は、ともすると意図の有無にかかわらず誤情報や偽情報を広めてしまいがちだ。デマと知りながらこれを広める人は、自分の発言が他人の目につきやすいように、そしてその情報がさらに別の人に広まるように書くコツを知っていることが多い。ときには、これが悲惨な結果を招く[65]。これまでにもデマは株価の急落や弱気相場入り《ワイプアウト》を引き起こしてきた。たとえば、二〇一三年にホワイトハウスで爆弾が爆発してバラク・オバマ大統領が負傷したという誤ったツイートが拡散し、一三〇〇億ドルの株価暴落につながった[66]。テロリストによる攻撃や自然災害にかんするデマはパニックを起こし、社会全体を混乱に陥れる[67]。

新聞等の人目を引く見出しも、私たちの無意識な認知上のバイアスにはたらきかける。主張が異様であればあるほど、読者の脳は新しい刺激に飛びつく[68]。予期していなかった情報は感覚野を活性化して注意フィルターをすり抜け、刺激に注意を払った報酬として脳にドーパミンを放出させる[69]。

私たちの無意識なバイアスを利用するこれらの戦略は、非常に多くの流言が新型コロナウイルス感染症のパンデミックのあいだに拡散した理由を一部なりとも説明してくれるかもしれない。パンデミックのピーク時に、非営利団体のデジタルヘイト対策センターが、ある現象を突き止めた。フェイスブック、ユーチューブ、インスタグラム、ツイッターをはじめとするプラットフォームでワクチン反対派のメッセージが八一万二〇〇〇回にわたってシェアされ、五九〇〇万人のフォロワーを集めたというのだ。これらのメッセージの六五％以上が、「ディスインフォメーション・ダズン」と呼ばれる一二名のアカウントが発信源であり[70]、そのアカウントの多くが以前から根拠のない医学的な主張を繰り広げていた[71]。一部の中心的なメンバーはＡ／Ｂテストを使って、どのような主張がバズるかをあらかじめ調べていたという。どの主張がもっとも成功するかを調べれば、おそらくは無意識な神経過程に行き当たるはずで、そのために個人や社会が現実に途方もない被害にあったということだろう。ほんの少数のデマにさらされただけで、新型コロナウイルス感染症のワクチンを受ける人の割合が最大で八・八％減少したのだ[72]。

私たちは自分ならデマに騙されないと考えるかもしれない。ところが、もっとも理性的な人でもデマには騙されるのだ。同じ内容のデマに何度もさらされると、脳は私たちがそれを信じるようにはたらく。だが目や耳に入ってくる情報をより慎重かつ批判的に精査すれば、デマの拡散を抑制し、問題が大きくなるのを防ぐことはできる[73]。

どのような精神の操作が許されないのか、いつ許されないのか

私たちはつねに他者の意志を変え、自分の意志を他者に変えられてもいる。そしてニューロテクノロジーが他者の意志を自分の思い通りに変える新たな方法を提供するかもしれない[74]。第3章で、国連人権特別報告者アフメッド・シャヒード博士の、宗教または信仰の自由にかんする報告書について述べた。彼は国際的な思想の自由の権利の定義を広げ、自分の思想を明らかにしない権利および自分が持つ思想のために罰を与えられない権利を含めることを提案した。さらに、思想の自由に自分の思想を操作されない権利も含めることをも提案した[75]。しかし、「操作」は定義しがたい概念である。もし

定義が不適切であれば、それを絶対的に禁止にすることは人どうしの相互作用にとって善より悪をなすと思われる。

およそ一〇年前、私は哲学的な自由意志と法的な自由意志にかんする種々の主張を解明しようとして底なし沼にハマってしまったことがある。文書になっているものだけで少なくとも二〇〇〇年は過去にさかのぼる上に、神経科学者が最近になって意思決定機能が私たちの脳内に組み込まれていると主張して議論に参戦したのだ[76]。彼らは、懲罰は応報主義（「目には目を」の考え）によって正当化することはできないと主張する。なぜなら、人はその行動に対して道徳的責任を負うべきではないからだという。私はこれには賛同できない。これまでの研究者生活で、私自身は行動の自由が擁護に値すると説明してきた[77]。

一九七一年の有名なエッセイ「意志の自由と人格という概念（Freedom of the Will and the Concept of a Person）」で、アメリカの哲学者ハリー・フランクファートは、「高階の意欲」を持つことができるという人間の奇妙な性質について述べている。無意識な好みに加え、私たちは「何らかの欲求と動機」を持つこと（あるいは持たないこと）を望む[78]。フランクファートは、これらのバイアスや欲求の内省的な自己評価を高階の意欲と呼ぶ。私たちは内省的な自己評価をするにあたって自分の無意識を完全に認識する必要はない。私たちは一部の欲求にまったく気づいていないかもしれないし、他の欲求について誤った考えを持っているかもしれない。彼によれば、自由意志とは、ある欲求を自分のものであると認識することによって、高階の意欲を形成する能力のことである。

フランクファートは、薬物に依存した二種の動物の例について述べた。一方の動物は薬物が欲しいが、それから自由になりたいとも思っている。依存症から自由になりたいという欲求が、自分の行動を律してくれるのを望んでいる。もう一方の動物も矛盾する欲求を持つが、自省能力に欠けるためにどちらかに決められない。最初の動物は人間であり、二番目の動物は人間ではない。なぜなら、自分の欲求の一方を「真に自身のものとする」のは人間だけだからだ。「そうすることによって、彼は他方の欲求を手放す」。フランクファートは暗黙的にこの行動を操作に結びつける。依存症の人が依存を断ち切ることができないとき、その人は「薬物を手にするよう彼を動かしている力は自分のものではない[79]」と感じる。自分の自由意志以外の何かが自分の欲求に反する行動を取るように仕向けるとき、私たちは何かに操られたと感じる。

フランクファートが挙げた例は、意志の自由と行動の自由を区別するのに役立つ。自由意志は私たちの欲求を自分のものと認める能力である。行動の自由は、自分の意志を行動によって自らのものとする。私たちの意志の自由は幻覚かもしれない。私たちは欲求、バイアス、好みにもとづいて自由に行動したと信じているが、その選択をしたのは環境によって無意識のうちにそうするようプライミング〔訳注：あらかじめ刺激を与えておいて、その後の判断や行動に影響を及ぼすこと〕されただけかもしれないのだ。「「自分」以外の力」によって強迫感にとらわれた行為をするよう操作された場合には、私たちの自由も干渉を受け、私たちは意欲を持つことが難しくなる[80]。五分ごとにインスタグラムをチェックするのをやめたくても、巧みなタイミングで届く通知によって否応なく後戻りしてしまう。

著書『自律性と行動制御（*Autonomy and Behavior Control*）』でジェラルド・ドウォーキンは、人の動機はその人に属しているとはいえ、真の意味において「その人の」動機ではないかもしれないとしている。その動機が生まれたのが、自身の利益について合理的に考える能力の発揮が妨げられていたような場合や、その人の欲求や信念のはたらきが阻害され、その人がただ変化を受け入れるだけの人間に変えられていたような場合には、動機はその人のものではないのだ。[81] 哲学者のダニエル・サッサー、ベアテ・レッスラー、およびヘレン・ニッセンバウムは、ある最近の論文でデジタル時代の操作を定義した。[82] 論文によると、人に与える影響として妥当なものは私たちの「意識にもとづく選択能力」に訴えるが、操作は「私たちを支配し」、「「私たちの」行動の主体性」を奪い去り、私たちを「操作者の目的に向かって」突き動かすという。[83]

　操作を私たちの「精神の不可侵性」への介入と考える学者もいて、アンドレア・ラヴァッツァはこの不可侵性を「精神状態と脳データの統御力」と定義する。彼は、精神状態と脳データを本人の同意なく「読み取り、広め、変容させて、個人の行動をいかようにも条件づけする」介入を禁止する明確な規則を定めるべきだと唱えている。[84] マルチェロ・イエンカとロベルト・アドルノの主張はより柔軟で、「ニューロテクノロジーによる潜在的な介入に対応できる明確な規範的保護」を求める。彼らが想定する介入は、「人の脳のはたらきを本人の許可なく変更し、その人に直接的な害悪をなすことである」。[85]

　これらの主張はいずれも、操作は私たちの意識的な思考能力を迂回《うかい》し、私たちの認知バイアス、感情、無意識を「つけ入ることのできる弱み」として利用する、隠された試みである、という前提から導かれている。[86] しかし彼らは、私たちの精神《プシケ》には「二つの心」――意識と無意識――があるという時代遅れのフロイト流の考えにもとづいている点で誤っている。フロイト以後に、無意識な過程は意識のある過程と同じ脳領域を使うことが突き止められている。私たちの無意識な心は、通常の「強度」の刺激（潜在意識への隠された刺激ではなく）によって常時プライミングされている。映画が始まる前のポップコーンとソーダ水のコマーシャルを考えてみよう。これらのイメージは「隠されている」と言うにはほど遠いが、私たちの心にしっかり根を下ろした欲求にはたらきかける。広告主やビッグテックは、ただそれらの欲求を発見して標的にするのがうまくなっただけだ。実際、人々は自分の選択や行動に強力な影響を与えたものに気づいていない、と社会心理学者が指摘したのは数十年前にさかのぼる(87)。

デューク大学のターニャ・チャートランド教授は、異なる種類の無意識——精神過程を誘引するプライミング、精神過程そのもの、誘引の効果と結果——を区別することによって問題を理解するための別の方法を提供する。イェール大学の心理学および認知科学の教授、そしてマネジメントの教授でもあるジョン・バージは、消費者の心にはたらきかける無意識の影響について長年研究してきた。彼によれば、「事象そのものが意識的に知覚されたかではなく(ほとんどの場合は意識的だ)、「どちらかと言えば」その事象が選択と行動にどうはたらきかけたかを本人が認識しているか」に私たちは注目するということがない(88)。詩人、政治家、政府、広告主はみな私たちの生活にはたらきかける無意識の影響だ、と彼は指摘する。広告主は私たちの行動を左右する隠されたメカニズムをどう操作すればよいかについて熟知している。だが、人々はこれらの影響が自分の行動にどうはたらきかけるかに気づいていないことが多いのだ。だから他者が私たちの精神を変えるためにできることと、できないことを理解するのが重要なのである。

第8章では、操作のもっとも極端な事例について述べようと考えている。その事例では、脳に直接攻撃が与えられる。この行為は、明らかに私たちの自己決定と思想の自由の権利を侵害している。しかし、解決がいちばん難しいのは目に見えにくい影響であり、それは私たちの日常の意思決定にかかわっていて、急速に日常茶飯事となる影響である。

私たちの行動を、既存の目的にかなうようにプライミングするのは非常にやさしい。体重を増やしたいと考えている人に、痩せるプログラムの広告を見せても成功するわけがない。ところが、私たちの目的にかんする手がかりをプライミングすれば、「目的に関連する環境内の事柄」に「選択的な注意」を集中させ、私たちがその後する選択に影響を及ぼすのである。[89] マーケティングと心理学の教授グラーニア・フィッツシモンズ、ターニャ・チャートランド、ギャヴァン・フィッツシモンズは、実験参加者にアップルとＩＢＭのブランドロゴによって潜在意識のプライミングを行い、この効果が存在する強力な証拠を発見した。ＩＢＭのロゴとちがって、アップルのロゴを使ったプライミングでは、参加者はその後の実験タスクでより創造的な行動をした。だがそれは、創造的であることが参加者の自己像の一部に含まれる場合にかぎられていた。[90] アップルは、これらの参加者の創造性を呼びさまし、もともと創造的になりたいと思っていた参加者にその後のタスクでより創造的に行動するように導いたのだ。ＩＢＭはこうした関連性を呼びさまさなかったため、もともと創造的になりたいと述べていた参加者でも、ＩＢＭのロゴでプライミングされても創造的な行動をするにいたらなかった。

　潜在意識のプライミングは、目的にかなう行動とはかかわりのない行動をするように人を導くこともある。バージがある実験について述べている。その実験では、オンラインのブラックジャックで、ある持ち札の場合に賭けることに関連する言葉（賭ける《ベット》、ギャンブル、賭け金《ウエイジャー》）、または持ち札を変えないことに関連する言葉（パス、カードを引かない《ステイ》）によって、参加者本人に知らせることなくプライミングした。参加者の賭けは統計的に見てプライミングの影響に合致していた。しかし、参加者自身は自由意志によって、意識して賭けたと信じていた。そして、この感覚はプライミングされなかったときよりもさらに強力だった。[91]

　他人に隠している悪癖について尋ねられたとき、その人の行動が以前と変わることがある。[92] 人は喫煙、飲酒、薬物の使用について矛盾する態度を示すことがある。こうした悪癖に耽ると、短期的には報酬を得られる（脳内にドーパミンが分泌される）。しかし、長期的には好ましくない結果がついてまわると知っているのだ。ある行動にかんして明示的には否定的で暗黙的には肯定的という相反する態度を示す人は、プライミングによって「悪癖の罪を犯してもいい」という許しを得た感覚に陥る。[93]フランクファートの実験における依存症の人はその状態から抜け出したいと考えているが、来週は何度薬物を使いたいかと尋ねられると、そうしたくないのは山々でもより頻繁に使うようになる。[94]研究者が学生に授業をずる休みすることについて尋ねると、学生はそれに対して強い否定的な態度を示した。ところが、その後以前より頻繁にずる休みした。[95]実験参加者に勉強する代わりにどれくらいの頻度で外に飲みに出かけるか、あるいはテレビを見るかと問うと、この場合もその後は以前より頻繁に飲みに出かけたりテレビを見たりした。[96]しかし、否定的な話をすると――酒を飲んだりテレビを見たりして時間を無駄に使うのは悪癖だと学生に話すと――学生の悪癖は以前と同じレベルのままだった。[97]質問者が問いをどう表現するかによって、私たちは自由に悪癖を続けたり、悪癖をやめる能力が改善したりするのだ。

こうした結果を踏まえると、違法な操作を「隠された影響力を意図的に使って、他者の意思決定に影響を与えること」と定義するのは、よくて非常に非現実的か、悪くすれば時代遅れと言えよう。ニューロマーケターがニューロテクノロジーの進歩を利用して何が私たちの目を引くかを発見し、その情報を使って自社の製品を魅力的にしたとしても、私たちが自分の目的にかなうように行動できなくなるわけではない。これまでのところ、私たちの脳内に「購入ボタン」を見つけた人はいない。ディスインフォメーション・ダズンが私たちの脳内に進化によってできた近道を利用して私たちをフェイクニュースに影響されやすく変えたとしても、また、たとえ彼らの不正な議論が私たちのヒューリスティクスにとって魅力的であろうとも、私たちがワクチンを受けるのを妨げるわけではない。

長期的に見るとネガティブな影響につながるにもかかわらず、ニール・イヤールは私たちを企業の製品に依存させる方法を企業に説いてまわる。ならば、私たちとしては、依存にならない能力を維持し、企業が実際に害をなそうとしているかどうかを見きわめる必要がある。ある製品がとてもありえないほど魅力的になれば、私たちの行動の自由は損なわれ、自己決定と思想の自由がリスクにさらされてしまうだろう。

シャヒード博士は、思想の自由を「説得などの日常的な社会的影響」を防ぐために使うことはできないし、使うべきでもないと認める。他者を励まし、助言し、おだてることすらできるかもしれない、と彼は述べる。だが、ある時点で、影響は許される範囲の説得から許されない範囲の操作への一線を越える。[98] 博士は考慮すべき非排他的な要因〔訳注：その他にも要因がある可能性を排除しないような要因〕を提案する。（1）対象者から十分かつ自由なインフォームドコンセントを得たか、（2）通常の判断能力を備えた人ならその意図された影響を認識するか、（3）質問者とターゲット間に力の不均衡がないか、（4）操作の対象である人に実際に害悪がもたらされるか。[99]

これらの要因は役に立ってくれるが、それでもまだ私たちがそれから自分を守ろうとする影響の性質を明確にしてはくれない。私たちは自分たちの無意識なバイアス、欲求、脳の近道を利用しようとするあらゆる販売業者、政治家、アーティスト、法人を規制しようと試みることはできないし、試みるべきでもない。そうした試みが隠されていようといまいと、あるいは私たちの無意識的または意識的な神経過程であろうとなかろうと、人であることの一部である日常の相互作用に支障を来たさないためにはそうあるべきだ。しかし自然人や法人が、私たちが自らの欲求を満たすべく行動することをきわめて難しくし、私たちの意志を踏みにじろうとしたり、実際に害をなそうという意志をもって行動したりするならば、彼らは私たちの行動の自由を侵害しているのであり、彼らの行動を規制するために私たちの認知的自由を持ち出さなくてはならない。

どれほど気が進まなくても、研究が倫理的に行われ、かつ得られた知見が意図的に私たちに害をなす目的で使われないかぎりにおいて、ニューロマーケティングが認知的自由を脅かす恐れがないことは認めねばならない。だが、人をテクノロジー、ソーシャルメディアのプラットフォーム、その他の製品に依存させ、脳を意図的に利用することについては同じ論理は当てはまらない。私たちの脳は巧みに用意された邪悪な議論に騙されるかもしれないが、立ち止まって批判的に考えるように促す社会的な介入をすることができるし、そうすべきでもある。リポストする前にXが「まず記事を読んでみませんか?」と問うとき、Xは一拍置いて批判的に考えてみようと提案しているのだ。より多くの企業が、ユーザーに同じことを勧めるメカニズムを提供すべきだ。また、私たちも他者に勧めてもらわずとも、自らそうすべきでもある。だが、その情報を消費者向けにフィルタリングする言い訳に思想の自由を利用するのは筋ちがいだ。

私たちは自由かつ自発的に干渉に同意したかどうかを考えるべきだ、というシャヒード博士の提案についてはどうだろう? 同意が認知的自由に対する侵害から私たちを保護するために十分であることはほぼないと言えようが、少なくとも次に見ていくような最新のテクニックにかんするかぎり、そのテクニックの正当性を見きわめる際には同意は欠かすべからざる要因となる。

意識ある脳を迂回する

数か月前、私は友人を慰めている鮮明な夢を断続的に見る一夜を過ごした。心をかき乱されて起きたとき、突然、携帯電話の着信音が鳴った。その友人からのメールだった。彼女とはもう何か月も話していなかった。私が元気にしているかというご機嫌伺いだった。「今朝、あなたから連絡があるなんて不思議だわ」と私は返信した。私の携帯電話がまた鳴った。「あなたの、とても鮮明で、不安になる夢を見たの」と彼女は続けた。「あなたが亡くなったのよ。私は葬儀に参列していた。悲しみに暮れてばかりで……」。私は動揺した。友人が私の死を夢に見たからだけではなかった！ 私たち二人の夢があまりに一致することに強い不安を感じたのだ。これは何を意味するのだろう。ランダムな偶然だろうか（私がこの友人の夢を見ることはめったにない。それに、この友人も私の夢を見ることはめったにないだろう）。そこで、もっと不安になる考えが頭に浮かんだ。もし、これがただの偶然でないのだとしたら？ 誰かが私たちの夢に手を加えたのだとしたらどうか。この考えは、あなたが思うほど荒唐無稽な話ではない。

アメリカのビール醸造会社クアーズは、ＮＦＬスーパーボウルの期間中にコマーシャルを放映することをもう何年にもわたってできないでいる。フットボールリーグと大手のビール会社アンハイザー・ブッシュとの契約があるからだ。そこでクアーズは、ＮＦＬファンの心に届く新しい方法を編み出した。夢の研究を専門とする心理学者ディアードレ・バレット博士の協力を得て、同社は特定の音声と映像を含む動画を制作した。クアーズはビールの一二本パックを半額にするのと引き換えに、就寝直前に山々の連なる風景とクアーズビールの九〇秒の動画を見て、就寝中に音の景観《サウンドスケープ》を聞くことを実験の参加者に依頼した。目覚めたとき、彼らはどんな夢を見たかと尋ねられた。[100] バレット博士の主張によれば、「参加者は同じような夢を見たと報告しました。清らかな小川、山々、滝、そしてクアーズビールさえ夢に出てきたのです」[101]。

これはどうしたことなのだろう。夢から覚めて、脳の背外側前頭前野に完全に血流が届くようになるまでには約二〇分かかる。その間、私たちは外部刺激の影響を受けやすくなる。バレット博士やその他の研究者は、この約二〇分の時間を利用して参加者に夢を培養《インキュベート》してもらう。たとえば、あなたが経験した感情的な混乱を就寝中に解消したいと考えたとしよう。このために、あなたは自分に聞かせるための夢のプロンプトメッセージを自身で録音することができる。プロンプトはあなたが寝ようとすると再生される。眠りに入ると、スリープセンサーがあなたを起こし、あなたが録音したメッセージを再生する。こうして、あなたの脳が外部刺激の影響を受けやすいあいだにあなたの思考にはたらきかける。またあなたが眠りに落ちると、一定の時間後にふたたび起こされて同じ夢のメッセージを聞く。この睡眠と再プロンプトが夜を徹してあなたの夢にはたらきかける[102]。

夢を販売促進につなげようとする企業はクアーズだけではない。エックスボックスの「メイド・フロム・ドリームズ」と呼ばれる動画は、エックスボックスシリーズエックスという機種のプロモーション目的でつくられた。動画は、このために選出された動画配信者が新しい機体で最初にゲームをしたときに見たという夢から制作された[103]。

このSFめいたシナリオ制作の要は、人の脳波活動を検知するセンサーである。このセンサーはその人がいま睡眠のどの段階にいるのかを特定する[104]。たとえば、ベッド脇に置かれたスマートスピーカーでも、睡眠の異なる段階を示す呼吸パターンを検知することが可能で、検知後にセンサーがオンになって夢をインキュベートするサウンドスケープが再生される[105]。研究者たちは明晰夢《めいせきむ》を見ている――

自分が夢を見ていると認識している睡眠の段階にいる——人と直接言葉を交わし、問いに答えてもらったり数学の問題を解いてもらったりしてきた(106)。

こうした進展には大きな可能性がある。悪夢ばかり見る人を治療したり、学習や記憶の固定化を強化したり、ＰＴＳＤや依存症の治療まで可能かもしれない(107)。しかし、夢の研究者たちはこうした行為の危険性について警告してもいる。同じ懸念を持つ研究者たちが集まって、倫理的な規範と指針の策定を始めた。「夢を見ている自己にかんする情報をデータとして取り込み、販売し、支配する、内省をアウトソーシングする、感覚よりセンサーを偏重する、人に対して危害を加えたり操ったりする意図を持つかもしれない人が、ユーザーのもっともプライベートな場所に侵入するというような脅威」があるからだ(108)。

二〇二一年六月、睡眠と夢の研究者グループが公開状を発表し、他者のターゲットにされた夢のインキュベーションは「楽しいものではなく、危険な考えであって悪い結果をもたらすかもしれない」と述べた(109)。代表執筆者の一人である認知科学者のアダム・ハールは、あるデバイスを発明した。デバイスはそれを身につけた人の睡眠パターンを追跡し、音声による合図を使って私たちが特定の内容の夢を見るようにはたらきかける。ビッグテックや大手航空会社から、消費者の夢のインキュベーションをするために手を貸してくれないかという依頼が届きはじめるようになって、彼はこれは大事《おおごと》になると気づいた。とくに就寝中の人は暗示をかける言葉に無防備なので、夢を見ている人に対する広告の規制をしなければ私たちには危うい未来が待っているかもしれないと考えた。私たちは「自らの意志に反して受動的で無意識な夜間広告のターゲットになりかねない」のだ(110)。

しかし、モントリオール大学で夢の研究をしているトーレ・ニールセンのような別の研究者たちは、いま述べたようなディストピア的なシナリオについてあまり心配していない。なぜなら、夢を見ている人が夢のインキュベーションに参加していると認識していて、そうする意志があるのなら、介入しても悪影響があるとは思えないというのだ。「私はさほど懸念してはいない」と彼は言う。「人が自分の意志に反して催眠術にかかるのではないかと私が心配していないのと同じだ[111]」

私は、あの夜に友人の夢を見ることに同意した覚えはない。おそらく、あれはランダムな偶然だったか、その日にどちらも相手のことを無意識に考えるように何かにプライミングされたのだろう。ただ、あの出来事が起きたことで、私は今後何が起きるのかについて考えさせられたし、少なくとも夢のインキュベーションという介入行為には、かならず本人の同意が必要であることを再認識した。意識的な過程が進行中で、思想の自由を守るために使えるときに、無意識な過程をターゲットとすることは許されるのかもしれない。だが、就寝中で意識的な過程が使用されることなく沈黙していて、情報のフィルタリングに使えないときに、外部から無意識な過程にアクセスされるという考えには不安を覚える。合意なき夢のインキュベーション——私たちにとって利益になるか害悪になるかは別にして——は、脳に対して罪のない影響を与えることと脳に意図的な攻撃を加えることの間のスペクトルでは、かなり不正な側に近い。次章では、認知的自由に対する純然たる蹂躙《じゅうりん》について考えてみよう。

第8章　ワイルダービースト

それは生命倫理問題の研究に関する大統領諮問委員会の五度目の会合のことだった。おもな議題に上がっていたのは、人を対象にした現在の連邦研究基準が適切かどうかだった。ワーウィックニューヨークホテルのボールルームには、聴衆のために晩餐会《ばんさんかい》用の椅子が何列も並べられていた。どの席もいっぱいで、通路や部屋の両側に席にあぶれた人々が立っていた。

一三名の委員はU字形のテーブルについていた。議長は当時ペンシルヴェニア大学の学長だったエイミー・ガットマンで、副議長は当時エモリー大学の学長だったジェイムズ・ワグナーだった。両者は部屋の上座に置かれたU字形テーブルの曲がった部分に並んですわっていた。私はU字形の一方の腕の聴衆に近い部分にすわっていた。聴衆の大半はビジネスパーソンらしい控えめな装いで、見るからにエネルギッシュだった。

連邦官報に広く市民の意見を聞きたいという趣旨の通知を掲載したところ、当日までに三〇〇件を超える申し込みがあった。市民に充てられた時間では数人程度しか発言できないし、各自の持ち時間は一分半にかぎられていた。彼らは順番にマイクに向かって意見を述べた。

最初に発言したのは中年のアフリカ系アメリカ人女性で、地味なグレーの長袖セーターを着て、鮮やかな色合いのスカーフを首に巻いていた。震える手に握った原稿に眼鏡の奥から目をやると、早口で熱心にそれを読み上げた。「私はターゲットにされた人です」と彼女は話しはじめた。「集団ストーキングやハラスメント、同意してもいないバイオテクノロジーが私に使用されているのです」。私は心配になり、仲間の委員の様子をうかがった。

「現在、私の手足は不随意運動をします」と彼女は続けた。「刺すような痛みがあって、頭痛がして……耳鳴りもあります……身体が脈動しているような感覚があります。電流が流れて、電気の感覚が身体を貫き、体のあちこちに散らばっていきます……自分がロボット化しているかのように感じるのです[1]」

彼女が自分と同じような経験をした人は立ってくださいと言うと、驚くことに聴衆の半分が立ち上がった。二人目の発言者がマイクに近づいた。その人はボサボサの白髪で、細いメタルフレームの眼鏡をかけていたが、着ていたスーツが彼には小さすぎた。その下は淡い水色のボタンダウンシャツだった。発言の途中で、彼は涙に暮れた。

「ぼくは大人になってから、ずっと、同意していない人を対象にした実験の被験者にされています」と言った。「ことによると、子どもの頃からそうだったのかもしれません。マイクロ波を使った兵器の標的にされたり、服や他の持ち物がこっそりと神経毒に汚染されていたりします[2]」

これらの人々が次々と発言し、副議長がいかにも発言者に同情したような表情で会議を進めた。彼らが発言する権利とその重要性を重んじるかのように振る舞った。会議が終わる頃、身の安全が心配になるような出来事があった。一人の男性が乱暴にマイクに近づき、副議長に自分の手紙を受け取り、自分が依頼した通りオバマ大統領に渡したか答えろ、と要求したのだ。

世界中で、自分が政府、雇用主、隣人、友人などに常時監視され、ハラスメントやマインドコントロールにさらされていると考える人々が増えている。自らを「ターゲットにされた人（targeted individual：ＴＩ）」と呼ぶこれらの人々は独自の語彙で自身の経験を語っている。グーグルで「targeted individual」か「gangstalking（集団ストーキング）」を検索窓に入れると、彼らの世界に入ることができる。

オンライン・フォーラムでこうした主張が増えていることを調べていた『ＭＩＴテクノロジーレビュー』誌の記者アメリア・テイトは[3]、心理学者のロレイン・シェリダンとストーキング問題専門家のデイヴィッド・ジェイムズに見解を聞いた。シェリダンとジェイムズはさきごろ一二八名の匿名の人を対象に調査を行った結果を記事にして発表していた。これらの人々は自分が集団ストーキングの「ターゲットにされた人」であると主張している。

テイトとシェリダンは、これらの人々を三種に分類した。（１）彼らの主張するような活動を集団ストーカーが行うためには資源と複雑な組織が必要となることを考慮すれば、信憑性《しんぴょうせい》がかなり疑わしい事例、（２）彼らの主張する活動が不可能である（たとえば、友人や家族の心が外部からコントロールされる。「頭蓋骨に届く声」のメッセージでエイリアンの思考が挿入される。組織化されたエレクトロニック・マインドコントロールで、夜間に個人が見る夢に干渉する）事例、（３）彼らが信じていることが不可能であるばかりか、常軌を逸している事例（たとえば、身体の器官を遠隔操作で大きくするなど）[4]。すべての主張は「その性質において妄想である可能性がきわめて高く、偏執的な妄想を抱いた人のものであることを指し示している[5]」。

ニューヨーク大学メディカルスクールの精神医学教授で、『疑う心――文化はいかにして狂気を生み出すか（*Suspicious Minds: How Culture Shapes Madness*）』の共著者ジョエル・ゴールドは、テクノロジーが進化するとともに、妄想を抱く人がいかにしてテクノロジーの発展を自身の妄想に取り込むかを説明する。デジタル追跡や防犯カメラがありふれている昨今では、自分たちが政府につねに監視されていると信じることは自然だ、と彼は言う。現代のテクノロジーは、「妄想を生み出す現実の種子なのだ」[6]。これらの現実の種子――人を監視しコントロールすることを目的とする現実のテクノロジーと政府の計画――は、オンライン・フォーラムのおかげで共通の物語に取り込まれる。そこでは、人々が集い、研究成果、信念、知覚を共有する。

大統領諮問委員会は以降の会合ではセキュリティを強化し、コメントは文書でのみ受け付けることにした。自分が迫害されていると思っている人は、暴力に訴えるというより、うつや孤立状態に陥りがちである[7]。だが、社会に対して敵愾心《てきがいしん》を持つことも少なくなく、稀に人の生死にかかわる事件を起こす場合もある[8]。

三四歳のアメリカ海軍契約受託業者アーロン・アレクシスは、何者かの声が聞こえ、マイクロ波によるマインドコントロールを受けていると訴えていた。二〇一三年、彼はワシントン海軍工廠《こうしょう》での銃撃事件で一二人を殺害し、三人に怪我を負わせた[9]。元海兵隊員のギャヴィン・ロングは、慎重に襲撃を計画し、二〇一六年にルイジアナ州バトン・ルージュで二九歳の誕生日にその計画を実行した。三人の警官が死亡し、別の三人が怪我をした。事件を起こす前、彼はメッセージと動画をネットに投稿し、自分はつねに監視されていると主張した[10]。以前は法律家として成功していたマイロン・メイは、オンライン・フォーラムで出席者の中に「管理者《ハンドラー》に人を殺せと言われた」人はいるかと問いかけた。彼は自分がエネルギー兵器によって攻撃されていて、迫害している奴らの正体を明るみに出すつもりだというボイスメールを残し、フロリダ州立大学の図書館で銃撃事件を起こして三人を死にいたらしめた[11]。セミー・ウィリアムズは何千ものメッセージと動画をソーシャルメディアに投稿し、自分は何者かに跡をつけられ、小馬鹿にされ、性的暴行を受けていて、警察が電磁波兵器で自分を襲っていると主張した[12]。二〇二一年一二月、彼はパーム・ビーチ・ガーデンズ在住の一〇代のライアン・ウィリアムズを殺害した容疑で逮捕・起訴された。彼の公選弁護人は、セミー・ウィリアムズは「以前からずっと精神疾患を抱えている」と述べた[13]。

最近、さまざまな職種――医師、法律家、軍人、アーティストなど――で、自ら「ターゲットにされた人」を名乗る数人が、議会、私たちのような大統領諮問委員会、法廷などにおいて自分たちの主張を提示した。自分たちが国際的な人権問題だと考えることについて、人々の認識を高めたいとの思いからだ[14]。人の精神的経験を守るために人権の保護を主張する私は、そんな人々からよく連絡を受ける。私としてはどう対処していいか、何をすれば彼らのためになるか、確かなことはわからないのだが、訴えが途切れることはない。

そこで、ただ今後を憂える気持ちのみから、これらの主張の一部の根底にある「現実の種子」について考察してみたいと思う。こんなことを言えば妄想に聞こえようし、自ら「ターゲットにされた人」と称する大半の人と同じく、私も心を病んでいるのは間違いないと思うかもしれないが、歴史上のさまざまな時代と場所で、政府は実際にマインドコントロール能力の開発を試みてきた。しかも、その一部はいまだに続けられている。それらの技術は人間性、主体性、選択の能力を私たちから奪い去るので、私たちの自己決定と思想の自由に対する最大の脅威となる。

ここまで取り上げてきたトピックの大半は、白黒をつけるのが難しい。認知的自由はかならずしも絶対的とはかぎらないのだ。しかし、マインドコントロールの兵器化にかんするかぎり、事例のほぼすべてが明らかに一線を越えている。

MKウルトラ計画とマインドコントロール

いつも子どもとアニメ映画を観るときは、私はたいてい適当に流し見している。だが、『ヒックとドラゴン2』は別物だった。主役のドラゴンのトゥースは、アルファ・ドラゴン（ワイルダービースト）にマインドコントロールされていた。トゥースはのちにマインドコントロールが解けるのだが、その前に人間を殺すことを強いられる。娘のアリステラは悲しみに暮れた。私はと言えば、いま目の前で繰り広げられていることを、政府が現在あるいは過去に人間社会のワイルダービーストになろうと試みてきた事実と結びつけて身体を震わせた。

一九五三年、朝鮮戦争が終わりに近づく頃、米国人戦争捕虜（ＰＯＷ）にかんする驚くべき事実が明るみに出た。一部の捕虜が、アメリカが断固として否定する生物兵器の使用のような犯罪を公の場で自白したのだ。また、自国を裏切ってアメリカへの帰国を拒否する者もいた[15]。ＣＩＡは、彼らが薬物、行動変容、拷問などによって共産主義者に「洗脳された」と確信した[16]。

同年四月一〇日、ＣＩＡ長官に任命されたばかりのアレン・ダレスは、プリンストン大学同窓会で登壇し、噂《うわさ》に聞く「ソ連による脳の悪用技術」について厳しい口調で非難し、これらの技術を「忌まわしく」、「無法である」と述べた。さらに、戦争が「人間の精神をめぐる闘い」になっていて、西洋は「脳戦争」において後れを取っている、なぜならマインドコントロールは私たち西洋人の中核をなす価値観に反するからだと懸念を表明した[17]。彼はこの状況を改めようと決心した。

三日後、ダレスはＣＩＡによるトップシークレットのＭＫウルトラ計画の開始に着手した。二五〇〇万ドルを作戦に割り当て、アメリカ独自のマインドコントロール能力の開発を目指した。[18]『精神の闘い――政府、メディア、秘密結社によるマインドコントロール、監視、ソーシャルエンジニアリングの歴史（*Mind Wars: A History of Mind Control, Surveillance, and Social Engineering by the Government, Media, and Secret Societies*）』の共著者マリー・Ｄ・ジョーンズは、ＭＫウルトラ計画の最終目的は、「被害者の無意識」を消去し、「[それに代えて]新たな思考様式を植えつけることである」としている。[19]

ＣＩＡは、ソ連がアメリカ人戦争捕虜にリゼルギン酸ジエチルアミド（ＬＳＤ）を使用していると確信していた。[20]したがって、ＣＩＡ独自の「自白剤」開発を主導していた生化学者のシドニー・ゴットリーブは、その秘密を暴くべく世界にあるＬＳＤを残らず買い占め、[21]ボランティアに飲ませる実験や、ＣＩＡ職員の飲み物に本人に知られることなく加える実験を実行する計画を立てていた。[22]

ＭＫウルトラ計画には、少なくとも一四四を数える企画があり、それらの企画は八九の一般に知られる機関で実行され、中には有名大学も数校あった。[23]それは脳をハッキングするもっとも効果的な手法を発見する試みであり、電気ショック療法、催眠術、嘘発見器、放射線、薬物、毒物、化学物質を被験者の同意の有無を問わず使った。「精神科病院の患者、連邦刑務所に収監されている受刑者、公衆ですら本人の認識も同意もなく薬物を投与され、被験者にされた」と述べたのは、調査報道記者で歴史学者のトム・オニールである。[24]ヨーロッパやアジアのＣＩＡ捜査官は、捕らえたスパイにこれらのテクニックを使用した。[25]

いちばん目に余る実験が行われたのは、カナダのモントリオールにあるアラン記念研究所であり、ここではスコットランド系アメリカ人の精神科医ユーウェン・キャメロン医師が、何も知らされていない患者に強力な薬物の混合物を飲ませ、極端な「デパターニング」〔訳注：洗脳によって正常な思考と行動のパターンを剝奪する手法〕を行った。この「デパターニング」療法は、患者を幼児の心理状態（白紙）に戻し、彼らの精神を再構築することを目指していた。キャメロンはまず患者をインスリンによって昏睡状態に置き、「あなたの母親はあなたを嫌っています」というような録音メッセージを何十万回も繰り返し聞かせる。これと交互にページ＝ラッセル電気ショック療法も行った。推奨されている強さの四〇～七五倍の電流を患者に与え、記憶を消し去るのだ。何人の被験者が死亡したかはわかっていないが、生き延びた患者も以前とは様子がちがっていた。多くの被験者に極端な人格の変化が見られ、記憶が失われ、手に負えないほど暴力的になった。[26]

ＣＩＡは当時でもこれらの研究がひどく非倫理的であることを承知していて、意図的にこれらの研究を公衆の目に触れないように極秘裏に行った。[27]示唆に富む皮肉と言えば、彼らはドイツや日本の戦争犯罪人や生体解剖学者を招き、彼らがかつて捕虜を対象に行った実験の結果を教わった点である。[28]

一九六三年、ＣＩＡ監察総監スタッフの一人であるジョン・ヴァンスが、「本人の承諾のない人体実験の被験者」を使っていると聞きおよんだとき、彼はＭＫウルトラ計画を中止するか、当時の倫理規範を守るように要請した。そのときまでには、脳のコントロールにかんする懸念が広がっていた。ウィンチェスター大学の心理学講師マイケル・ウッドは、その理由に一九六二年の映画『クライシス・オブ・アメリカ』を挙げる。映画はマインドコントロールによってある政治家を殺害した兵士の話で、これによってＭＫウルトラ計画が闇の中からポップカルチャーの世界に引きずり出された。[29]

ＣＩＡは、一九七七年に議会が調査を行うまで計画の存在をあくまでも否定しつづけた。[30]それまでには、ほとんどの証拠は意図的に隠滅されていた。[31]今日、私たちがＭＫウルトラ計画について知っていることの大半は、その存在が忘れ去られていた数個の箱に収められた記録と、わずかな数のＣＩＡ捜査官が議会で行った証言によるものだ。(32)

「ＭＫウルトラ計画はまるで漫画のように聞こえるし、ジェームズ・ボンドの映画に登場する悪役による卑劣な企てのようだ」とウッドは言う。「だが、その起源は実証可能な事実にもとづいていて、そのことが不愉快なことに現実味を与える」(33)。二〇一七年、全六話のミニシリーズ『ワームウッド──苦悩──』がネットフリックスで配信された。このシリーズは、細菌学者で生物兵器専門家のフランク・オルソンの実話にもとづく。彼は知らぬ間にＬＳＤを投与され、ホテルの窓から落ちて死亡した。作戦の一部を監督するために雇用された精神科医を主人公とする話で、彼は計画の倫理について懊悩《おうのう》を深める。(34)

二〇二二年五月、シネダイムがスリラー『ＭＫウルトラ計画』の北米放送権を獲得した。

もちろん、ＭＫウルトラ計画は近現代の陰謀論に火をつけた重要な「現実の種子」の一つである。ラッパーのカーディ・Ｂは、二〇一八年のグラミー賞授賞式でレッドカーペットの上であらぬ方向を凝視している姿がカメラに捉えられ、陰謀論者がすぐさまＭＫウルトラ計画によるマインドコントロールが現在も継続されている証拠だと主張する結果となった。(35)オンライン・フォーラムはＭＫウルトラ計画にかんする主張にあふれている。一般に、大量銃撃事件の犯人は、マインドコントロールされた「ＭＫウルトラ計画の操り人形」だとされる。(36)マリー・Ｄ・ジョーンズは、仮にＭＫウルトラ計画がポップカルチャーに吸収されてしまうと、私たちは厳しい現実に無関心になり、作戦の歴史を真剣に研究している人々の研究結果を軽視してしまい、同じような人権侵害が今後も起きる可能性を増やすと心配する。(37)

現代の脳戦争

過去はすでに中国で現在になっている。二〇二一年末、アメリカ政府は、「軍事使用を念頭に置いた危険なバイオテクノロジー」に手を染めていると考えられる、中国の一二の研究所と企業のブラックリストを作成した。[38] これを追うように、中国人民解放軍が「認知にかかわる作戦」のための戦争技術に巨額の資金を投じていると伝える報告書が複数発表された。[39] 想定される研究には「脳コントロール兵器」の開発が含まれていた。資金は、AI研究支援、さらに「脳関連のソフトウェアとハードウエア、ヒューマン・マシン・チーミング〔訳注：人間と機械（AIやロボット）がチームを組んで問題解決にあたること〕、スウォーミング（集団化）、意思決定」[40] のために二〇二〇年に中国科学技術部に拠出された八五〇〇万ドルを含む。ある最近のアメリカ国防総省による報告書は、中国がインテリジェンス戦争あるいはインテリジェント・スウォーミング（たとえば、一度の命令で多数のドローンが集団として動くなど）、宇宙空間におけるAIを使った戦闘、認知コントロール作戦に注力していると伝えている。[41]

ランド研究所の中国スペシャリスト、ネイサン・ボーチャンプ＝ムスタファガは、これは「戦争の進化――自然または物質的な世界（陸地、海洋、空、電磁気）からヒトの精神の世界への移行」[42] にほかならないと述べる。彼によれば、中国人民解放軍は「敵軍の認知思考や意思決定能力にまで影響を及ぼし、あわよくばコントロール」したいと考えている。[43] 偽情報作戦から脳をターゲットにする現代の兵器へと、ダレスが予測した「脳戦争」は急速に現実になりつつある。

「ワシントン・タイムズ」紙が入手した中国の軍事にかかわるやはり複数の報告書（英訳）が、既述の報告書の内容をさらに裏づける。うち「未来における軍事上の優位性の概念」と題する報告書は、

「戦争は敵軍兵士の殺害から無力化およびコントロールへと移行しはじめた」[44]としている。この見解は中国国家自然科学基金委員会による発行物の内容と一致する。委員会の科学者たちは、中国に軍事的脳科学に投資するよう要請してきた。彼らは次のように記す。脳は「人体の『司令部』」であり、「正確に『司令部』を攻撃する兵器」は、遠からず「戦場における勝敗を決するもっとも効果的な戦略の一つ」となるだろう。[45]「音響兵器、レーザー兵器、榴弾《りゅうだん》、電磁兵器による脳組織の繊細なターゲット部位への攻撃」にかんするさらなる研究が必要とされている。「脳組織に干渉して共鳴による精神障害を起こす」ことを目的とした「脳波干渉」や「赤外線兵器」も開発が進められている。[46]「脳に対する干渉は精神性、思考、意思決定に影響し、これまでとは異次元の『脳戦争』の戦闘スタイルを実現し、戦場を再定義するだろう[47]」

他の諸国と同様に、アメリカもブレイン・コンピュータ・インタフェース（ＢＣＩ）テクノロジーの軍事利用に巨額を投じている。目的は、精神によってドローンの集団をコントロールし、脳から脳へ情報を伝達およびアップロードし、ターゲットを無意識に同定するスーパーソルジャーをつくることにある。[48]しかし、ＢＣＩはハッキングにきわめて脆弱なので、中国の科学者はまさしくハッキングを軍事目的とする可能性を探っている。[49]

さきごろ、アメリカ商務長官ジーナ・レモンドが、中国が開発中の認知コントロール技術を自国民──新疆ウイグル自治区のイスラム教徒──に使用するのではないかという懸念を表明した。これらのイスラム教徒のうち一〇〇万人以上が中国北部の収容所にいる。[50]「不幸なことに、中華人民共和国はこれらの技術を自国民をコントロールし、民族や宗教が異なる少数派の人々の抑圧に使用することを選択している」と彼女は注意を促した。

中国は、アメリカによる制裁は自由貿易を妨げる「不当な抑圧」であると主張した。在アメリカ中国大使館の劉鵬宇報道官は、指摘されたプロジェクトは中国国民の安寧のためのものだと説明した[51]。しかし、世界中で外交官が説明のつかない脳損傷を頻々と訴えている事実を考えれば、これらの恐ろしい新技術のターゲットにされているのが中国国民だけと考えていいものかは誰でも迷うはずだ。

正気を失う

正気を失うときにもっとも油断のならないのは、他人には何が起きているのかわからないことだろう。頭痛がしているとき、私が経験する痛みは私にしかわからない。しかし、私たちは自分自身ですら自分の精神がもはや自分のものではないと気づかないことがある。

メリーランド州ベセスダにあるアメリカ国立精神衛生研究所ヒューマン・ブレイン・コレクション・コア（HBCC）のディレクターで神経科学者のバーバラ・リプスカが正気を失いはじめたとき、自分が経験していることと、一生の大半を捧げてきた研究とを結びつけることができなかった。自伝『正気を失った神経科学者（*The Neuroscientist Who Lost Her Mind*）』で彼女は、二〇一五年のごく普通の日の朝のことを思い返す。彼女は目覚めて髪を染めると、ランニングに出かけた。

リプスカがいつもよりかなり遅くランニングから戻ってきたとき、夫は彼女の様子に衝撃を受けた。「その朝髪の毛につけた染毛剤が私の首すじを伝って流れ落ちていました。私は怪物のように見えたのです」とリプスカは言った。その後の二か月にわたって、リプスカは認知症や統合失調症に似た症状を経験した。NPR（アメリカ公共ラジオ放送）のインタビューで彼女は、そのとき自分は変わってしまっていたと語った。「私は愛情深い母親、祖母、そして妻から、まるで心など持ち合わせていないような怪物に変わったのです。愛する夫、孫、子らに怒鳴り散らしていました。癇癪《かんしゃく》を起こした二歳児さながらに、ずっと振る舞っていたのです[52]」。彼女が気づいていなかったのは、自分の精神が攻撃されていたことだった。脳の中で腫瘍が大きく成長しつつあったのだ。診断がついて治療を終えると、幸運なことに回復は早かった。悪影響——視力低下、平衡感覚の失調、空間識失調——が幾分残ったものの、完璧に正気を取り戻した。

マインドコントロールは、多くの物語風ノンフィクションやSF小説を生み出している。マインドコントロールを扱ったSFには、次のような作品群がある。一九五一年にロバート・A・ハインラインが出した『人形つかい』（アメリカ人諜報《ちょうほう》員がテレパシー能力を有するナメクジのようなエイリアンの餌食になる）。アンソニー・バージェスの『時計じかけのオレンジ』（ルドヴィコ療法という一種のマインドコントロールによって、アンチヒーローのアレックスは暴力や反社会的行動をしたいという衝動にかられるとかならず苦痛を感じる）。そして、私の人生と思考にとっておそらくもっとも重要なのが、ジョージ・オーウェルの『一九八四年』。この本は架空の言語ニュースピークによる直接的あるいは間接的なマインドコントロールを扱っている。

それから、J・K・ローリングの『ハリー・ポッターと炎のゴブレット』に出てくる印象深いシーンを忘れるわけにはいかない。このシーンでハリーは磔《はりつけ》の呪文、別名、拷問の呪文の支配下に置かれ、ヴォルデモート卿が彼の精神を乗っ取ってしまう。

ヴォルデモートは杖を上げ、ハリーがなんら身を護る手段を取る間もなく、身動きすらできないうちに、またしても「磔《はりつけ》の呪い」がハリーを襲った。あまりに激しい、全身を消耗《しょうもう》させる痛みに、ハリーはもはや自分がどこにいるのかもわからなかった……白熱したナイフが全身の皮膚を一寸刻みにした。頭が激痛で爆発しそうだ［……］

そして、痛みが止まった［……］

「ひと休みだ」ヴォルデモートの切れ込みのような鼻の穴が、興奮でふくらんでいた。「ほんのひと休みだ……ハリー、痛かったろう？［……］」（『ハリー・ポッターと炎のゴブレット』4－3、松岡佑子訳、静山社、二〇二二年）

こうした現実の人生と架空の物語によって、私たちは正気を失う恐ろしさと向き合う。この誰にでもある不安に、政府が過去、現在、未来に認知のコントロールを兵器化する（した）という現実を考え合わせると、私たちの委員会で発言した人々もさほど妄想的とも思えなくなってくる。

アメリカ政府職員による最近の健康被害の訴えが、私たちの恐れていることがすでに起きている可能性を示唆する。

二〇一六年、キューバに駐在する数十名のアメリカ人外交官から、繰り返す頭痛、視覚異常、めまい、奇妙な音が聞こえるといった不可思議な精神的症状を経験したという訴えが本国に届きはじめた。科学者や情報部の人々は原因について首を傾《かし》げた。未知の脳コントロール技術を使った意図的な心理攻撃だろうか？　心因性の症状？　いや、潜在意識を標的にした攻撃か？　症状が突然起きはじめたこと、あまりに多くの人の訴えに一貫性が見られること、被害を受けたのが政府高官だったことから、一部の人はこれらの訴えは未知の敵対勢力による組織的な攻撃でしか説明がつかないと考えた(53)。

マイク・ペンス副大統領の元国家安全保障問題担当補佐官のオリヴィア・トロイは、被害者の一人だった。彼女は、これまでに国防総省、イラク、アメリカ国防情報局、国家テロ対策センターではたらいた経験がある。二〇一九年夏、ワシントンDCのホワイトハウスに勤務していた頃、ウェストウィング（西棟）の階段を降りていたときに頭に衝撃を感じた。CBSニュース番組の『60ミニッツ』で、次のように述べている。「それは頭の片側を何かが突き刺すような感覚で、脳の右側だったのを覚えています。めまいを感じて体がふらつきました。私は……。私は吐き気を感じました。頭が混乱しているという感じでした。こう思ったのを覚えています。『オーケー、気をつけて。階段から落ちてはだめ。しっかり足を踏み締めて、まっすぐ立つのよ』」(54)。約一年後、愛車に向かって歩いているとき、ふたたび同じ経験をした。

国家安全保障会議の上級メンバーが、トロイとまったく同じ階段で似たような攻撃を受けた。彼は話すことも明確に考えることもできず、治療のために緊急救命室に運ばれた。トランプ政権下の国土安全保障省の次席補佐官で、のちに首席補佐官となったマイルズ・テイラーは、二〇一八年四月末に被害にあったと主張した。自分のアパートで夜中に不気味な音で目覚めると、「コオロギの鳴き声とデジタル音のあいだのような音がした」(55)。約五週間後、同じことがまた起きて、頭を強打されたような気分だった。海外にいる数十名のアメリカ人が似たような音を聞き、そのあとに急性の症状を経験した(56)。

二〇二一年六月までには、キューバ、中国、ロシア、コロンビア、オーストリア、イギリスその他の国々に駐在する、一三〇名を超えるアメリカ政府職員が同様の出来事を報告した(57)。二〇二二年までには、情報部は何らかの目に見えない兵器がアメリカ人の脳に対する攻撃に使われていると推測した(58)。職員の訴えは深刻に受け止められ、連邦議会は稀に見る二大政党の提携によって満場一致で法案を通過させた。法案はバイデン大統領に署名され、脳の損傷が認められた被害者に対する補償と医療費の拠出が確約された[59]。

アメリカ国務省は全米アカデミーズ(NASEM)に彼らの損傷の原因を突き止めることを要請し、アカデミーズは「海外大使館勤務のアメリカ政府職員およびその家族の説明のつかない健康被害についてアメリカ国務省に助言する常設委員会」を立ち上げた。委員会の調査は政府職員や機密文書へのアクセスが難しいことから困難をきわめたが、それでも既知の神経学的症状のパターンに一致しない一連の臨床的徴候や症状を発見した。

職員の訴えを特徴づけるのは、症状の性質とその始まり方だった。「突然、大きな音が聞こえたかと思うと、大きな圧力や振動の感覚が脳内で感じられ、耳あるいは頭全体が痛くなる[60]」。これらの特徴を考えると、その原因を心理学的あるいは社会的要因にのみ求めることは難しい。ただし、人によって主張に差異が認められ、訴えの一部はそうした要因により説明がつくのかもしれない。アメリカ国務省はキューバのハバナ(今回の健康被害が「ハバナ症候群」と呼ばれるのはこのため)で勤務していた頃に何らかの原因にさらされた職員とその家族にかんする調査を直接ペンシルヴェニア大学に委託していた。同大の臨床医は脳損傷の証拠を発見した[61]。ところが既述の常設委員会は、それらの証拠は医学的な分類が可能であるほどには明確でないとした。彼らの最終的な結論は、指向性パルス高周波(RF)エネルギーによる攻撃がもっとも妥当な説明であるというものだった。症状が突然始まることから化学物質に曝露《ばくろ》された可能性は低く、症状そのものが「高周波エネルギーによる効果」と一致しているというのである[62]。

他の科学者は常設委員会の結論に大きな疑念を抱いた。ロスアラモス国立研究所に所属していた化学者シェリル・ロファーは、マイクロ波兵器が使用されたとすることはほぼ不可能だと考え、「伝えられる症状を脇に置いても、マイクロ波兵器が存在するという証拠は皆無であり、現在の科学のレベルから考えれば、そうした兵器の使用はきわめて非現実的である」と『フォーリン・ポリシー』誌に寄稿した論文に書いている(63)。ペンシルヴェニア大学が二〇一九年に脳損傷にかかわる知見を発表したあと、一五名の著名な神経科学者や物理学者が公開状を発表し、常設委員会の調査は「欠陥が多く」、その「正確な知見にもとづいていない結論」は政治的圧力の結果と思われると主張した(64)。また別の科学者たちは、訴えの原因は心因性疾患であり、指向性エネルギー兵器は開発最初期の段階にあって、被害者が報告するような損傷を人に負わせることは現段階では不可能であると論じた(65)。

医療社会学者のロバート・バーソロミューは、歴史上起きた集団心因性疾患にかんする本を何冊も書いていて、三五〇〇件を数える事例を紹介している。人は「自分が病気になりかけていると信じると本当に病気になってしまう。集団心因性疾患は神経系とかかわっていて、多様な疾患を模倣することがある」と彼は説明する。「ビン・ラディン発疹《ほっしん》」(66)について考えてみよう。フロリダ州のある男性が炭疽《たんそ》菌に感染したと診断され、アメリカが二〇〇一年九月一一日の前例のないテロの恐怖に襲われたあと、二〇〇一年から二〇〇二年のあいだにアメリカ国内で数千人とも言われる学童が痒《かゆ》みをともなう発疹に見舞われた。発疹は広がることなく消えたが、医学的な原因は突き止められなかった。これは集団心因性疾患の典型例だとバーソロミューは指摘する。この疾患は「すべてが頭の中で」起きているわけではなく、現実に身体に症状が現れる。彼は、ハバナ症候群のもっとも単純でもっとも論理的な説明はこれと同じだと考えている。なぜなら、この症候群は集団心因性疾患の典型的な特徴を有するからだ。それは高い地位にあるオピニオンリーダーから始まり、リーダー周辺の人々のあいだに広まり、高ストレスの環境下で起きていて、暗示がはたらいている。

しかし、バイデン政権下で発足した専門家パネルの見解の概略が最近になって機密情報から外されると、指向性エネルギー兵器の存在を証明する物理的な証拠はないにもかかわらず、パネルの見解は全米アカデミーズのそれに一致していた(67)。パネルは、現在では「アメリカ合衆国職員の異常な健康被害」と呼ばれる事象のメカニズムの候補を同定するために設置された。パネルは多数の機密情報を調べ、症状を報告した一部の個人に取材し、五つの因果メカニズム候補に焦点を合わせた――音響信号、化学および生物薬剤、電離放射線、自然および環境要因、高周波エネルギーその他の電磁エネルギー(68)。

奇妙なことに、機密情報のリストから外された訴えからは多くの節が抜き取られ、その中にはパルス電磁エネルギーの作用メカニズム、そして信号を送信するために必要なアンテナの種類にかかわる箇所が含まれていた。それに続く段落もそっくり抜き取られていて、そこは兵器の配備法を詳述していた箇所だ。「外国が行為主体としてかかわっているか」の問題について、パネルは答えを求められていないので、あえて見解を述べることもなかった(69)。

二〇二二年一月、ＣＩＡが中間報告を発表し、その中で暗黙的にバーソロミューの見解に賛同の意を表した。つまり、数十件の訴えを除くすべての訴えはストレスのせいだと結論づけたのだった。それは、情報部にとって青天の霹靂《へきれき》とも言える出来事だった。匿名を条件に話をしてくれたそのＣＩＡ捜査官は、こう認めた。「これまでのところ、私たちはどの件についてもいずれかの国家が関与しているという証拠を発見していない」。ただし、ＣＩＡは「国外の行為主体によるものである可能性を排除してはいない(70)」。これは上下両院の情報委員会に属す議員の一部には初耳だった。彼らは指向性エネルギー兵器の使用を指摘する情報をすでに見ていたからだ(71)。アメリカ海軍大学校のバイオテクノロジー、バイオセキュリティ、倫理学の上級研究員ジム・ジョルダーノは、外交官たちが不調を訴えたときに政府のアドバイザーに就任した。彼は、ロシアがソ連時代の指向性エネルギー兵器の研究を継続していて、中国はすでにこの能力を有していると考えていることを「ガーディアン」紙に話した。[72]

謎と調査はどちらも続いている。二〇二二年五月、ホワイトハウスでの状況説明において、バイデン政権のある高官は次のように述べた。「私たちは関係省庁、そして国務省、同盟国とも連携を取り、異常な健康被害の真相解明に努めています。現在までのところ、原因にかかわる結論は出ていません」[73]

中国あるいはロシアが電磁エネルギー兵器を完成させて使用したのだろうか。あるいは、それは心因性の疾患なのか。問題は、こうした兵器が開発中なのか、あるいはすでに使用されたのか、にある。

自己決定と選択能力

二〇二〇年一一月、NATO ACTイノベーションハブでプロジェクト・マネジャーを務めるフランソワ・デュ・クリュゼルが、「認知戦（Cognitive Warfare）」と題する報告書を発表した。イノベーションハブは、専門家やイノベーターが協力して北大西洋条約機構（NATO）が直面する難題に挑むコミュニティである。デュ・クリュゼルの報告書は、次世代の戦場の前線は「人間」であるとした。世界中の国々が神経科学を兵器化しようと血眼《ちまなこ》になっているというのだ。[74]したがってNATOは、いつ、どのようにして認知兵器が法や国際的に承認された規範に沿った形で使用できるかについて、また、将来、軍隊による認知テクノロジーの使用に国際人権法をどう適用するか、あるいはすべきかについて共通理解を打ち立てる作業をもう進めるべきだと彼は考えている。[75]そのためには、私たちは慣習国際法と、戦争中の行為について定める諸条約（ジュネーヴ条約やハーグ条約を含む）の理解をアップデートする必要があるというのだ。

神経科学の兵器化は国際人権法が依拠する原理そのもの——尊厳と主体性の原理——を人々から奪い去る恐れがある。これまで、私たちは脳や精神的な経験にかかわる自己決定権について検討を重ねた結果、自己決定権は、私たちの選択が他者の利益に直接影響しないかぎりにおいて、自己の脳に対する社会の干渉から自由である権利を含むという結論にいたった。さらに自己決定権は、私たちが自己の選択能力に対する干渉から自由である権利を含まねばならない。この自由は、武力衝突というかぎられた状況においては例外もあるかもしれないが、平時にあっては例外は許されず、人の精神に対して宣戦布告のない戦争をしかけてはならない。

精神的な経験を破壊し、威圧し、コントロールするために脳をターゲットにすることは、人の主体性と尊厳を踏みにじり、自己決定権を冒瀆《ぼうとく》する行為である。私たちから自由に考える能力を奪うことによって思想の自由を侵害するその行為は、これまでに私たちが見てきた操作の中でも最悪のものと言えよう。人の脳を標的にする兵器は私たちが自分の意志を明確にすることを不可能にし、意志の自由の能力まで奪ってしまう。無意識な脳過程にかんするあらゆるはたらきかけを規制することはできないし、するべきでないものの、人の主体性を奪い、無力化し、無効にする試みはその範囲を逸脱している。

デュ・クリュゼルが指摘した法の穴を埋めるためには、思想の自由と心理的な拷問にかんする国際人権法の指針に留意すべきだ。もちろん、元国連特別報告者ニルス・メルツァーが「拷問及び他の残虐な、非人道的な又は品位を傷つける取扱い又は刑罰に関する条約」にかんして最近発表した指針もこれに含まれる。二〇二〇年三月、メルツァーは、一九八四年に採択された身体に痛みを与えることを禁じる法律の適用を回避するために、国家がそれよりは認知度が低い心理的拷問を使用していると国連総会において述べた。彼の報告書は基本的に心理的な苦痛を与える他の手法に向けられているが、神経科学の発展を利用すれば、心理的な拷問によって「目には見えぬ」痛みを与えることは可能だと付け加えることを忘れなかった[76]。

心理的な拷問は、以前から他種の拷問と分類上区別されてきた[77]。そうあってはならない。心理的な拷問は、その人から人間性を奪い去ることによって、別種の拷問と同程度の苦痛を与えることができる。国連の「拷問及び他の残虐な、非人道的な又は品位を傷つける取扱い又は刑罰に関する条約」第一条は、拷問は「身体的なものであるか精神的なものであるかを問わず人に重い苦痛を故意に与える行為[78]」を含むと定義している。しかし、マインドコントロールのツールはかならずしも激しい痛みを与えるわけではない。これによって、拷問を加えている者は「市民的及び政治的権利に関する国際規約」の制限を免れることができる。しかし国際法において「苦痛」の解釈を拡大し、人の精神に害をなすことを禁じるようにすれば、政府が利用してきたグレーゾーンをなくすことができるだろう。

独房への監禁から威圧的な尋問まで、心理的な拷問は歴史を通して世界中の政府によって拷問のツールに使われてきた。認知戦への注目が急速に高まっている現状に鑑みて、メルツァーは国家が心理的な拷問を拷問の下位分類として定義することを提案していて、心理的な拷問について次のような定義を試みている。「激しい身体の苦痛に代えて意図的に精神的な苦痛を与えるべく意図またはデザインされた、あらゆる手法、テクニック、状況[79]」

メルツァーの報告は、歴史上行われた「マインドコントロール」実験だけでなく、「身体を介さない相互作用を可能にする先例のないツールや環境」をもたらす「新しい、あるいは生まれつつあるテクノロジー」をも引き合いに出していて、この問題についてはもう一刻の猶予もならないことを伝えようとしている。これらの行為には適切に分類することの難しいグレーゾーンがあるかもしれない。しかし、私たちは「心理的な拷問」を「身体的な拷問」とは別物として「否定し、無視し、誤った解釈をし、矮小化《わいしょうか》する」ことを続けるわけにはいかないのだ。メルツァーは次のように述べる。現代のテクノロジーによる拷問は伝統的な拷問よりは身体の痛みが軽く傷も少ないかもしれないが、「拷問禁止にかんする誠意ある国際的な義務（条約法に関するウィーン条約第二六条および第三一条）、そして［……］民主主義社会における進化しつつある価値観（A/HRC/22/53, para. 14）〔訳注：出典となった国際連合人権理事会（ＨＲＣ）による報告書の識別記号で、Ａは発行元が総会であることを示す〕に照らせば、人の主観的な経験や『精神的な苦痛』の記憶が医薬品や催眠術などによって操作あるいは抑圧されたというだけの理由で、その人の精神的なアイデンティティ、能力、自律性を深く毀損《きそん》していることを考慮しないのは正しくないと思われる[80]」。

「市民的及び政治的権利に関する国際規約」第七条をはじめとするいくつかの規約の条項は、「その自由な同意なしに医学的又は科学的実験」を行うことを明確に禁じている。したがって私たちは、実験の性質によってはそれが心理的な拷問にあたると判断することができるし、すべきである。たとえば、本人の同意なくマインドコントロール実験の参加者とする事例、あるいは電磁エネルギー兵器の使用によって人の精神が正常にはたらかなくなるか否かを実験的に調べる事例などである。これらの介入が激しい痛みを与えることはなくとも、こうした実験は禁じられている。「拷問を防止し処罰するための米州条約」第二条という、特定地域における条約が、この先私たちがたどるべき道について先導役を果たしてくれるだろう。同条約は「拷問」を「被害者に身体的な痛みや精神的な苦痛を与えなくとも、その人の人格を破壊したり、身体的または精神的能力を弱めたりすることを目的とする方法」と定義している。

次々と生まれるテクノロジーに対応して自己決定や思想の自由の理解をアップデートすべきであるように、心理的な拷問から自由であるという、他者に譲渡することができない権利もまたアップデートすべきである。精神に向けられた兵器は私たちから脳のコントロールと精神の経験を奪い去る。この種の操作は、私たちの思想の自由に対するはなはだしい侵害である。これらの兵器が私たちの人格、アイデンティティ、精神の機能を破壊することを意図しているのであれば、それは心理的な拷問をめぐる現状に対応すべくアップデートされた定義の範囲内にあると言えよう。

第9章　人間を超えて

脳への酸素供給が絶たれると、脳細胞は一〇～一五分で破壊されはじめ、やがて修復不可能な損傷によって死にいたる。人類史の少なくとも大半においてはこう考えられてきた。ところが最近になって、イェール大学の科学者グループが、ブレインイーエックス（BrainEx）と呼ばれるシステムを開発した。体外循環系と人工血液を使うこのシステムは、死後四時間たった食肉用ブタの脳の細胞機能を一部とはいえ六時間にわたって維持した。人類は、「不死」と「人類２・０」という人間超越主義者《トランスヒューマニスト》の夢に大きく近づいたことになる。

私が、イェール大学の科学者によるこの画期的な試みについて知ったのは二〇一六年だった。それは、アメリカ国立衛生研究所（ＮＩＨ）ＢＲＡＩＮイニシアティブの、私が構成員を務める神経倫理ワーキンググループが、倫理コンサルテーションを行ったときのことだった。私たちはイェール大学の研究チームを率いるネナド・セスタンと、彼の三人の同僚に面会し、彼らが進めている研究の倫理面について討議したのだ。このときの調査結果が『ネイチャー』誌の二〇一九年四月号に掲載され、表紙が注目を集めた。[1]『ネイチャー』誌と『サイエンス』誌は査読論文を掲載する、世界でも指折りの科学雑誌であり、もっとも目覚ましい科学の進歩のみを公開することで知られる。

では、イェール大学のチームによる画期的な試みとは何だったのだろうか。心臓や肺の深刻なダメージを修復する手術のあいだ、現在でも人工心肺装置によって患者の生命機能を維持することは可能だ。これと同じように、ブレインイーエックスは少なくとも脳の一部の修復を現実に近づけたのだ。死んだブタの脳に酸素、栄養、そして細胞保護作用を持つ化学物質を添加した人工血液を灌流《かんりゅう》することによって、チームの科学者たちは脳の主要な動脈や細い血管への血流、さらに重要な代謝機能を回復させることに成功した。脳組織の一部を取り出して灌流液で洗うと、ブタの脳はある程度のシナプス活性――ニューロンが相互に連絡し合っている領域における活性――も示した(2)。

彼らが実験に使用したブタの脳は脳波活動――意識の兆候――を取り戻すことこそなかったが、このことは、いつの日か脳波活動が回復することを否定するわけではなく、ただ今回は回復しなかっただけだ。ちなみに研究者たちは、灌流液(彼らが使った人工血液)にニューロンの発火を防止する化学物質を加えていた〔訳注:生命倫理の観点からの措置と思われる〕。

短期的には、ブレインイーエックスは脳の疾患や機能を理解する一助になってくれるだろう。しかし、いずれ脳卒中などによる脳損傷を修復してくれるかもしれない。つい我を忘れ、人間の脳の蘇生《そせい》も可能になるかもしれないと期待しそうになる。今回の成功は、トランスヒューマニズムの目的――人類は心身の限界(死がその最たるものだ)をいつの日か超越するという考え――に、そう遠くない日に手が届くのではないかと思わせる。

誰もが不死身のプロメテウスのような未来を歓迎するわけではない。生命保守主義《バイオコンサーバティズム》として知られる社会運動は、トランスヒューマニズムが掲げる高遠な目的に反対する。『フランケンシュタイン』を書いた小説家メアリー・シェリーが二世紀以上前に認識していたように、トランスヒューマニストが目指すものは個人にも社会にも現実的なリスクを背負わせる。トランスヒューマニズムの目的が現実になることがあったとして、それが人類にとって何を意味するのかは皆目わかっていないのだ。私たちはこれまでと同じように話し言葉や書き言葉によって意思疎通するのだろうか。あるいは、テレパシーに頼るようになるのか。私たちは新たな能力のみならず新たな世界観までをも獲得するのだろうか。そうなれば、私たちの経験や、他者の理解も変化するだろうか。私たちは脳や記憶を、ロボットのような人工身体にアップロードするだろうか。誰が、どのように、これらの問いに対する答えを決めるべきなのか。

人類の変化はすでに始まっている。だが、それがよいことなのか、悪いことなのかについて議論している人は少ない。ニューロテクノロジーの将来性と認知的自由の輪郭とを理解するには、私たちはみなこの議論に参加すべきだ。少なくともトランスヒューマニストと彼らに反対の立場を取る人々のあいだでは、しばらく前から激しい議論が闘わされている。

人類2・0

トランスヒューマニズムは文化運動であって、人類が背負っている「悲劇」――老化、心身の限界、苦痛など――を解決しようとするものだ。

この運動は、医学をはじめとする諸々の科学分野の知識をあまねく駆使する――ニューロテクノロジー、バイオテクノロジー、情報テクノロジー。さらにＡＩ、機械学習、自動化、低温凍結保存など各種のプラットフォーム・テクノロジー（基盤技術）も利用している。トランスヒューマニストは、人類が次なる進化の段階への入り口に立っていて、変革を完遂するにはテクノロジーの思い切った介入が欠かせないと考えている。[3]『未来の超人（*Future Superhuman*）』の著者で哲学者のエリーズ・ボハンは、トランスヒューマニズムのプロジェクトはすでに始まっていて、この動きは私たちの暮らし、身体、精神を変容させ、種としての人類の存続を確かなものにするだろう、と述べる。[4]

ボハンによれば、未来の子どもは出生時に全ゲノムをマッピングされ、その結果にもとづいて疾患のリスクが予測され、それらの疾患に照準を合わせたプレシジョン治療が立案される。AIは地球上で最強の存在となり、人類は彼らと伍《ご》していくにはスキルの向上を余儀なくされる。人間の意識をデジタルデータに変換してアップロードすることで、不死への新たな道が開ける。仕事上の経験も現在私たちが知るものとはまったく異なるだろう。ボハンその他のトランスヒューマニストは、死を「重要なものすべての喪失」と考えている。[5] もし私たち全員が永遠に完璧な健康に恵まれるのであれば、人間は多くの経験と知識を蓄積できる。「それによって可能になることを考えてみてほしい」と彼女は力を込めて言う。「宇宙の謎の解明。多くの難問の答え。私たちの互いの心の奥深くにあるものの探究」[6]

『ザ・ニューヨーカー』誌は、哲学者のニック・ボストロムについて次のように述べている。「異論もあろうが、ボストロムは当代随一のトランスヒューマニスト哲学者である。彼がこの地位を築き上げたのは、インターネットで生まれて、その生態系以外では生き延びられなかったはずのアイデアに秩序をもたらしたからである」。[7] ボストロムのエッセイ「トランスヒューマニストの思想史（A History of Transhumanist Thought）」は、トランスヒューマニズムという用語の起源を、生物学者ジュリアン・ハクスリーの一九五七年の著書『新しいワインのための新しいボトル（*New Bottles for New Wine*）』にたどる。「人類は、もしそれを望むのであれば、自身を超越することができる――ときおりそのような人間が出現するというのではなく［……］人類全体がそうなるのだ。この新しい概念には新しい呼称が必要になる。トランスヒューマニズムでどうだろう。人類の本性のためにその新たな可能性を実現することによって、人間でありつづけながらも、人間を超越するのだ[8]」

世界トランスヒューマニスト協会（ＷＴＡ）を創立したボストロムは、こうしたジュリアン・ハクスリーの思想を出発点とした。なぜならボストロムは、現代の哲学者は「彼自身がそうしているように博識家の知識を我が物とし、その知識を使って人類を次の段階に導く」役目を担わねばならないと信じているからだ。ちなみに彼は、私たちがトランスヒューマニズムと、ＡＩがもたらす「人類滅亡にかかわるリスク」の双方を理解するための仲介役となることによって、自分がその役目を果たしていると考えている[9]。

短期的な問題として、ボストロムはＡＩがすでに人間から仕事を奪い、戦争の性質を自動化された遠隔操作による攻撃に変容させ、より大規模な社会的操作を可能にし、監視能力を強化し、実在する人々の「フェイク」動画によって大衆を混乱に陥れていることを指摘する。だが、最大の脅威は「非常に知能の高い何らかの存在を導入し、それを人間の価値観や意図に沿うよう調整しないことから生じる長期的な問題」だと説く[10]。この点において、トランスヒューマニズムが問題解決の糸口を提供してくれると彼は考えている。ＡＩと互角に渡り合う一つの方法は、人間の寿命を延ばし、脳内の情報データをコンピュータにアップロードすることによって人間の認知力を強化することだ。つまり、人間の尊厳の概念を拡張し、人類の定義にポストヒューマンを含めればいい[11]。最終的な目標は長く生き、かぎりない知性を持ち、苦しみを経験しないですむことである[12]。

生政治〔訳注：ミシェル・フーコーが提案した〕――新たな政治的立場――では、トランスヒューマニズムに対立する、伝統的な保守派と極端なリベラル派の奇妙な取り合わせを生命保守主義と呼ぶ。ボストロムは、トランスヒューマニズムと生命保守主義の二派のあいだで中道を行くことは可能かもしれないが、文化的な保守派は「トランスヒューマニズムに反対する立場」を取りがちであると指摘する。彼らは、テクノロジーによって人間の能力を拡張したり、人間に改変を加えたりすることに賛同しないからだ(13)。

生命保守主義者は、トランスヒューマニズムが人類のアイデンティティと意味に与える影響を懸念する。哲学者のレオン・R・カスは、人間の改変にテクノロジーを使うことは、人から人間性を剝《は》ぎ取り、人生におけるあらゆる側面――親密さを表現し生殖を可能にするセックス、ただ身体を維持するためだけでなく食を楽しむ行為、そしてAIが人に取って代わるにつれて薄れゆく仕事の尊厳――からその存在意義を奪い去る結果になりかねないと考えている。

もう一人の著名な生命保守主義者フランシス・フクヤマは、トランスヒューマニズムを「世界でもっとも危険なアイデア」と呼んだ(14)。フクヤマは、「リベラルな民主主義は、人の尊厳と権利を確固たるものにする、定義できない『ファクターX』を万人が共有するという前提にもとづく」と考えていて、人間を極端に改変する技術的なエンハンスメントがその「ファクターX」の喪失につながりかねないと危惧する(15)。

二〇〇九年の著書『完全な人間を目指さなくてもよい理由――遺伝子操作とエンハンスメントの倫理』で、ハーヴァード大学の哲学者マイケル・サンデルは、トランスヒューマニズムが人間の価値観に与える影響について懸念を表明した。誰もがより「完全な」子どもを持つことを望んでいるのであれば、無条件の親の愛情はいったいどこへ行ってしまったのか。彼は、自然を支配しようとする試みを無益な企てと考えていて、それが私たちの謙虚さと連帯感を台無しにし、多様な人々の存在を受け入れることなく、人間が限界を持つということの責任を個々の人に押しつけるようになることを心配する。(16)

しかしボストロムが述べるように、二派には一定の共通項がある。生命保守主義者とトランスヒューマニストは「人類滅亡のリスク」について懸念する。どちらも、テクノロジーが人類を今世紀中に改変する可能性が高く、この改変の倫理的な意味を問わねばならないことに同意する。生命保守主義者が生死にかかわる疾患の治療目的にのみテクノロジーを使用することを支持する一方で、トランスヒューマニストはそうした場合にはもちろん、人類の置かれた状況を改善する場合にも、テクノロジーを使用する倫理的な義務が私たちにはあると考える。だが、双方ともテクノロジーの副作用や不測の事態について心配する点においては変わらない。(17)

驚くまでもないことだが、シリコンバレーはトランスヒューマニスト寄りの立場を取る。グーグルはバイオテックのスタートアップ企業カリコに初期から出資してきた。カリコは、設立の目的を「現代におけるもっとも難しい生物学的問題に取り組むため」としている。(18) 億万長者で投資家のピーター・ティールは、パラバイオーシス——老いた個体の老化を食い止めるために若く健康な個体と手術で結合することで、血液循環を共有させる措置——に巨額の投資をしており、死亡した際に自分を冷凍保存してもらうために人体冷凍保存組織アルコー延命財団と契約を交わしてもいる。(19)

ニューロテクノロジーは、トランスヒューマニストが賛同する多様な手法の一部に過ぎないが、社会がこうしたテクノロジーの進歩にどう対応するかによって人類1・0の運命が決まることはほぼ確実かもしれない。ブレインイーエックスと、記憶解読、脳深部刺激療法、脳とロボットの相互作用などにおける進歩とを考え合わせると、ニューロテクノロジーは私たちがかつて実現可能と考えたレベルを大きく超えて人間の能力を拡張してきた。そして、人間であることの苦しみを減じて幸福をもたらすために、より多くを成し遂げようとしている。

ニューロテクノロジーについて想定されるリスクをも勘案しつつ、これまでに得られた成果の潜在的なプラス面をどう評価すべきだろうか。ここでは、公正な倫理的分析であれば当然検討すべき事項から始めよう。すなわち、すでに可能になった技術についてその現実を見ていきたい。

無限の精神

クライオニクスとは、人体を蘇生させる手法、あるいは脳内の情報データをコンピュータにアップロードする手法が開発されるまで、きわめて低い温度で人体を保存する技術である。ブレインイーエックスによって、これが可能になるかもしれない。

アルコー延命財団はクライオニクスを「死亡プロセスの一時停止」と呼ぶ。すでに一九〇人の人が、脳または全身を保存してもらうために八〜二〇万ドルを支払っていて、その中にはニック・ボストロムも含まれている。[20]顧客が死亡すると、その瞬間からその人の身体の管理権はアルコーに移り、遺体は液体窒素を満たした巨大なステンレス製容器の中に保存される。[21]

スタートアップ企業のネクトームも脳を保存するが、彼らの目的はより野心的だ。同社のウェブサイトによれば、彼らの関心は脳内のニューロン接続と脳が保存している記憶の理解と保護にあるという。ネクトームの短期的な目的は脳研究のためのよりよいモデルを提供することにあり、長期的な目的は保存された脳をコンピュータシミュレーションに変換し、「その人」のデジタル蘇生を試みることにある。

SFじみて聞こえる話だが、新規なテクノロジーに詳しい『MITテクノロジーレビュー』誌のアントニオ・レガラードは、ネクトームが「注目すべき企業だ」と教えてくれた。「ネクトームは巨額の助成金を政府から得ていて、マサチューセッツ工科大学（MIT）の第一線の神経科学者エドワード・ボイデンと共同研究を進めている最中で、彼らのテクニックはブタの脳を巧みに［冷凍］保存したことから八万ドルの科学賞の賞金を獲得したばかりだ。彼らが［冷凍］保存した脳を電子顕微鏡で観察すると、すべてのシナプスが確認できたという(22)」。ネクトームは、アルデヒド安定化冷凍保存という手法によってヒトの脳の保存にも成功している。

神経科学者の中には、マイケル・ヘンドリックスのように、脳や身体の保存は人に「哀れな偽りの希望」を抱かせるだけだと公然と批判し、「未来世代に脳バンクの始末を押しつける［……］」のは「笑いたくなるほど傲慢きわまる」とまで言う人もいる。エドワード・ボイデンは、これには賛同しない。「私たちが知り得たこと、知り得なかったことを彼らが明確にするかぎりにおいて」、彼はネクトーム等によるクライオニクスの倫理面にはとくに頓着しない(23)〔訳注：その後、MITはネクトームとの研究契約を打ち切った〕。

自己決定は、自分の脳や身体を冷凍保存するかどうかを決める権利を含むだろうか。未来の社会に押しつけられた負担は、冷凍保存で得られる社会的利益を相殺するほど大きく、個人の冷凍保存にかかわる選択に政府が介入することを正当化するだろうか。冷凍保存はすでに始まっている。保存容器のプラグを抜くのはすでに手遅れなのだろうか。

もちろん、トランスヒューマニストが目指すのが不死身の意識のみであるならば、そう遠くない未来にその目的は果たされるかもしれない。埋め込み型《インプラント》のブレイン・コンピュータ・インタフェース（ＢＣＩ）が実現すれば、脳の生きたコピーを作製できる可能性はある。

記憶を記録・再生する

「ビールが飲みたい」。三六歳の男性がそう言い、ロックバンド「トゥール」の楽曲を「大音量」でかけてくれと頼んだ。周りにいた人たちは彼の言葉をはっきりと聞いたが、彼はその声を自分の口から出したわけではなかった。彼は筋萎縮性側索硬化症（ＡＬＳ）の末期患者だった。この病気は進行性神経変性疾患と呼ばれ、筋肉を使う能力を彼から奪い去っていた。随意運動を失う前、男性は電極アレイを脳内に埋め込むことに同意していた。いずれ、それを使って意思疎通できるようになると期待したからだった。目を動かすことができなくなってから三年と数か月後、彼は脳内に埋め込んであったＢＣＩを使うことに成功した。「ぼくはすばらしい息子を愛している」と四歳の息子に言った。一分間に一文字の速さで思考を文章にしていく。次に頭のマッサージを頼んだあと、食事用のチューブを使ってある食べ物を食べたいと言った。[24]「彼は随意運動がまったく残されていない人が意思疎通できた初の症例です」と、ヨナス・ツィマーマン医師が話した。この特別な成功を支えた科学者の一人だ。[25]

ＢＣＩを使って彼のような麻痺患者の生活を快適にするのにもっとも貢献した企業と言えば、ブラックロック・ニューロテックである。私は最近この企業の倫理諮問委員会の委員に就任した。同社のニューロポートアレイはアメリカ食品医薬品局（ＦＤＡ）の認可を受けていて、すでに一〇年以上にわたって実用に供されている。この微小な電極アレイは、身体運動を制御する機能を司る脳の運動野に埋め込まれている。患者が腕や手を動かすことを想像すると、このデバイスが信号を検知して外部デバイスに送り、その外部デバイスが義手その他のテクノロジーに転送する。おかげで三九歳の若さで重い脳卒中に襲われ、身体の一部が麻痺したアーロン・ウランドのような人が装具を介してふたたび腕を動かせるようになる。[26]

コグニクションは、自社製のコグニクション・ワンと呼ばれるEEGヘッドセットを試験中だ。ヘッドセットには拡張現実（AR）を見るためのバイザーがついていて、患者は電極アレイの場合と同様に思考することで操作ができるようになる。[27]このようなウェアラブルデバイスは、その簡便さと安全性のおかげで、遠からず多くの人に選ばれるBCIになるだろう。だが、イーロン・マスクが彼の試みに成功すれば、BCIインプラントもすぐにこれに追いつくかもしれない。

マスクはテスラとスペースXの最高経営責任者（CEO）としてよく知られるが、いずれ別の事業の成功で人々の記憶に残るようになるかもしれない。二〇一六年以降、彼はニューラリンクで未来的なBCIテクノロジーの開発にひそかに励んできた。ニューラリンクはマスクがマックス・ホダックと共同で創立した会社で、「ザ・リンク」と呼ばれるBCIインプラントを開発中である。小さな硬貨ほどの大きさのザ・リンクは頭蓋骨の微小な部分に代わって埋め込まれる。髪の毛の二〇分の一ほどの太さで、先端に一〇二四個の電極を持つ電気ワイヤが、デバイスから脳内に延びる。これらの電極が電気信号を検知し、外部のコンピュータまたはデバイスに送る（将来的には、ザ・リンクはこれらの信号を操作するかもしれない）。ザ・リンクの電池は一日持ち、ワイヤレスで再充電できる。ニューラリンクは、埋め込み手術のもっとも困難な部分をこなすロボットを開発中だ。最終的には措置を一時間以内に終わらせることが可能で、全身麻酔をしなくてよい手術の実現を目指している。[28]

ニューラリンクは最初の臨床試験を脊髄損傷患者を対象に行おうとしているが、マスクの野心ははるか遠くを見つめている。彼はザ・リンクを「細いワイヤを持ち、頭蓋骨に埋め込まれた『フィットビット』」と呼び、「一般大衆が使いたがるような、安全かつ強力なデバイス」にしたいと考えている。マスクはＳＦ映画『マトリックス』のように情報をユーザーの脳に送ることで人間の能力を拡張することを想定しているが、プラグの差し込み口を後頭部につくるのは痛みを伴うので、そうしたものがいらないデバイスにしたいと考えている。ユーザーはこのデバイスを使って自分の身に起きた出来事を記録し、その記憶を再生するのだ[29]。最終的には、彼が思い描くザ・リンクは人類を変容させ、ＡＩの台頭で「滅亡の危機」に瀕している人類に競争力を与えてくれる。

ニューラリンクの最近の動画——二〇二一年公開の、考えることで卓球のビデオゲーム「ポン」をするペイジャーという名のマカクザルの動画を含む——は、開発が順調に進んでいることを示している。著名な神経科学者たちは他のＢＣＩ企業はもっと先を行っていると指摘するが、ザ・リンクの埋め込みが比較的簡単で、ワイヤレスであり、何と言ってもイーロン・マスクの会社であることを考えれば、並みいる競合企業を軽々と追い越し、一般大衆のためのＢＣＩというトランスヒューマニストの目標に近づくかもしれない[30]。その先には、トランスヒューマニストの精神転送《マインドアップローディング》という大望が待っている。

不死の精神

「ブレインゲート」——脳障害を持つ人の独立を支援するテクノロジーを開発するための、学際的な多機関連携プロジェクト——における最近の研究は、ＢＣＩが精神転送を実現させるテクノロジーになるかもしれないことを示唆する。ある注目すべき実験では、麻痺患者がゲームに興じている。画面上に表示される異なる色に光る領域を覚え、光った領域のパターンを画面上のカーソルを動かすことによって再現するのだ。患者はブレインゲートのBCIデバイスを身につけている。デバイスは患者がパターンを再現するためにカーソルを動かそうと考えたときのニューロンの発火を記録した。その夜、研究者たちは就寝中の彼の脳内で同じ発火パターンが幾度も発生することを確認した。(31) 研究者たちはこのことが就寝中に起きる記憶の固定化を示すことに興奮したが、トランスヒューマニストであれば、ここに脳による情報の記録と転送の可能性を見るだろう。

精神転送の実際は、その理論よりはるかに込み入っている。基本的には、ヒトの脳の構造と機能をあらゆる記憶の痕跡を含めて複製し、ソフトウェア・モデルを構築する。適切なハードウェアでこのソフトウェア・モデルを実行すると、モデルは元の記憶の総体であるかのごとく振る舞う。したがって、デジタルな意味であるとはいえ、理論的には人が永遠の生を享受する可能性がある。(32)

この構想を現実のものとするためには、より安全で簡便な脳活動の記録方法が必要になる。そして、少なくとも一社がこれらの条件を満たす臨床試験によってニューラリンクに先んじた。ニューラリンクの共同創立者マックス・ホダックは二〇二一年四月に社を去り、BCIのライバル社シンクロンに出資した。(33) シンクロンは脳内にデバイスを設置する、おそらく、より安全で、簡便で、大規模に実現可能な新手法を開発した。頭蓋骨に穴を開けたり、身体にデバイスを貼りつけたりするのではなく、シンクロンは「電極入り脳血管ステント」を用いる。このデバイスは、網状になったワイヤの小さなチューブのような形をしていて、驚いたことに心臓疾患の患者を治療するために医師が用いるステントと同じ要領で、カテーテルを使って脳内に留置することができる。この脳血管ステントは首すじを走る頸動脈《けいどうみゃく》に挿入され、血管を通って脳内に達する。デバイスは、脳が四肢や指を動かすために出す電気信号を検知する。検知された信号はブルートゥースを経由して体外のデバイスに送られ、アルゴリズムによってコンピュータへの指令に変換される。シンクロンのCEOトーマス・オクスリーは、この技術を「開頭せずに電子部品を脳内に入れる方法」と表現する。

オーストラリアの四人の神経変性疾患患者が、この脳血管ステントを脳内に入れてもらい、ただ考えるだけで電子メールや携帯メールを送り、食品を購入することができるようになった。[34] シンクロンはアメリカでも臨床試験を始めている。もし大規模な試験で安全性と効果が確認されれば、健常者でもこのステントによってテクノロジーをよりシームレスに使いこなしたり、デジタルな不死にほんの少しでも近づいたりしたいと思うようになるかもしれない。

人間の感覚を超えて

埋め込み型BCIデバイスの開発企業は各種疾患の治療に焦点を合わせているが、現代の一般消費者向けテクノロジーの多く——音声文字変換や音声合成——は、もともとアクセシビリティ・テクノロジーとして開発された経緯がある。ARやVR（仮想現実）の眼鏡の視線計測《アイトラッキング》ですら、最初はアクセシビリティ・テクノロジーだった。[35]

トランスヒューマニストは、人類は心身の限界を超えるためにテクノロジーを使うことができるし、使うべきであると考えている。脳どうしで直接意思疎通することから、新しい感覚や世界と相互作用する新しい方法を獲得することまで、トランスヒューマニストはニューロテクノロジーを人類進化への道と考えている。

失われた感覚を取り戻すためにつくられたＢＣＩだが、遠からず私たちの感覚を拡張するためにも使えるようになるかもしれない。かつてセカンドサイトが製造した人工網膜アーガスⅡは、三五〇人以上の網膜色素変性症患者（ほとんど視覚が残っていない人から全盲の人までいた）の脳に手術によって埋め込まれた。このテクノロジーは、網膜を刺激することによって光を感じ、低解像度の画像を見るという新規な人工視覚をこれらの人々に与えた。その次世代製品であるオリオン人工視覚システムは、種々の原因によって視覚を失った人に人工視覚を提供するという(36)。しかし一部の人は、すでにこれらのデバイスで見られるレベル——つまり非常に健康な目を持つ人の視覚レベル——を超える強化された視覚を手に入れている。

そんな一人がアーティストのニール・ハービソンで、彼は生まれたときから全色覚異常だった。この一三年にわたって、彼は頭に埋め込んだアンテナのようなセンサーを介して、可視光と不可視光の波長を「聞いてきた」。アンテナは光の波長を頭蓋骨の振動に変換する。彼が『ナショナルジオグラフィック』誌に語ったところによると、「私は見る機能を持つ新しい器官をつくりたかった［……］最初、私が感じることができたのは可視光だけだったが、やがて赤外線と紫外線も感じるようにアップグレードされた」。

トランスヒューマニズムが私たちの互いの心の奥深くにあるものの探究を可能にするとボハンが信じているように、ハービソンは自分の拡張された感覚が「彼の世界観」を変え、「より奥深く」したと感じている。彼は、感覚の強化は「種としての人類にとってルネッサンスの始まりに過ぎない」と言う(37)。そのルネッサンスは遠からずテレパシーまで含むようになるかもしれない。

人間のコミュニケーションの拡張

二〇一八年にコントロールラボのジョシュ・デューヤンによるプレゼンテーションを聞いて、私の心に残ったのは、トランスヒューマニストの理想は人類を効果的な「入力デバイス」から効果的な「出力デバイス」に変えることだ、という彼の言葉だった。そのために私たちが精神でタコのような触手を操作できるようにする。もし、私たちに触手を使いこなせるならば、私たちは脳どうしで意思疎通できるようになる。あるいは、ドローンの群れを操れるようになる。研究者はすでにこの目的に近づきつつあるという。ＢＣＩでできるようになることを制限しているのは、私たちの想像力のみなのだ。

ある最近の実験で、脳どうしで直接意思疎通することはすでに可能であることがわかったという。[38] ワシントン大学の研究者グループが、ある実験をした。実験では、三つの異なる部屋にいる三人の参加者が、ＢＣＩで意思疎通を図りながらテトリスに似たゲームをした。このゲームの目的は落ちてくるブロックを正しい位置に移動させ、画面のいちばん下に水平に並んでいるブロックの空いているところに来るようにすることだった。[39] 三人のプレイヤーは異なる部屋に座り、二人はＥＥＧヘッドセットを、残る一人が経頭蓋磁気刺激デバイス（ＴＭＳ）をつけていた。二人——「送信者《センダー》」——は落ちてくるブロックといちばん下に並んでいるブロックを見ることはできたが、ゲームをコントロールすることはできなかった。「受信者《レシーバー》」は落ちてくるブロックを視認でき、頭の中で考えることでそれを動かせた。だが、いちばん下に並んでいるブロックを見ることはできなかった。各送信者はブロックを回転させなくてはいけないかどうかを決め、その情報を脳信号によってＴＭＳ経由で受信者に知らせた。受信者はブロックを動かすかどうかを受け取った情報にもとづいて決める。「受信者にメッセージを送る手段には、受信者の頭の後ろに設置されたケーブルを使った。ケーブルの先端には棒がついていて、それは小さなラケットのように見える」と、研究者のアンドレア・ストッコは言った。ストッコはワシントン大学の心理学准教授である。「このコイルは目から届く信号を解読する脳領域を刺激する［……］私たちは、後頭部にあるニューロンが目からの信号を受け取ったと『勘違いさせた』わけだ。実験の参加者は明るい曲線か物体が突如として眼前に現れたように感じる」。送信者の助言にしたがって、受信者はＥＥＧデバイスを使ってブロックを回転させる。五群の参加者が一六ラウンド挑戦し、八一％（一六試行のうち一三回）の割合で成功した。この数字は偶然の値よりかなり高い[40]。

脳波から文字への変換も可能になっている。シンガポール、中国、イギリスの研究者による共同研究では、二人の参加者が考えることで単語を互いに伝えあった。このシステム――研究者たちはこれを「電磁気ブレイン・コンピュータ・メタサーフェス」と呼ぶ――は、第3章で触れたＰ３００波による「認識記憶」を使う。参加者は、最近の試行で HELLO WORLD（世界よ、こんにちは）、HI（ハーイ）、SEU（ポルトガル語で「あなたの」という意味）、BCI META-SURFACE（ＢＣＩメタサーフェス）などの単語や語句を出力するのに成功した。しかも、ＡＬＳの患者がビールを注文するよりはるかに速かった！　彼らは一分間に一二文字送ることができる。この速度は、予測入力アルゴリズムを使えばさらに向上すると思われる[41]。

アリゾナ州立大学の機械工学および航空宇宙工学教授パナジオティス・アルテミアディスは、ＢＣＩの未来について次のように述べる。それは私たちの標準的な能力をはるかに超えて「脳から情報を抽出することが可能で、制御システムや機械など、脳がコントロールできるとも思えないようなものまでコントロールする」。さきごろ彼は、一人の人間が三機のドローンを同時にコントロールする能力を試験して、この主張を実証した。操作している人がドローンの編隊を広げたり狭めたりすることを考えたとき、EEGデバイスがこの考えを検知し、アルゴリズムによってコントロール指令に変換してドローンに送った。[42]

過去においては、私たちは人間の限界を克服するために義肢、補聴器、眼鏡、入れ歯、そして私のように目的地になかなかたどり着けない人のためのGPSテクノロジーまで使ってきた。BCIその他のテクノロジーは私たちの感覚を拡張し、私たちはこれまで見えなかった波長の光を見て、これまでは聞こえなかった音波を聞き、以前には知る由もなかった危険を察知できるようになるかもしれない。あるいは、これまでなら生きていれば避けることのかなわなかったある種の経験――大事な人の喪失や悲劇の後の苦しみをなかったことにしてくれるかもしれないのだ。

人間であることの苦しみの終わり？

脳に苦しみを消すスイッチがあったとしたら、あなたはそれを使うだろうか。私は娘のカリスタが亡くなったあとの苦しみを、もし可能であれば和らげる必要があっただろうかと思う。娘の死後の一年間は、私の中でもやがかかったようにはっきりとしない。その一年を取り戻す必要があるだろうか。痛みや苦しみを伝える信号の伝達を止める脳内インプラントがあれば、あの一年を取り戻すこともいまなら可能かもしれない。

カリフォルニア大学サンフランシスコ校のチームが、サラという患者の脳にBCIデバイスを埋め込んだ。サラはかつて難治性のうつ病だった。「この治療を始めると、サラのうつ症状は消えていき、彼女は驚くほど早く快癒しました」と、神経科学者で精神科医のキャサリン・スキャンゴスはCNN

に語った。「それは、まるでスイッチを切り替えたかのようでした」[43]。一年後、サラにはうつ症状も治療の副作用もまったくなかった。

研究チームは、まず、サラが最悪のうつ症状を見せているときに活性化する脳領域のマッピングをした。その後、サラの脳内に細いワイヤを埋め込んで信号をブロックした。この治療は高度に個人化されていたこともあり、多くの患者に適用できるようになるには何年もかかると思われるが、非常に有望な手法である。チームがはじめて刺激を与えたとき、サラは「大声で笑い、喜びの感覚に浸った」と語った[44]。サラとは異なる種類の苦しみにかかわる脳領域をマッピングし、未来の人類の脳に同じような喜びを与えることができるだろうか。私たちはそうすべきだろうか。

ヘイロースポーツを買収したフロー・ニューロサイエンスは、経頭蓋直流電気刺激によって脳を変えるウェアラブルデバイスを提供する。オリンピック選手らが、二〇一六年のリオデジャネイロオリンピックで好成績を出すために運動野を刺激して練習成果を上げようとこのデバイスを使った[45]。同じテクノロジーが、現在ではうつ症状を軽減するために使用されている[46]。成功率は八三%だという。

うつ病の治療は苦しみの軽減と同じではない。サラはいまでも喜びと悲しみを経験するが、いまはうつ病がコントロールされているため、喜びと悲しみは以前より大きい。しかし、うつ症状を軽減するための治療は、トランスヒューマニストにとっては古くからの目的である人間であることの苦しみをなくすことに通じる。それは魅力的に聞こえるが、意図せざる結果をもたらすかもしれない。

著述家のジョエル・レンストロームは、人間であることの苦しみをなくそうというトランスヒューマニストの考えを「無責任で、社会を分断し、本質的に自己中心的である。なぜなら彼らはそうした苦しみが普遍的に望ましくないものであり、取り柄がないという前提に立っているからだ」と嘲笑気味に述べる[47]。もちろん、身体の痛みは、危険が差し迫っていることを教えてくれる。だが、と彼女は言う。悲しみや悲劇を乗り越えることは、逆境にあって生き延びる術を教えてくれるし、この先苦難に直面してもそれに負けない自信を与えてくれる。それに、悲しみと幸福という二元性があるからこそ「幸福がより強力になるのだ」。そして、私たちに感情的な経験の幅広さと奥深さを教えてくれる。最大限の幸福を得る代わりに苦しみに終止符を打とうとするのは、「なくしたい苦しみそのものを生み出すことにつながりかねない[48]」。

自分の意志通りに世界を変える

ニューロテクノロジー、ＡＩ、ロボット工学がますます発達すると、未来は私たちの意に沿ったものになり、私たちの精神に適応しつづけることになる。私たちがテクノロジーとかかわる主な手段がニューラルインタフェースになると、未来には政策が私たちの「集合的な認知資本」に与える影響にもとづいて評価されるようになる。そう述べたのは、カリフォルニア大学サンフランシスコ校法科大学院のエミリー・マーフィーである。「集合的な認知資本」は彼女の造語で、公共政策に対する新たなアプローチを意味する。そのアプローチによれば、計画や政策はそれが最大化すべき人類共通の財産である私たちの脳の健康と機能にどのような影響を与えるかにもとづいて評価される[49]。

ペンシルヴェニア州立大学の研究者たちが創造したいと考える未来では、人間の労働者はＥＥＧヘッドセットをつけて同僚のロボットに指令を与え、ロボットは仕事の速度を私たちの精神状態に応じて調整する[50]。ある実験では、研究参加者はＥＥＧヘッドセットをつけ、ヘッドセットが参加者のストレスと認知負荷の増減を検知した。同僚のロボットは、その結果に応じて仕事のペースを上げたり、下げたり、一定に保ったりして、人間の労働者がストレスを感じることなく最大の生産性を出せるようにした[51]。

マイクロソフトのヒューマンファクターズ・チームも、在宅勤務をする社員の脳の健康と機能にうまく対応するように同社の製品をデザインする。EEGヘッドセットが検知した情報のおかげで、チームは、ビデオ会議中に参加者が相手の視線の方向がわからなかったり、ボディランゲージや手のジェスチャーが見えなかったりすることを発見した。その結果、三〇～四〇分で疲労がたまり、それ以降は二時間にわたってストレスレベルが上がりつづける。だが、会議の途中で休憩を与えると、脳がリセットされてストレスレベルが下がり、会議を再開したときには集中力が戻っている。この結果から、マイクロソフトは会議のスケジュールを見直し、普及しているアウトルックのカレンダープログラムのデザインも再調整した。三〇分～一時間の会議が終了してから五分後に別のスケジュールを入れることで、社員が休憩を取れるようにしたのだ[52]。

芸術作品の鑑賞も私たちの脳に合わせたものになりはじめている。スタートアップ企業のキュージアムは、未来の美術館で私たちの脳が最大限の関心を維持できるように研究を重ねている。一〇か月をかけた研究によって、同社は美術館を訪れる人が本物の絵画を鑑賞したとき、同じ絵画の二次元画像をiPadで鑑賞したとき、iPhoneとペアリングしたオキュラスVRヘッドセットを通して鑑賞したときなど種々の条件下でその人の脳波を測定した。参加者の脳活動にもとづいて、同社は芸術作品をARやVRで鑑賞したときにも、没入感は本物を鑑賞したときより強いとまではいかずとも同等であることを突きとめた。こうした研究結果を鵜《う》呑《の》みにすべきではないだろうが（彼らの研究はサンプルサイズが小さい上に、研究を行った企業には自社のテクノロジーを美術館に売り込みたいという意図がある）、それでも仕事、芸術、テクノロジーにかんする私たちの経験が、脳活動を最適化するように常時適応する未来が待っているかもしれないのだ[53]。

アメリカ人チェロ奏者のヨーヨー・マや韓国系アメリカ人アーティストのリサ・パークも、ニューロテクノロジーを芸術活動に取り入れはじめている。二〇一六年、私はダボス会議で開かれた世界経済フォーラムでプレゼンテーションをした。そのあと、ヨーヨー・マが私のところにやって来て、音楽を聴くときに使える一般消費者向けのニューロテクノロジーにかんする有用な研究がないかと尋ねた。二年後、彼はモントリオールのダウンタウンにあるプラス・デ・ザール駅で行った無料コンサートで、彼の意図など何も知らないモントリオール市民の度肝を抜いた。コンサートにはエモーティブのオリヴィエ・ウーリエが参加していて、音楽が脳に与える影響を実証した[54]。

パークのプロジェクト「ユノイア」（ギリシア語で「美しい考え」という意味を持つ）は、彼女の脳波を音で「表現する」[55]。馬頭将器《ばとうまさき》は、東日本大震災の地震と津波が現地に残した爪痕を記録した。彼はＥＥＧヘッドセットを使って被災者の脳波を測定し、これを音楽として再生してアルバム「Brain Pulse Music」に収録した[56]。

人類２・０への移行はすでに始まっている。私たちの環境は飛躍的に脳波に反応するようになり、地殻変動が起きているのだ。

しかし、変化はすでに始まってはいるものの、人々の対話はまだ始まっていない。認知的自由と公益のバランスを取りたいなら、私たち全員が対話に参加すべきときだ。

今後取るべき道

二〇一〇年五月、Ｊ・クレイグ・ヴェンター研究所のある科学者チームが、世界初の自己複製する人工細胞をつくったと発表した。それは自然をつくり上げている化学物質とコンピュータプログラムを「両親」に持つ有機体である。メディアは「実験室で新しい生命体の作製に成功した」という「空恐ろしくも、素晴らしい」アイデアに騒然となった。(57)

時を置かず、バラク・オバマ大統領は今回の画期的成功について審議し、未来のための具体的な倫理的指針をまとめることを最優先課題とするように大統領諮問委員会に指示した。(58)私たちはこの課題に取り組むべく民主的な方法で慎重に審議した。既存の文献にあたり、科学者やエンジニア、宗教倫理学者や世俗倫理学者、今回の科学的進展に影響されるであろう、その他大勢の関係者の見解を聞いて意見交換した。公開の集会を開き、潜在的なリスクと恩恵を探り出すための科学的および倫理的なアプローチ、さらには世界における関連の法律および規制の枠組みにかんして、異なる見方にも耳を傾けて対話を重ねた。

このモデル――双方向の対話による民主的な審議――は、委員長のエイミー・ガットマン流の概念的枠組みであり、彼女の学識によって洗練されていた。委員会が発表した初の報告書「新たな方向性――合成生物学と新規技術の倫理」において、私たちは「特定の政策の立案と施行、さらに科学、テクノロジー、社会、価値観にかんして多様な人々のあいだで進行中の対話にさらなる人々の熱心な参加が重要であること(59)」を表明した。

このアプローチによって、生命保守主義者やトランスヒューマニストがより多くの共通点を見出すことが可能になるだろう。見解の異なる部分があったにしても、今回の進展には慎重な監視が必要になるという点においては一致を見た。世界中の政策立案者は、ニューロテクノロジーにかんして進行中の対話に人々を巻き込むことが必要になる。科学者や起業家は人々の脳から収集する情報の想定される使用目的について透明性を維持し、互いに異なる見解や広範な利害関係者の意見に耳を傾けるべきである。科学者は、異なる宗教に帰依する人々や世俗的伝統を守る人々、市民社会のグループ、その他の利害関係者の見解を聞いて尊重すると同時に、自身が会話の重要な参加者とならねばならない。科学的に何が可能で、何が不可能であるかを明確にしなくてはならないのだ。そのためには、科学者は一般大衆とのコミュニケーションの訓練を受ける必要がある。社会が科学や倫理のリテラシーを持つために、製造業者は明確で効果的な情報公開をしなくてはならない。私立財団、公共機関、政府のいずれにも果たすべき役割がある。私たちが報告書で述べたように、「科学研究と科学にかんする公的教育は相互に関係する、いや、互いに依拠する取り組みであると考えれば最大限の効果が得られる」[60]。神経科学とその関連のテクノロジーにかんする大衆のリテラシーは、認知的自由を構成する精神的プライバシー、自己決定、思想の自由にかかわる権利を行使する権能を人々に与える。

トランスヒューマニストは人間の過激な改変を主張する。だが、そのリスクについてはどう考えればいいだろうか。

私の委員仲間であり、ヴァージニア大学の哲学者でもあった故ジョン・アラスは、こう問いかけた。「実際に起きる可能性は低いが、起きれば影響の大きい事象に対処する適切な方法は何だろうか。〔……〕一つの方法はとにかく動いてみることだ。まず全力で試して、リスクについてはあとで考える。この方法は科学の自由の価値を支持し、そこから得られる恩恵に注目する。もう一方の極端な方法は〔……〕慎重にも慎重になることだ。〔……〕だが、研究するにあたり、これほど極端にならずにすむ方法があるはずだ」。アラスはアリストテレスが提唱した中庸の道を選んだ。まず、問題の答えをすべて列挙する。それから、推論と現実を踏まえた考察とにもとづく知見を示せばよい。これが、委員会が達した見解だった。「私たちはそれを慎重な警戒心と呼ぶ」と、アラスは説明する。「私たちはリスクが生じても評価を継続することを提案する。研究は進めるが、さまざまな安全対策を講じるのだ」[61]

ニューロテクノロジーによって生じるリスクの評価を継続する努力は、すでに始まっている。思いつくものだけを挙げても、経済協力開発機構（ＯＥＣＤ）、国際連合、欧州評議会、国際脳神経倫理学会、ＩＥＥＥ ＢＲＡＩＮイニシアティブ、脳神経権財団などが、ニューロテクノロジーにかかわる倫理委員会を設置し、ニューロテクノロジーの倫理面の進展について議論した。企業の役員や学者から成るこのグループは、ホワイトハウスのタスクフォース（作業部会）に、「応用ニューロテクノロジーの効果的なガバナンスのための指針を示すよう要請した」。私たちの大統領諮問委員会は報告書（『Gray Matters』）で同様の対話の試みを始めたが、二〇一七年以降は対話を継続するために必要な権限のある委員会が一度も開かれていない。

他の破壊的なテクノロジーの中には、指針となる効果的なモデルや最善の適用法が開発されているものもある。科学者にＤＮＡの正確な編集テクノロジーを提供したクリスパー（ＣＲＩＳＰＲ）は、国際的な注目と対話につながったため、社会に最大限の恩恵を与えるための倫理規範が策定された。スタンフォード大学の法学部教授ヘンリー・Ｔ・グリーリーが、このときの議論の経緯を記録した。[62]

二〇一五年一月、科学者、倫理学者、法学者などの小グループが集まり、クリスパーをヒトに適用した場合にもっとも倫理的にきわどい懸念が生じる事案――ヒト胚《はい》の編集（この行為は、私たちの「生殖細胞」のＤＮＡ、つまり卵細胞と精細胞によって未来世代に受け継がれるＤＮＡを変容させて、未来世代に影響を与える可能性がある）――について討議した。グループは、すみやかに統一見解に達した。クリスパーは人類にとって重要な進展であるが、まだヒトの生殖細胞に使用される段階にはないというのである。彼らは意見書を公開し、その中で生殖細胞への応用を思いとどまるべきであり、クリスパー技術の使用の是非を審議する諸分野の専門家から成る国際的フォーラムを開くべきであると指摘した。[63]

すぐに、米国科学アカデミーと全米アカデミーズが、未来の対話のためにヒトゲノム・イニシアティブを立ち上げた。このイニシアティブは、ヒトゲノム編集にかんする国際サミットを二〇一五年末に開催した。サミットはイギリス王立協会と中国科学院による共同開催だった。会議を計画した委員会は、次のような声明を最後に発表した。「安全と効果の問題が解決されないかぎり、あるいは解決されるまでは、生殖細胞系列の臨床使用を進めるのは無責任である」。彼らは、クリスパー技術の将来における応用にかんして「社会の広範な合意」を得るために対話を継続することを求めた。[64]

この広範な合意を取りつけるため、諸科学、医学、公共政策、患者グループと患者支援グループ、産業界などの代表を集めて国際フォーラムを開催するには、政府の財政支援と参画が重要であると彼らは強調した。こうした対話を実のあるものにするため、ヒトゲノム・イニシアティブが中心となり、最終的に二〇一七年に「二つのアカデミーの『公式声明』」が公表されるにいたった。[65]

クリスパーのリスクを最小限にとどめる道はけっして平坦ではなかった。二〇一八年一一月に香港で開催されたヒトゲノム編集にかんする国際サミットでの衝撃的な発表は、警戒を怠ってはならないことを私たちに気づかせた。中国深圳《しんせん》市のある研究者が、HIV感染を防ぐ目的でヒト胚のゲノム編集にクリスパー技術を使ったことをサミットで明らかにしたのだ。さらに衝撃的だったのは、それらのヒト胚をある女性の子宮に移し、女性が妊娠して遺伝子改変された双子を出産したことだった。サミット開催委員会、世界の科学アカデミー、著名な科学リーダーたちは、この研究を「きわめて不穏当」で「無責任である」と糾弾した。

中国の研究者の倫理にもとる行為は、国際規範が思惑通りに機能しなかったために起きたとも考えられる。しかし私は、この事例はまさにその逆のことを教えてくれると思う。彼の行為は確立された規範に沿っていなかったため、世界各地からただちに非難の声が上がり、その舌鋒《ぜっぽう》は鋭かった。おかげで、他の科学者が彼と同じ道を歩むことを防げた。彼が犯した重大な過失は、規範とその執行の関係に注意を喚起する。つまり、慎重な警戒心を持つということは、新しく生まれるテクノロジーを定期的に監視し、リスクがある場合には関連の法規制を適用することを意味するのだ。

二〇一八年一一月のサミット後、世界のさまざまなアカデミーが「科学者、臨床医、規制当局者のためにヒト生殖細胞系列の適切な使用の枠組みを定める」目的で委員会を設置した[66]。この委員会は研究が進むにつれて新たに生まれるテクノロジーを監視し、関係者との対話を継続し、世界中の規制当局のためのガバナンス指針を提供する。

ニューロテクノロジーについても、同様の国際的な監視機関を設置すべきときが来ている。社会を民主的な議論に巻き込み、ニューロテクノロジーの進展について慎重な警戒心を維持するのだ。監視機関は、世界の科学団体の代表者、倫理学者、宗教関係者、市民団体の代表者、患者とその家族、その他あらゆる関係者を含む、社会の縮図とも言える構成でなくてはならない。また各国が、ニューロテクノロジーの発達と個人の自由とのあいだで適切なバランスを保ち、国際的な人権を国や地方のレベルでも守るよう決意と関心を新たにする必要がある。

私たちは、トランスヒューマニズムの現在進行中のプロジェクトについてまだあらゆるリスクと恩恵を把握しているわけではない。しかし、科学の発展とそのリスクを継続して評価し、ニューロテクノロジーが人類に与える恩恵を最大限に利用することは可能である。

第10章　認知的自由について

ショシャナ・ズボフが「監視資本主義」という概念を提唱したときには、多くの人の個人データはすでに商品化され、それを取り戻す術はないと言っても過言ではなかった。だが、ニューロテクノロジーの場合は、脳が同じ道をたどるのを防ぐのにまだ遅すぎるということはない。人類はいま岐路に立っている。もう夜明けがそこまでやって来ているニューロテクノロジーは、人々の人生をよくすることも、ディストピア的な未来を招くことも可能だ。後者の場合には、脳すらハッキングとトラッキングの対象となる。だが、私たちはまだ選択することができる。

どうすれば正しい道を選べるだろうか。それは、「認知的自由」は人間の新しい権利であると認識することから始まる。法学者のブランドン・L・ギャレット、ローレンス・ヘルファー（国連の規約人権委員会のアメリカ代表にも選ばれている）、そしてジェイン・ハッカビーが、最近の論文で国際的に認められるべき新たな人権を提案した。ある犯罪にかんして有罪が決定した人が無罪を主張できる権利である。三者によれば、こうした人権を認めることによって、「象徴、戦略、規範、施行にかかわる大きな恩恵」[1]を得ることができるという。第一に、明確なグローバル規範を示すという象徴的な意味がある。第二に、社会グループに戦略上の権限を与え、彼らにその権利の輪郭をさらに定義するよう促す。第三に、世界中で冤罪《えんざい》の主張を認めるように既定の規範を変更する。第四に、この権利を施行メカニズムが確立された既存の法的枠組み内における人権とすることができる。[2] 彼らのアプローチは、認知的自由が新しい人権であると認識することがなぜ重要であるのか、また、そうすることによってその権利が影響を与える他の諸々の人権――プライバシーの権利、思想の自由の権利、自分の脳と精神的経験にかんする自己決定の権利――のアップデートがどのようにして可能になるのかを示す。

認知的自由が国際的人権であると認識されれば、自分の身体的経験だけでなく精神的経験をも保護することが、法的に優先事項であることが明確になる。そうすることによって、ニューロテクノロジーの使用――それがヘルスケア、教育、職場、軍事のいずれの場合でも――にかんする未来の対話の指針となる。[3] ニューロテクノロジーが発達し、政府や企業がますます人の脳の中、つまり人が感じていること、考えていることに侵入するようになっていく昨今、認知的自由を認めることの象徴的な恩恵には計り知れないものがある。ジョン・スチュアート・ミルは、著書『自由論』において「人間の自由にふさわしい領域」として「意識という内面の世界」を挙げている。しかし、彼が生きた世界は精神ですら白日の下にさらされるような場所ではなかった。いまや、私たちのプライバシーを守る最後の砦が危機を迎えている。したがって、自由の概念のアップデートが急務となっている。

認知的自由の権利を認めることは、ニューロテクノロジーを歓迎する多くの理由のみならず、個人を保護する適切な方策のない状態でニューロテクノロジーを使用した場合の重大なリスクをも浮き彫りにする。このことは、人の内面の世界を保護することによって、ニューロテクノロジーのリスクを最小限度にとどめようとする、最近盛んになりつつある社会運動を促進するだろう。そして、国家、企業、個人に他者の認知的自由を尊重する義務があり、仮にこれらの義務を怠るならば説明責任が生じることを明確にするに相違ない(4)。

一部の国では、国際人権法はあらゆる既存の法律あるいは相反する法律に優先するので、ただちに発効する。中には、特定の状況においてのみ、認知的自由の権利を認める法律を適用する国もある。たとえば、雇用主が職場でニューロテクノロジーを使用することを規制したり、収集できる脳波データを制限したりする場合である。国際法における既存の組織や機関も認知的自由の権利の侵害監視に役立つだろう。

ギャレット、ヘルファー、ハッカビーが述べるように、新たな権利を認めるプロセスは、「『旧来の人権の曖昧な部分を洗い出すこと』［……］または『旧来の人権の新しく認められた部分』を明確にすること」を含む(5)。または新しい「一般的意見」を策定し、認知的自由の権利とそれが包含する権利の束との関係を明らかにし、個々の状況にどう対応するかを定義、詳述することもできる。また、新たな認知的自由の権利から派生した他の権利やその影響を、この新たな権利と齟齬《そご》を来たさないようにアップデートする必要がある。

国際的人権は時を経て進化することが想定されており、それは世界情勢の変化に対処するためである。対処はさまざまな過程によって起きる。たとえば、規約人権委員会のようなガバナンス団体による観察と提案、国内事件における司法の見解、既存の一般的意見（認められた権利の意味と範囲をどう理解すべきかについて見解を述べる文書）の改訂などである。

プライバシーにかんする既存の権利の、精神的プライバシーにかんする部分を明示的にすれば、ほとんどの場合に脳と精神的プロセスを他者から守ることができるだろう。脳から得られた個人を特定できる情報や、自動的な（反射的な）過程、記憶、内なる声（内言）も保護できるのだ。精神的プライバシーは相対的な権利であることから、他者のプライバシー領域への侵入は国際法における合法性、必要性、比例原則の三要件を満たす必要がある。精神的プライバシーの侵害を認めるような法律――たとえば、雇用主が特定の従業員の疲労度を監視することを認める法律――はあるだろうか。トラック事故による大勢の人の死亡事故を防ぐというやむを得ない観点から、社会の利益のためにそのような監視を認める法律があるだろうか。人権に与える影響は、そうした監視によって得られる社会の利益に比例する（見合う）だろうか。当人以外の他者が大きな恩恵に浴することを許すために、必要以上にある人の人権を侵害していないだろうか。

これに対して、思想の自由は絶対的な人権なので、宗教の自由以外の文脈に適用するには思想の自由の理解をアップデートする必要がある。したがって思想の自由の権利は、強力な思想（記憶、内言、心象など）にのみ慎重に適用すべきであると解釈する必要がある。この点に留意すれば、人々の日常的な交流を違法とすることが避けられよう。

自己決定の権利が与えられないのであれば、人は他の人権を行使することができない。したがって、世界中で暗黙的であった権利を明示的にする必要がある。それらの権利には、自分にかんする情報にアクセスする自己決定の権利、自分の脳や精神の経験をどう変えるかを選択する権利、その他種々の選択をする能力の権利が含まれる。最後の権利は、人の精神を無力にしたり、コントロールしたりすることを違法にすることによって実現できるだろう。精神的プライバシーの権利と同じく、こうした権利は相対的権利であるが、他の権利を行使する上で欠かせないので、必要性と比例原則の要件が満たされることがめったにない。

ニューロテクノロジーが日常生活の一部となり、より多くの利益とリスクが生じると、それに応じて他の権利もアップデートし、これらの利益とリスクを広く一般に知らしめる必要が出てくる。だが、そうした利益やリスクが生じるのを待って行動するのでは十分でない。もしそのような措置しか取らないのであれば、社会が明るい未来を迎える機会をまたしても逸することになるだろう。

脳と精神の経験にかんする認知的自由を権利として認める機会はとうの昔に過ぎてしまっている。慎重な警戒心と民主的な議論によって、この自由が時を経て進化するか、あるいは進化すべきかを早急に検討、決定するプロセスを継続すべきである。

謝辞

本書は、私が一〇年以上にわたって積み重ねてきた思考、調査、会話、学術研究、プレゼンテーション、対話の成果をまとめたものである。このプロジェクトにかかわり、その完遂のために支援してくれた多くの方々に感謝している。すべての人の名前を挙げてはいないが、どの人も私がこの本で何を、どう読者に伝えるかに重要な影響を与えてくれた。

この本の出版に際しては、以下の方々にひとかたならぬご尽力を賜った。私の出版エージェントのジェイムズ・レヴァインは、本書が徐々に形をなしていく上で一〇年近くという長きにわたっていつも力になってくれた。彼は本書の内容と文章を明快にする作業に忍耐強く取り組み、時間と労力をいささかも惜しまなかった。セント・マーティンズ・プレスの、非凡で優秀な編集者ティム・バートレットと一緒に仕事をする機会に恵まれた私はとても幸運だった。彼は私とこの本の重要性を信じ、その内容と文章について重要なフィードバックを与えてくれた。アーサー・ゴールドワグは、フィードバック、編集事項、ヒント、追加情報を提案し、私を励ましつづけてくれた。また、執筆プロセスや本書の内容について私に自信を授けてくれた。トビー・レスターは、この本とどう向き合い、どのように持論を展開するかについて、初期の段階ですばらしいフィードバックを与えてくれた。エリアーニ・トーレスが原稿整理の時点でたくさんの提案をしてくれたおかげで、本書の読みやすさと簡明さは格段に上がったと思う。

脳神経倫理学、法学、哲学の分野における大勢の友人や同僚は、コメント、会話の機会、励ましをくれた。深く感謝している。ヘンリー・「ハンク」・グリーリーは、プロジェクトが無事完了するように何度も進捗状況を確認し、思慮深い助言や激励の言葉をくれた。ニコラス・クイン・ローゼンクランツは、本書の論理的展開を整理するのに手を貸し、重要な局面で貴重な洞察を提供してくれた。アレックス・ローゼンバーグとグレン・コーエンは、初期段階の草稿を読み、そこに書かれたメッセージに磨きをかけてくれた。マリン・レヴィーとラハレ・ナスリは、私の話に幾度となく耳を傾け、本書の視点を再確認する手伝いをしてくれた。本書のテーマにかんする私の持論は多くの方々との意見交換によって変化したが、その一部は、本書の核心に触れる部分にかんして次の方々と語り合ううちに起きたものである。それらの方々は、ギー・チャールズ、エスター・ダイソン、リンダ・アヴェイ、ギャヴァン・フィッツシモンズ、デイヴィッド・ホフマン、ジョリン・デリンジャー、エミリー・マーフィー、ローレンス・ヘルファーなどである。私がデューク大学ロースクール（法科大学院）や世界中の同僚、そして講演の聴衆に自分の考えを披露した際、彼らは賢明で刺激的な質問をすることでさまざまな意味において貢献してくれた。

レイチェル・ザカリアスやディラン・ストーンサイファーなど、研究助手たちには大いに助けてもらった。アシスタントのアヴァ・レインは、倦《う》むことなく引用文を再確認して形式を整え、私が執筆に没頭できる時間を生み出してくれた。本を書く作業はたくさんの人の力を要するもので、オーペア制度で我が家に来てくれた外国からの留学生やベビーシッターたちも私に時間を与えてくれたし、ポモドーロが集中して書くことを可能にしてくれた。

こうした生活が続くなか、私の家族——両親のアミールとアフサネ・ファラハニー、姉妹のアヴァとアマンダ、夫のティード、娘のアリステラとアレクトラ——は忍耐強く、優しい支えとなり、最後までプロジェクトをやり抜くための好奇心、愛情、支援を与えてくれた。アマンダは多くの章の草稿を読み、熱意と重要なフィードバックをくれた。両親は深く考えるように私を励まし、私が自分の考えを共有してもらうために本書で紹介したエピソードのヒントを与えてくれた。亡くなった娘のカリスタは私の世界観を変えた。彼女の短かった人生と記憶のおかげで、私は思いやりのある人間になれたし、以前に比べてよい倫理学者になったと思う。

すべての人に、ありがとうと言いたい。

Nita A. Farahany:
THE BATTLE FOR YOUR BRAIN: Defending the Right to Think Freely in the Age of Neurotechnology
Copyright © 2023 by Nita A. Farahany

Japanese translation published by arrangement with Nita A. Farahany
c/o Levine Greenberg Rostan Literary Agency through The English Agency (Japan) Ltd.

ニューロテクノロジー
——脳《のう》の監視《かんし》・操作《そうさ》と人類《じんるい》の未来《みらい》

2024年11月20日　初版印刷
2024年11月30日　初版発行

著　者　ニタ・A・ファラハニー
訳　者　鍛原多恵子
装　幀　松田行正
発行者　小野寺優
発行所　株式会社河出書房新社
〒162-8544　東京都新宿区東五軒町2-13
電話　03-3404-1201［営業］　03-3404-8611［編集］
https://www.kawade.co.jp/
組　版　株式会社創都
印　刷　光栄印刷株式会社
製　本　小泉製本株式会社
Printed in Japan
ISBN978-4-309-30041-2
落丁本・乱丁本はお取り替えいたします。
本書のコピー、スキャン、デジタル化等の無断複製は著作権法上での例外を除き禁じられています。本書を代行業者等の第三者に依頼してスキャンやデジタル化することは、いかなる場合も著作権法違反となります。

ニタ・A・ファラハニー（Nita A. Farahany）
米国デューク大学法科大学院の法学・哲学特別教授。新しいテクノロジーの社会・法・倫理的影響についての研究で第一線に立つ。2010年、バラク・オバマ政権下で「生命倫理問題の研究に関する大統領諮問委員会」委員に就任（〜2017年）。TED、世界経済フォーラム年次総会（ダボス会議）をはじめ、研究者・実業家・一般市民などに向けた講演を行っており、メディアでも積極的に発言している。

鍛原多惠子（かじはら・たえこ）
翻訳家。米国フロリダ州ニューカレッジ卒業（哲学・人類学専攻）。訳書に、D・ジョエル＆L・ヴィハンスキ『ジェンダーと脳』（紀伊國屋書店）、M・シェルドレイク『菌類が世界を救う』（河出書房新社）、D・クリスチャン『「未来」とは何か』（共訳、NewsPicks パブリッシング）など多数。

索引

（太字イタリック体の数字は本書巻末の「原注」のページ番号を、
その後ろの「注」の数字は注番号を指しています）

さ行

わ行

英数字

原注

（邦訳のあるものについては書誌情報を示しましたが、
本文中での引用文はとくに注記のないかぎり独自訳です）

はじめに

（1） Michal Teplan, "Fundamentals of EEG Measurement," *Measurement Science Review* 2, no. 2, §2 (2002): 1–11, http://www.edumed.org.br/cursos/neurociencia/MethodsEEGMeasurement.pdf

（2） "All About EMG," Noraxon USA, accessed July 14, 2022, https://www.noraxon.com/all-about-emg/

（3） Yisi Liu, Olga Sourina, and Minh Khoa Nguyen, "Real-Time EEG-Based Emotion Recognition and Its Applications," in *Transactions on Computational Science XII*, ed. Marina L. Gavrilova et al., Lecture Notes in Computer Science, vol. 6670 (Berlin: Springer, 2011): 256–77, https://doi.org/10.1007/978-3-642-22336-5_13

（4） Robin R. Johnson et al., "Drowsiness/Alertness Algorithm Development and Validation Using Synchronized EEG and Cognitive Performance to Individualize a Generalized Model," *Biological Psychology* 87, no. 2 (May 2011): 241–50, https://doi.org/10.1016/j.biopsycho.2011.03.003

（5） Narendra Jadhav, Ramchandra Manthalkar, and Yashwant Joshi, "Effect of Meditation on Emotional Response: An EEG-Based Study," *Biomedical Signal Processing and Control* 34 (2017): 101–13, https://doi.org/10.1016/j.bspc.2017.01.008

（6） Emily A. Vogels, "About One-in-Five Americans Use a Smart Watch or Fitness Tracker," Pew Research Center, January 9, 2020, https://www.pewresearch.org/fact-tank/2020/01/09/about-one-in-five-americans-use-a-smart-watch-or-fitness-tracker/

（7） "The Rise of mHealth Apps: A Market Snapshot," *Best Practices* (blog), Liquid State, March 26, 2018, updated November 12, 2019, https://liquid-state.com/mhealth-apps-market-snapshot/

（8） Expert Market Research, *Global Neurotechnology Market Report and Forecast 2022–2027*, Report Summary, accessed July 14, 2022, https://www.expertmarketresearch.com/reports/neurotechnology-market

（9） Ned Herrmann, "What Is the Function of the Various Brainwaves?," *Scientific American*, December 22, 1997, https://www.scientificamerican.com/article/what-is-the-function-of-t-1997-12-22/

（10） Ingrid Johnsen Haas, Melissa N. Baker, and Frank Gonzalez, "Who Can Deviate from the Party Line? Political Ideology Moderates Evaluation of Incongruent Policy Positions in Insula and Anterior Cingulate Cortex," *Social Justice Research* 30, no. 4 (2017): 355–80, https://doi.org/10.1007/s11211-017-0295-0

（11） Julia A. Onton, Dae Y. Kang, and Todd P. Coleman, "Visualization of Whole-Night Sleep EEG from 2-Channel Mobile Recording Device Reveals Distinct Deep Sleep Stages with Differential Electrodermal Activity," *Frontiers in Human Neuroscience* 10 (2016): 605, https://doi.org/10.3389/fnhum.2016.00605

（12） Lisa M. Diamond and Janna A. Dickenson, "The Neuroimaging of Love and Desire: Review and Future Directions," *Clinical Neuropsychiatry* 9, no. 1 (2012): 39–46, https://www.researchgate.net/publication/229424231_The_Neuroimaging_of_love__and_desire_Review_And_future_directions

（13） Iris Schutte, J. Leon Kenemans, and Dennis J. L. G. Schutter, "Resting-State Theta/Beta EEG Ratio Is Associated with Reward- and Punishment-Related Reversal Learning," *Cognitive, Affective, & Behavioral Neuroscience* 17, no. 4 (2017): 754–63, https://doi.org/10.3758/s13415-017-0510-3

(14) Andras Horvath et al., "EEG and ERP Biomarkers of Alzheimer's Disease: A Critical Review," *Frontiers in Bioscience-Landmark* 23, no. 2 (January 2018): 183–220, http://dx.doi.org/10.2741/4587
(15) Jennifer J. Newsom and Tara C. Thiagarajan, "EEG Frequency Bands in Psychiatric Disorders: A Review of Resting State Studies," *Frontiers in Human Neuroscience* 12 (2019): 521, https://doi.org/10.3389/fnhum.2018.00521
(16) Knut Engedal et al., "The Power of EEG to Predict Conversion from Mild Cognitive Impairment and Subjective Cognitive Decline to Dementia," *Dementia and Geriatric Cognitive Disorders* 49, no. 1 (2020): 38–47, https://doi.org/10.1159/000508392
(17) "What is the BRAIN Initiative," National Institutes of Health, accessed July 14, 2022, https://braininitiative.nih.gov
(18) Hai Jin, Li-Jun Hou, and Zheng-Guo Wang, "Military Brain Science — How to Influence Future Wars," *Chinese Journal of Traumatology* (in English) 21, no. 5 (2018): 277–80, https://doi.org/10.1016/j.cjtee.2018.01.006
(19) "L'Oreal, in Partnership with Global Neurotech Leader, EMOTIV, Launches New Device to Help Consumers Personalize Their Fragrance Choices," Emotiv, March 21, 2022, https://www.emotiv.com/news/loreal-in-partnership-with-emotiv-neurotech-leader/
(20) *The Autobiography of John Stuart Mill* (Krumlin, UK: Ryburn, 1992).〔『ミル自伝』、朱牟田夏雄訳、岩波文庫、1960年〕

第1章　最後の砦

(1) "All About EMG," Noraxon USA, accessed August 17, 2022, https://www.noraxon.com/all-about-emg/
(2) Sara Goering et al., "Recommendations for Responsible Development and Application of Neurotechnologies," *Neuroethics* 14 (2021): 365–86. https://doi.org/10.1007/s12152-021-09468-6
(3) Marcello Ienca and Roberto Adorno, "Towards New Human Rights in the Age of Neuroscience and Neurotechnology," *Life Sciences, Society and Policy* 13 (2017).
(4) Paul Buchheit, "On Gmail, AdSense and More," *BlogScoped*, July 16, 2007, http://blogoscoped.com/archive/2007-07-16-n55.html
(5) *Search Engine Market Share in 2022*, Oberlo, 2022, https://www.oberlo.com/statistics/search-engine-market-share
(6) Ben Gilbert, "How Facebook Makes Money from Your Data, in Mark Zuckerberg's Words," *Business Insider*, April 11, 2018, https://www.businessinsider.com/how-facebook-makes-money-according-to-mark-zuckerberg-2018-4
(7) Shoshana Zuboff, "Big Other: Surveillance Capitalism and the Prospects of an Information Civilization," *Journal of Information Technology* 30 (2015): 75–89, https://doi.org/10.1057/jit.2015.5
(8) Emil Protalinski, "CTRL-Labs CEO: We'll Have Neural Interfaces in Less Than 5 Years," *VentureBeat*, November 20, 2019, https://venturebeat.com/2019/11/20/ctrl-labs-ceo-well-have-neural-interfaces-in-less-than-5-years/
(9) Elise Reuter, "4 Takeaways from the 23&Me's Planned SPAC Deal," *MedCityNews*, February 7, 2021, https://medcitynews.com/2021/02/four-takeaways-from-23mes-planned-spac-deal/
(10) Charles Seife, "23andMe Is Terrifying, but Not for the Reasons the FDA Thinks," *Scientific American*, November 27, 2013, https://www.scientificamerican.com/article/23andme-is-terrifying-but-not-for-the-reasons-the-fda-thinks/

（11） Emil Protalinski, “Ctrl-Labs CEO: We'll Have Neural Interfaces in Less Than 5 Years,” *VentureBeat*, November 20, 2019, https://venturebeat.com/2019/11/20/ctrl-labs-ceo-well-have-neural-interfaces-in-less-than-5-years/

（12） Nick Statt, “Facebook Acquires Neural Interface Startup CTRL-Labs for Its Mind-Reading Wristband,” *Verge*, September 23, 2019, https://www.theverge.com/2019/9/23/20881032/facebook-ctrl-labs-acquisition-neural-interface-armband-ar-vr-deal

（13） Rachel Sandler, “Facebook Acquires Brain Computing Startup CTRL Labs,” *Forbes*, September 23, 2019, https://www.forbes.com/sites/rachelsandler/2019/09/23/facebook-acquires-brain-computing-startup-ctrl-labs/

（14） Adario Strange, “Facebook Chief Mark Zuckerberg Talks Immersive Remote Video & AR Smartglasses Following Major Reveals from Snap & Google,” *Next Reality News*, June 4, 2021, https://next.reality.news/news/facebook-chief-mark-zuckerberg-talks-immersive-remote-video-ar-smartglasses-following-major-reveals-from-snap-google-0384706/

（15） Strange, “Facebook Chief Mark Zuckerberg Talks Immersive Remote Video & AR Smartglasses Following Major Reveals from Snap & Google.”

（16） Zongkai Fu, Huiyong Li, Zhenchao Ouyang, Xuefeng Liu, and Jianwei Niu, “Typing Everywhere with an EMG Keyboard: A Novel Myo Armband-Based HCI Tool,” *Algorithms and Architectures for Parallel Processing*, Lecture Notes in Computer Science, vol. 12452, ed. Meikang Qiu (Cham, Germany: Springer, 2020), https://doi.org/10.1007/978-3-030-60245-1_17

（17） “Mark Zuckerberg Teases Wearable Tech with Neural Interface in Facebook Post,” *Reuters*, May 4, 2022, https://www.reuters.com/technology/mark-zuckerberg-teases-wearable-tech-with-neural-interface-facebook-post-2022-05-04/

（18） Tommy Palladino, “Facebook's Smartwatch Will Eventually Include CTRL-Labs Tech for Smartglasses Control, Report Says,” *Next Reality News*, June 9, 2021, https://next.reality.news/news/facebooks-smartwatch-will-eventually-include-ctrl-labs-tech-for-smartglasses-control-report-says-0384724/

（19） Chris Smith, “Apple Hints AirPods Might Get an Awesome Hidden Feature Soon,” *BGR*, June 16, 2021, https://bgr.com/tech/new-airpods-features-sensor-fusion-health-data/

（20） “Enterprise Neurotechnology Solutions,” Emotiv, accessed August 18, 2022, https://www.emotiv.com/workplace-wellness-safety-and-productivity-mn8/

（21） Steven Levy, “This Startup Wants to Get in Your Ears and Watch Your Brain,” *Wired*, April 14, 2022, https://www.wired.com/story/nextsense-wants-to-get-in-your-ears-and-watch-your-brain/

（22） David Phelan, “AirPods Pro: Apple Hints at Amazing New Direction for Future AirPods,” *Forbes*, June 16, 2021, https://www.forbes.com/sites/davidphelan/2021/06/16/airpods-pro-apple-hints-at-amazing-new-direction-for-future-airpods/?sh=a016cba5cf7a

（23） Brian Heater, “Snap Buys Mind-Controlled eadband Maker, NextMind,” *Tech runch*, March 23, 2022, https://techcrunch.com/2022/03/23/snap-buys-mind-controlled-headband-maker-nextmind/

（24） Phoebe Weston, “Battle for Control of Your Brain: Microsoft Takes On Facebook with Plans for a Mind-Reading Headband That Will Let You Use Devices with the Power of Thought,” *Daily Mail*, January 16, 2018, https://www.dailymail.co.uk/sciencetech/article-5274823/Microsoft-takes-Facebook-mind-reading-technology.html; Cyptocurrency System Using Body Activity Data, US Patent 20200097951, filed September 21, 2018, and issued March 26, 2020, Microsoft Technology Licensing, LLC.

（25） Hugo D. Critchley, “Psychophysiology of Neural, Cognitive, and Affective Integration: fMRI and

Autonomic Indicants," *International Journal of Psychophysiology* 73, no. 2 (2009): 88–94, https://doi.org/10.1016/j.ijpsycho.2009.01.012

(26) Gillian Grennan et al., "Cognitive and Neural Correlates of Loneliness and Wisdom During Emotional Bias," *Cerebral Cortex* 31, no. 7, (March 2021): 3311–22, https://doi.org/10.1093/cercor/bhab012

(27) Bastian Schiller et al., "Theta Resting EEG in the Right TPJ Is Associated with Individual Differences in Implicit Intergroup Bias," *Social Cognitive and Affective Neuroscience* 14, no. 3, (March 2019): 281–89, https://doi.org/10.1093/scan/nsz007

(28) Mario Frank et al., "Using EEG-Based BCI Devices to Subliminally Probe for Private Information," in *Proceedings of the 2017 on Workshop on Privacy in the Electronic Society* (New York: Association for Computing Machinery, 2017): 133–36, https://doi.org/10.1145/3139550.3139559

(29) Bruno Martin, "Cybersecurity to Guard Against Brain Hacking," *OpenMind BBVA*, January 21, 2020, https://www.bbvaopenmind.com/en/technology/digital-world/cybersecurity-to-guard-against-brain-hacking/

(30) Martin Kaste, "Think Internet Data Mining Goes Too Far? Then You Won't Like This," *All Things Considered*, NPR, May 29, 2014.

(31) Ed Brown, "China May Be Using AI to Determine People's Response to 'ThoughtEducation,'" *Newsweek*, July 4, 2022, https://www.newsweek.com/xi-jinping-china-brain-waves-political-thought-education-ccp-ai-1721547

(32) Hayley K. Jach et al., "Decoding Personality Trait Measures from Resting EEG: An Exploratory Report," *Cortex* 130 (September 2020): 158–71, https://doi.org/10.1016/j.cortex.2020.05.013

(33) Sara Goering et al., "Recommendations for Responsible Development and Application of Neurotechnologies," *Neuroethics* 14 (April 2021): 365–86, https://doi.org/10.1007/s12152-021-09468-6

(34) Dimitri Van De Ville et al., "When Makes You Unique: Temporality of the Human Brain Fingerprint," *Science Advances* 7, no. 42 (October 2021), https://doi.org/10.1126/sciadv.abj0751

(35) "IKEA's Bizarre Brain Wave Test for Wannabe Belgian Rug Buyers," *Stuff*, May 24, 2019, https://www.stuff.co.nz/life-style/homed/decor/112983634/ikeas-bizarre-brain-wave-test-for-wannabe-belgian-rug-buyers

(36) *IKEA Heart Scanner*, art event by IKEA, Ogilvy Group, Brussels, Belgium, April 2019, https://www.adforum.com/talent/82210280-gabriel-araujo/work/34594846

(37) 2021年 6 月24日に、Kevin Schoeninger が著者に語った言葉。

(38) "HeartMind Alchemy Lab," Facebook group, https://www.facebook.com/groups/heartmindalchemylab

(39) Mary Madden, "Public Perceptions of Privacy and Security in the Post-Snowden Era," Pew Research Center, Washington, DC (November 12, 2014), https://www.pewresearch.org/internet/2014/11/12/public-privacy-perceptions/

(40) Dulce Ruby, "It's Flowtime: 1st Look at the Biosensing Meditation Tool," *Soul Traveler*, January 7, 2018, https://soultraveler.co/journal/its-flowtime/

(41) Ben Goertzel, "SingularityNET Partners with Chinese Neurotechnology Firm Entertech," *SingularityNet*, November 22, 2018, https://blog.singularitynet.io/singularitynet-partners-with-the-chinese-neurotechnology-firm-entertech-58d25f0a5ecc

(42) "Privacy Policy," Flowtime, last modified June 27, 2019, https://www.meetflowtime.com/privacy-policy

(43) Goertzel, "Chinese Neurotechnology Firm Entertech."

(44) Saoirse Kerrigan, "15 Amazing MIT Student Projects of the Past 10 Years," *Interesting Engineering*, June 26, 2018, https://interestingengineering.com/15-amazing-mit-student-projects-of-the-past-10-years

(45) "Multimer Data," Company Profile, Tracxn, last modified June 21, 2022, https://tracxn.com/d/

companies/multimer-data/__gYfMVvLs0FIpsJ8_nPkaFz4mJ0sY3KZCk5pQP2yVvb0

(46) "Privacy Policy (Basics)," Mind-Monitor, accessed August 19, 2022, https://mind-monitor.com/FAQ.php#privacy

(47) David Heinzmann, "Home Security Video Captures Close-Up Images of Gunman Killing Companion at Point-Blank Range in Rogers Park," *Chicago Tribune*, July 3, 2020, https://www.chicagotribune.com/2020/07/03/home-security-video-captures-close-up-images-of-gunman-killing-companion-at-point-blank-range-in-rogers-park/

(48) Nita A. Farahany, "Incriminating Thoughts," *Stanford Law Review* 64, no. 2 (March 2012): 351; Nita A. Farahany, "Searching Secrets," *University of Pennsylvania Law Review* 160 (2012): 1239–1308.

(49) Esther Landhuis, "Neuroscience: Big Brain, Big Data," *Nature* 541 (2017): 559–61, https://doi.org/10.1038/541559a

(50) US Army CCDC Army Research Laboratory Public Affairs, "Army Develops Big Data Approach to Neuroscience," US Army, February 5, 2020.

(51) Meysam Golmohammadi, Vinit Shah, Iyad Obeid, and Joseph Picone, "Deep Learning Approaches for Automated Seizure Detection from Scalp Electroencephalograms," in *Signal Processing in Medicine and Biology*, ed. Iyad Obeid, Ivan Selesnick, and Joseph Picone (Cham, Switzerland: Springer, 2020), 235–76.

(52) US Army CCDC Army Research Laboratory Public Affairs, "Big Data."

(53) Louis Henkin, Sarah H. Cleveland, Laurence R. Helfer, Gerald L. Neuman, and Diane F. Orentlicher, *Human Rights: Second Edition* (New York: Foundation Press, 2009).

(54) Beth A. Simmons, *Mobilizing for Human Rights: International Law in Domestic Politics* (Cambridge: Cambridge University Press, 2009).

(55) Ienca and Adorno, "Towards New Human Rights."

(56) Goering et al., "Recommendations for Responsible Development."

(57) Birgit Schlutter, *Aspects of Human Rights Interpretation by the UN Treaty Bodies, in UN Human Rights Treaty Bodies: Law and Legitimacy* 261, ed. Helen Keller and Geir Ulfstein (Cambridge, Cambridge University Press, 2012); Rudolf Bernhardt, "Evolutive Treaty Interpretation, Especially of the European Convention on Human Rights," German Y. B. Int'l L., 42:11 (1999).

(58) Makue Mutua, *Human Rights Standards: Hegemony, Law and Politics* (Albany: State University of New York Press, 2016).

(59) United Nations, Human Rights Council, *Artificial Intelligence and Privacy, and Children's Privacy — Report of the Special Rapporteur on the Right to Privacy*, A/HRC/46/37 (January 25, 2021).

(60) Daniel Newman, "Honesty, Transparency and Data Collection: Improving Customer Trust and Loyalty," *Forbes*, February 24, 2021, https://www.forbes.com/sites/danielnewman/2021/02/24/honesty-transparency-and-data-collection-improving-customer-trust-and-loyalty/?sh=206b80d345ab

第２章　職場における脳の監視

(1) "Police Investigate Truck Driver's Facebook Brag About 20 Hours of Driving," *CDLLife*, November 18, 2015, https://cdllife.com/2015/police-investigate-truck-drivers-facebook-brag-about-20-hours-of-driving/

(2) "Road Transport," *SmartCap*, accessed July 8, 2022, http://www.smartcaptech.com/industries/transport/

(3) Peter Ker, "Australian Employers Are Scanning Their Workers' Minds," *Australian Financial Review*, July 3, 2015, https://www.afr.com/work-and-careers/management/australian-employers-are-scanning-their-workers-minds-20150703-gi46x7; "Wenco International Mining Systems Acquires SmartCap, the World's Leading

Fatigue Monitoring Wearable Device," Wenco, May 5, 2021, https://www.wencomine.com/news/wenco-international-mining-systems-acquires-smartcap-the-worlds-leading-fatigue-monitoring-wearable-device

(4) "Wearable Tech Eliminates Microsleeps," *Hazardex*, January 9, 2020, https://www.hazardexonthenet.net/article/176670/Wearable-technology-eliminates-microsleeps.aspx

(5) Cliona McParland and Regina Connolly, "Employee Monitoring in the Digital Era: Managing the Impact of Innovation," *2019 ENTRENOVA Conference Proceedings* (September 2019): 548–57, https://doi.org/10.2139/ssrn.3492245

(6) "Tesco in Trouble over Electronic Armbands," *Triple Pundit*, March 7, 2013, https://www.triplepundit.com/story/2013/tesco-trouble-over-electronic-armbands/107666

(7) 2020年12月15日に、Stacy Mitchell が著者に語った言葉。

(8) Ceylan Yeginsu, "If Workers Slack Off, the Wristband Will Know. (And Amazon Has a Patent for It.)," *New York Times*, February 1, 2018, https://www.nytimes.com/2018/02/01/technology/amazon-wristband-tracking-privacy.html

(9) Sarah O'Connor, "Workplace Surveillance May Hurt Us More Than It Helps," *Irish Times*, January 15, 2021, https://www.irishtimes.com/business/work/workplace-surveillance-may-hurt-us-more-than-it-helps-1.4457355

(10) 2020年12月15日に、Stacy Mitchell が著者に語った言葉。

(11) "ExpressVPN Survey Reveals the Extent of Surveillance on the Remote Workforce," *ExpressVPN*, May 20, 2021, https://www.expressvpn.com/blog/expressvpn-survey-surveillance-on-the-remote-workforce/

(12) Emine Saner, "Employers Are Monitoring Computers, Toilet Breaks — Even Emotions. Is Your Boss Watching You?," *Guardian* (US edition), May 14, 2018, https://www.theguardian.com/world/2018/may/14/is-your-boss-secretly-or-not-so-secretly-watching-you

(13) "News Roundup, Sept. 24: Fatigue-Detecting Headgear Makes US Debut, Star Chiropractor Cracks Truckers' Backs," *Overdrive Online*, September 24, 2019, https://www.overdriveonline.com/business/article/14896946/news-roundup-sept-24-fatigue-detecting-headgear-makes-us-debut-star-chiropractor-cracks-truckers-backs

(14) SmartCap, *Case Study: Transportation Pilot*, September 17, 2018, http://www.smartcaptech.com/wp-content/uploads/smartcap-case-study-transportation-pilot.pdf

(15) Ker, "Australian Employers Are Scanning"; Chandra Steele, "The Quantified Employee: How Companies Use Tech to Track Workers," *PCMagazine*, February 14, 2020, https://www.pcmag.com/news/the-quantified-employee-how-companies-use-tech-to-track-workers

(16) SmartCap, *Case Study: Hunter Valley Operations* (*HVO*), http://www.smartcaptech.com/case-study/hunter-valley-operations-hvo/〔リンク切れ〕

(17) BAM Nuttall, "BAM Nuttall and SmartCap Technologies Collaborate to Monitor Construction Workers Fatigue Levels," BAM Nuttall press release, February 16, 2017, https://www.bam.com/en/press/press-releases/2017/2/bam-nuttall-and-smartcap-technologies-collaborate-to-monitor

(18) SmartCap, *Case Study: Base Metal Mining Operation with Global Interests*, December 13, 2019, http://www.smartcaptech.com/wp-content/uploads/case-study-base-metal-operation-with-global-interest.pdf

(19) SmartCap, *Case Study: Large Copper Mining Operation in East Asia*, October 10, 2019, http://www.smartcaptech.com/wp-content/uploads/case-study-large-copper-mining-operation-in-east-asia.pdf

(20) "Chicago Train Crash Driver Who 'Fell Asleep' Is Sacked," *BBC News*, April 5, 2014, https://www.bbc.com/news/world-us-canada-26897226

(21) Thomas C. Zambito, "Metro-North Engineer in Fatal Bronx Derailment Drops $10M Lawsuit," *lohud*, August 13, 2019, https://www.lohud.com/story/news/investigations/2019/08/13/metro-north-spuyten-duyvil-lawsuit/2000179001/

(22) Joe Callahan, "Engineer Fell Asleep Before Crash: Recovery Work Remains Ongoing at Crash Site Near Citra," *Ocala StarBanner*, November 22, 2016, https://www.ocala.com/news/20161122/csx-engineer-admits-falling-asleep-before-train-crash

(23) "16 Plane Crashes Caused by Fatigued Aircrew & What It Means for Your Safety-Sensitive Company," https://www.predictivesafety.com/blog/16-plane-crashes-caused-by-fatigued-aircrew

(24) AAA, "Young Drivers Admit to Nodding Off Behind the Wheel," *PR Newswire*, November 9, 2012, https://www.prnewswire.com/news-releases/young-drivers-admit-to-nodding-off-behind-the-wheel-178040441.html

(25) Eric A. Taub, "Sleepy Behind the Wheel? Some Cars Can Tell," *New York Times*, March 16, 2017, https://www.nytimes.com/2017/03/16/automobiles/wheels/drowsy-driving-technology.html

(26) Messaoud Doudou, Abdelmadjid Bouabdallah, and Veronique Berge-Cherfaoui, "Driver Drowsiness Measurement Technologies: Current Research, Market Solutions,and Challenges," *International Journal of Intelligent Transportation Systems Research* 18, no. 2 (2020): Table 1, https://doi.org/10.1007/s13177-019-00199-w

(27) Chris Burt, "New Automotive Biometric and Sensing Technologies Launched by Hyundai, Cadillac, ADI, Yandex, NXP," *BiometricUpdate.com*, March 23, 2020, https://www.biometricupdate.com/202003/new-automotive-biometric-and-sensing-technologies-launched-by-hyundai-cadillac-adi-yandex-nxp

(28) "CoDriver for Driver Monitoring," CoDriver for Car OEMs and Tier-1s, Jungo Connectivity, accessed July 11, 2022, https://www.jungo.com/st/codriver-segments/codriver-driver-monitoring/; Linda Kincaid, "Analog Devices and Jungo Cooperate on In-Cabin Monitoring Technology to Improve Vehicle Safety," Analog Devices, February 5, 2020, https://www.analog.com/en/about-adi/news-room/press-releases/2020/2-5-2020-analog-devices-jungo-cooperate-on-in-cabin-monitoring-technology.html〔リンク切れ〕

(29) Paul Sawers, "How Yandex. Taxi is Using Automation to Detect Drowsy and Dangerous Drivers," *VentureBeat*, February 14, 2020, https://venturebeat.com/2020/02/14/how-yandex-taxi-is-using-automation-to-detect-drowsy-and-dangerous-drivers/; Masha Borak, "Didi Detects Drowsy Drivers with AI Facial Recognition," *Abacus*, January 10, 2020, https://www.scmp.com/abacus/news-bites/article/3045621/didi-detects-drowsy-drivers-ai-facial-recognition

(30) Rodney Petrus Balandong et al., "A Review on EEG-Based Automatic Sleepiness Detection Systems for Driver," *IEEE Access* 6 (2018): 22911, https://doi.org/10.1109/ACCESS.2018.2811723

(31) Miankuan Zhu et al., "Vehicle Driver Drowsiness Detection Method Using Wearable EEG Based on Convolution Neural Network," *Neural Computing and Applications* 33, no. 20 (2021): 13965–80, https://doi.org/10.1007/s00521-021-06038-y; Shubha Majumder et al., "On-Board Drowsiness Detection Using EEG: Current Status and Future Prospects," *2019 IEEE International Conference on Electro Information Technology (EIT)* (May 2019): 483–90, https://doi.org/10.1109/EIT.2019.8833866

(32) John LaRocco, Minh Dong Le, and Dong-Guk Paeng, "A Systemic Review of Available Low-Cost EEG Headsets Used for Drowsiness Detection," *Frontiers in Neuroinformatics* 14 (2020): 42, https://doi.org/10.3389/fninf.2020.553352

(33) Aqsa Mehreen et al., "A Hybrid Scheme for Drowsiness Detection Using Wearable Sensors," *IEEE Sensors Journal* 19, no. 13 (2019): 5119–26, https://doi.org/10.1109/JSEN.2019.2904222; LaRocco, Le, and

Paeng, "Low-Cost EEG Headsets"; Miankuan Zhu et al., "Vehicle Driver Drowsiness Detection"; Siwar Chaabene et al., "Convolutional Neural Network for Drowsiness Detection Using EEG Signals," *Sensors* 21, no. 5 (2021): 1734, https://doi.org/10.3390/s21051734; Igor Stancin, Mario Cifrek, and Alan Jovic, "A Review of EEG Signal Features and Their Application in Driver Drowsiness Detection Systems," *Sensors* 21, no. 11 (2021): 3786, https://doi.org/10.3390/s21113786

(34) Khosro Sadeghniiat-Haghighi and Zohreh Yazdi, "Fatigue Management in the Workplace," *Industrial Psychiatry Journal* 24, no. 1 (Jan–Jun 2015), https://doi.org/10.4103/0972-6748.160915

(35) Ker, "Australian Employers Are Scanning."

(36) Cliona McParland and Regina Connolly, "Employee Monitoring in the Digital Era: Managing the Impact of Innovation," *2019 ENTRENOVA Conference Proceedings* (September 2019): 548–57, https://doi.org/10.2139/ssrn.3492245

(37) Paul J. Zak, "The Neuroscience of Trust: Management Behaviors that Foster Employee Engagement," *Harvard Business Review*, January–February 2017): 84–90.

(38) Kristina Martic, "Trust in the Workplace: Why It Is so Important Today and How to Build It," *Haiilo*, accessed July 11, 2022, https://haiilo.com/blog/trust-in-the-workplace-why-it-is-so-important-today-and-how-to-build-it/

(39) Angela Haupt, "Set a Tomato Timer? Eat a Frog? Be Like Ike? Comparing 5 Common Productivity Systems," *Washington Post*, August 2, 2021, https://www.washingtonpost.com/lifestyle/wellness/productivity-pomodoro-gtd-frog-matrix-lee/2021/08/01/0b334dca-efd1-11eb-a452-4da5fe48582d_story.html

(40) Olivier Oullier, "Neuroinformatics: The Real Future of Work" (presentation, Fortune Global Tech Forum, Guangzhou, China, November 7, 2019).

(41) Fortune Editors, "These Brain Specialists Have Built Ear Pods to Help You Tune in, Boost Workplace Productivity," *Fortune*, November 7, 2019, https://fortune.com/2019/11/07/brain-ear-pods-boost-productivity-workplace/

(42) Vanessa Micelli-Schmidt and Philip Miseldine, "SAP: Personalizing Workplace Learning with SAP and EMOTIV," *MarketScreener*, September 23, 2019, https://www.marketscreener.com/quote/stock/SAP-SE-436555/news/SAP-nbsp-Personalizing-Workplace-Learning-with-SAP-and-EMOTIV-29239345/

(43) Rebecca J. Compton, Dylan Gearinger, and Hannah Wild, "The Wandering Mind Oscillates: EEG Alpha Power Is Enhanced During Moment of Mind-wandering," *Cognitive, Affective, & Behavioral Neuroscience* 19, no. 5 (2019): 1184–91, https://doi.org/10.3758/s13415-019-00745-9

(44) Deloitte, "Next-Gen Digital Experiences Read Emotions," *Wall Street Journal*, August 6, 2020, https://deloitte.wsj.com/riskandcompliance/2020/08/06/next-gen-digital-experiences-read-emotions/

(45) "CogC2: Cognitive Command and Control," Lockheed Martin, accessed July 11, 2022, https://www.lockheedmartin.com/en-us/capabilities/research-labs/advanced-technology-labs/cog-c2.html

(46) Lily Hay Newman, "The Zoom Privacy Backlash Is Only Getting Started," *Wired*, April 1, 2020, https://www.wired.com/story/zoom-backlash-zero-days/

(47) Mariam Hassib et al., "Brain atWork: Logging Cognitive Engagement and Tasks in the Workplace Using Electroencephalography," in *Proceedings of the 16th International Conference on Mobile and Ubiquitous Multimedia*, November 2017: 305–10, https://doi.org/10.1145/3152832.3152865

(48) Nataliya Kosmyna and Pattie Maes, "AttentivU: An EEG-Based Closed-Loop Biofeedback System for Real-Time Monitoring and Improvement of Engagement for Personalized Learning," *Sensors* 19, no. 23 (2019): 5200.

(49) Dan Schawbel, "How Covid19 Has Accelerated the Use of Employee Monitoring," *Workplace Intelligence Weekly Newsletter*, August 17, 2020, https://www.linkedin.com/pulse/how-covid-19-has-accelerated-use-employee-monitoring-dan-schawbel/
(50) Alex Tabarrok, "Libertarianism and the Workplace II," *Marginal Revolution*, July 3, 2012.
(51) Ker, "Australian Employers Are Scanning."
(52) Regulation (EU) 2016/679 of the European Parliament and of the Council of 27 April 2016, on the protection of natural persons with regard to the processing of personal data and on the free movement of such data, and repealing Directive 95/46/EC (General Data Protection Regulation) art. 88, 2016 O.J. L119/1.
(53) Ecuador's Constitution, art. 329, https://www.constituteproject.org/constitution/Ecuador_2008.pdf
(54) Chilean Constitution, art. 19, https://www.constituteproject.org/constitution/Chile_2012.pdf
(55) Larry Alton, "Is Constant Corporate Monitoring Killing Morale?," *NBC News*, September 12, 2017, https://www.nbcnews.com/better/business/constant-corporate-monitoring-killing-morale-ncna800301
(56) Cliona McParland and Regina Connolly, "Employee Monitoring in the Digital Era: Managing the Impact of Innovation," *2019 ENTRENOVA Conference Proceedings* (Sept. 2019): 548–57, https://doi.org/10.2139/ssrn.3492245
(57) Jay Greene, "Amazon's Employee Surveillance Fuels Unionization Efforts: 'It's Not Prison, It's Work,'" *Washington Post*, December 2, 2021, https://www.washingtonpost.com/technology/2021/12/02/amazon-workplace-monitoring-unions
(58) Johana Bhuiyan, "Instacart shoppers say they face unforgiving metrics: 'It's a very easy job to lose,'" *Chicago Tribune*, August 31, 2020, https://www.chicagotribune.com/business/ct-biz-instacart-shoppers-gig-workers-union-20200831-z4hg7ospjjayrfg73a4q7m7224-story.html
(59) Matt Scherer, *Warning: Bossware May Be Hazardous to Your Health* (Washington DC: Center for Democracy and Technology, 2021), https://cdt.org/wp-content/uploads/2021/07/2021-07-29-Warning-Bossware-May-Be-Hazardous-To-Your-Health-Final.pdf
(60) Sara E. Alger, Allison J. Brager, and Vincent F. Capaldi, "Challenging the Stigma of Workplace Napping," *Sleep* 42, no. 8 (Aug 2019): zsz097, https://doi.org/10.1093/sleep/zsz097; Leslie A. Perlow, *Sleeping With Your SmartPhone: How to Break the 24/7 Habit and Change the Way You Work* (Boston: Harvard Business Review Press, 2012).
(61) Thorben Lukas Baumgart et al., "Creativity Loading — Please Wait! Investigating the Relationship Between Interruption, Mind Wandering, and Creativity," in *Proceedings of the 53rd Hawaii International Conference on System Sciences* (2020), http://hdl.handle.net/10125/63777
(62) Robert A. Karasek, Jr., "Job Demands, Job Decision Latitude, and Mental Strain: Implications for Job Redesign," *Administrative Science Quarterly* (1979): 285–308.
(63) Lydia Smith, "A Week Off to De-Stress: Should Other Companies Follow Bumble's Example?," *Yahoo News*, June 25, 2021, https://news.yahoo.com/as-bumble-gives-staff-a-week-off-to-de-stress-should-other-companies-follow-050027004.html
(64) Lora Jones, "Bumble Closes to Give 'Burnt-Out' Staff a Week's Break," *BBC News*, June 22, 2021, https://www.bbc.com/news/business-57562230
(65) Barnaby Lashbrook, "Is Bumble's Week Off For Burnout The Best Medicine For Stressed Staff?," *Forbes*, June 23, 2021, https://www.forbes.com/sites/barnabylashbrooke/2021/06/23/is-bumbles-week-off-for-burnout-the-best-medicine-for-stressed-staff/?sh=31f649317dcb
(66) Lora Jones, "Bumble Closes to Give 'Burnt-Out' Staff a Week's Break."

(67) Joe Pinsker, "Why People Get the 'Sunday Scaries,'" *Atlantic*, February 9, 2020, https: //www.theatlantic.com/family/archive/2020/02/sunday-scaries-anxiety-workweek/606289/
(68) Simon Jack, *Lloyds Boss: Mental Health Issues Can Break* Lives, *BBC News* (Jan. 22, 2020), https://www.bbc.com/news/business-51201550 で閲覧できる。
(69) Soeren Mattke, Christopher Schnyer, and Kristin R. Van Busum, *A Review of the US Workplace Wellness Market* (Santa Monica: Rand Corporation, 2012): 5.
(70) Rebecca K. Kelly and Sheri Snow, "The Importance of Corporate Wellness Programs for Psychological Health and Productivity in the Workplace," in *Creating Psychologically Healthy Workplaces*, eds. Ronald J. Burke and Atrid M. Richardsen (Cheltenham: Edward Elgar Publishing, 2019): 422.
(71) Dylan Haviland, "Aetna's Mindfulness Initiative Leads to Unique Employee Engagement," TTEC, accessed July 11, 2022, https://www.ttec.com/articles/aetnas-mindfulness-initiative-leads-unique-employee-engagement
(72) "Employee Assistance Programs Enhance Corporate Wellness with Brain Training," *SharpBrains*, September 25, 2012, https://sharpbrains.com/blog/2012/09/25/employee-assistance-programs-enhance-corporate-wellness-with-brain-training/#-more-11695
(73) Sarah Wells, "These Robots Want to Read Your Mind While You Work — You Should Let Them," *Inverse*, May 9, 2021, https://www.inverse.com/innovation/mind-reading-robots-are-the-future-of-work
(74) Veronica Sheppard, "Mindfulness Matters: How the Maker of a Brain-Sensing Headband Stays True to Company Values During Difficult Times," *MaRS*, March 5, 2021, https://marsdd.com/news/mindfulness-matters-how-the-maker-of-a-brain-sensing-headband-stays-true-to-company-values-during-difficult-times/
(75) Sheppard, "Mindfulness Matters."
(76) "Morneau Shepell and Interaxon Collaborate for Brain Health and Workplace Wellbeing Innovation," *LifeWorks*, January 13, 2020, https://us.lifeworks.com/news/morneau-shepell-and-interaxon-collaborate-brain-health-and-workplace-wellbeing-innovation〔リンク切れ〕
(77) Dirk Rodenburg et al.,*The Ethics of Brain Wave Technology: Issues, Principles and Guidelines* (CeReB: The Center for Responsible Brainwave Technologies, 2014), https://static1.squarespace.com/static/5344501be4b0d532fc42e22f/t/5390ceece4b0fe2199de93cc/1401999084766/The+Ethics+of+Brainwave+Technolo%20gy.pdf
(78) "Legal," Muse, last modified June 24, 2022, https://choosemuse.com/legal/
(79) "Legal," Muse.
(80) "Wellbeing Services," Thought Beanie, accessed July 11, 2022, http://www.thoughtbeanie.com/corporate
(81) "Enterprise Neurotechnology Solutions," accessed July 14, 2022, https://www.emotiv.com/workplace-wellness-safety-and-productivity-mn8/〔リンク切れ〕
(82) Timothy Gubler, Ian Larkin, and Lamar Pierce, "Doing Well by Making Well: The Impact of Corporate Wellness Program on Employee Productivity," *Management Science* 64, no. 11 (June 2018): 4967–87, https://doi.org/10.1287/mnsc.2017.2883 健康な従業員はコストがかからないのみならず、生産性がかなり高い。ある研究で、5か所ある施設のうち4か所で従業員にウェルネスプログラムを提供する、業務用ランドリー会社の従業員の生産性を比較した。すると、ウェルネスプログラムが提供されている施設では従業員の生産性が4％高く、この増加は従業員1人につき就業日が1か月に1日増えたことに匹敵する。
(83) "HIPAA Privacy and Security and Workplace Wellness Programs," HHS.gov, US Department of Health & Human Services, last reviewed April 20, 2015, https://www.hhs.gov/hipaa/for-professionals/privacy/

workplace-wellness/index.html

(84) Ifeoma Ajunwa, Kate Crawford, and Jason Schultz, "Limitless Workers Surveillance," *California Law Review* 105(3): 735–76 (June 2017).

(85) Christopher Rowland, "With Fitness Trackers in the Workplace, Bosses Can Monitor Your Every Step — And Possibly More," *Washington Post*, February 16, 2019.

(86) Rowland, "With Fitness Trackers in the Workplace, Bosses Can Monitor Your Every Step."

(87) Rachel Emma Silverman, "Bosses Tap Outside Firms to Predict Which Workers Might Get Sick," *Wall Street Journal*, February 17, 2016. たとえば、ウォルマートは同社のウェルネスプログラムに含まれる従業員データをデータクランチングに利用する契約をキャストライト・ヘルスケア社と結んでいる。

(88) Hannah-Kaye Fleming, "Navigating Workplace Wellness Programs in the Age of Technology and Big Data," *Journal of Science Policy & Governance* 17, no. 1 (Sept 2020), https://doi.org/10.38126/JSPG170104

(89) Justin Sherman, *Data Brokers and Sensitive Data on U.S. Individuals: Threats to American Civil Rights, National Security, and Democracy*, Duke Sanford Cyber Policy Program, August 2021, https://sites.sanford.duke.edu/techpolicy/wp-content/uploads/sites/17/2021/08/Data-Brokers-and-Sensitive-Data-on-US-Individuals-Sherman-2021.pdf〔リンク切れ〕

(90) Houtan Jebelli, Sungjoo Hwang, and SangHyun Lee, "EEG-based Workers' Stress Recognition at Construction Sites," *Automation in Construction* 93 (2018): 315–24, https://doi.org/10.1016/j.autcon.2018.05.027

(91) Alan Ferguson, "Ready to Wear: Wearable Technology Could Boost Workplace Safety, But Concerns Remain," *Saftey+Health*, February 24, 2019, https://www.safetyandhealthmagazine.com/articles/18093-ready-to-wear-wearable-technology-could-boost-workplace-safety-but-concerns-remain

(92) F. M. Al-Shargie et al., "Mental stress quantification using EEG signals," *International Conference for Innovation in Biomedical Engineering and Life Sciences*, ed. Fatima Ibrahim et al. (Singapore: Springer, 2015): 15–19, https://doi.org/10.1007/978-981-10-0266-3_4

(93) Dan Schawbel, "How Covid-19 has Accelerated the Use of Employee Monitoring," *Workplace Intelligence Weekly Newsletter*, August 17, 2020, https://www.linkedin.com/pulse/how-covid-19-has-accelerated-use-employee-monitoring-dan-schawbel/

(94) Emine Saner, "Employers are monitoring computers, toilet breaks — even emotions. Is your boss watching you?," *Guardian*, May 14, 2018, https://www.theguardian.com/world/2018/may/14/is-your-boss-secretly-or-not-so-secretly-watching-you 職場の男女の電子メール、従業員に対する管理行動と生産性を監視したある研究によれば、男女は職場においてほぼ同一の客観的な行動を取ることがわかった。この結果は、女性は特有の行動や低い生産性のために昇進する機会が少ない、という長く受け入れられてきた見方に疑問を呈する。こうした学びを積み重ねていけば職場における男女平等が実現するだろう。

(95) "Workplace Privacy," ACLU, accessed July 11, 2022, https://www.aclu.org/issues/privacy-technology/workplace-privacy

(96) Cliona McParland and Regina Connolly, "Employee Monitoring in the Digital Era: Managing the Impact of Innovation," *2019 ENTRENOVA Conference Proceedings* (Sept. 2019): 548–57, https://doi.org/10.2139/ssrn.3492245

(97) EEG デバイスは感情の検知が非常に正確であり、耳の内部に装着するタイプの EEG デバイスも正確性が高いことを研究が示している。たとえば、以下を参照のこと。Chanavit Athavipach,

Setha Pan-Ngum, and Pasin Israsena, “A Wearable In-Ear EEG Device for Emotion Monitoring,” *Sensors* 19, no. 18 (2019): 4014; Gang Li, Zhe Zhang, and Guoxing Wang, “Emotion Recognition Based on Low-Cost In-Ear EEG,” in *2017 IEEE Biomedical Circuits and Systems Conference* (*BioCAS*), (2017): 1–4.

(98) Benjamin H. Harris, “Fostering More Competitive Labor Markets through Transparent Wages,” *Inequality and the Labor Market: The Case for Greater Competition*, ed. Sharon Block and Benjamin H. Harris (Washington, DC: Brookings Institution Press, 2021): 149–58.

(99) Thomas R. Sadler and Shane Sanders, “The 2011–2021 NBA Collective Bargaining Agreement: Asymmetric Information, Bargaining Power and the Principal Agency Problem,” *Managerial Finance* 42, no. 9 (2016): 891–901, https://doi.org/10.1108/MF-02-2016-0048

(100) David Aboody and Baruch Lev, “Information Asymmetry, R&D, and Insider Gains,” *The Journal of Finance* 55, no. 6 (2000): 2747–66.

(101) Amir Sufi, “Information Asymmetry and Financing Arrangements: Evidence from Syndicated Loans,” *Journal of Finance* 62, no. 2 (2007): 629–68, https://doi.org/10.1111/j.1540-6261.2007.01219.x

(102) Jerrin Thomas Panachakel and Angarai Ganesan Ramakrishnan, “Decoding Covert Speech from EEG-A Comprehensive Review,” *Frontiers in Neuroscience* 15, no. 642251 (Apr 2021), https://doi.org/10.3389/fnins.2021.642251

(103) Mike Butcher, “Employee Talent Predictor Retrain.Ai Raised Another $7M, Adds Splunk as Strategic Investor,” *Yahoo News*, August 13, 2021, https://news.yahoo.com/employee-talent-predictor-retrain-ai-155538602.html

(104) Rohini Das et al., “Brain Signal Analysis for Mind Controlled Type-Writer Using a Deep Neural Network,” in *2020 International Conference on Wireless Communications Signal Processing and Networking* (*WiSPNET*), (IEEE, 2020): 149–53, https://doi.org/10.1109/WiSPNET48689.2020.9198330; Sayantani Ghosh et al., “Vowel Sound Imagery Decoding by a Capsule Network for the Design of an Automatic Mind-Driven Type-Writer,” in *2020 International Joint Conference on Neural Networks* (*IJCNN*), (IEEE, 2020): 1–8, https://doi.org/10.1109/IJCNN48605.2020.9206754

(105) Efy Yosrita et al., “EEG Based Identification of Words on Exam Models with Yes-No Answers for Students with Visual Impairments,” in *2019 IEEE International Conference on Engineering, Technology and Education* (*TALE*), (IEEE, 2019): 1–5, https://doi.org/10.1109/TALE48000.2019.9225903

(106) Suzanne Dikker et al., “Brain-to-Brain Synchrony Tracks Real-World Dynamic Group Interactions in the Classroom,” *Current Biology* 27, no. 9 (May 2017): 1375–80, https://doi.org/10.1016/j.cub.2017.04.002

(107) Dikker et al., “Brain-to-Brain Synchrony.”

(108) 2020年12月15日に、Stacy Mitchellが著者に語った言葉。

(109) “Employees Accuse Google of Surveillance at Workplace,” *Hindu*, October 25, 2019, https://www.thehindu.com/sci-tech/technology/employees-accuse-google-of-surveillance-at-workplace/article29795890.ece

(110) Charlotte Garden, “Labor Organizing in the Age of Surveillance,” *Saint Louis University Law Journal* 63 (2018): 59, citing Colgate-Palmolive Co., 323 N.L.R.B. 515, 517 (1997).

(111) Lisa Marie Segarra, “More Than 20,000 Google Employees Participated in Walkout Over Sexual Harassment Policy,” *Fortune*, November 3, 2018, https://fortune.com/2018/11/03/google-employees-walkout-demands/; Chris Ayres, “The Truth About Andy Rubin and Google’s Existential Crisis,” *GQ*, March 12, 2020, https://www.gq-magazine.co.uk/politics/article/andy-rubin-google

(112) “Workplace Privacy,” ACLU, accessed July 11, 2022, https://www.aclu.org/issues/privacy-technology/

workplace-privacy
(113) Ker, "Australian Employers Are Scanning."
(114) Sophie Chapman, "BHP Billiton Using Caps to Monitor Drivers' Brainwaves," *Mining Digital*, May 17, 2020, https://miningdigital.com/technology/bhp-billiton-using-caps-monitor-drivers-brainwaves
(115) Kateryna Maltseva, "Wearables in the Workplace: The Brave New World of Employee Engagement," *Business Horizons* 63, no. 4 (July-Aug 2020): 493–505, https://doi.org/10.1016/j.bushor.2020.03.007

第３章　国家による脳の監視

(１) Ellen Ioanes, "What Peng Shuai's Rape Accusation Says About China," *Vox*, December 5, 2021, https://www.vox.com/2021/12/5/22818595/peng-shuai-disappearance-china-me-too-sexual-assault
(２) Paul Mozur et al., "Beijing Silenced Peng Shuai in 20 Minutes, Then Spent Weeks on Damage Control," *New York Times*, December 8, 2021, https://www.nytimes.com/interactive/2021/12/08/world/asia/peng-shuai-china-censorship.html
(３) Women's Tennis Assosciation, "Steve Simon Announces WTA's Decision to Suspend Tournaments in China," press statement, December 3, 2021, https://www.wtatennis.com/news/2384758/steve-simon-announces-wta-s-decision-tosuspend-tournaments-in-china
(４) Andres Martinez, "Future Tense Newsletter: Tennis Diplomacy and Internet Freedom," *Slate*, December 4, 2021, https://slate.com/technology/2021/12/future-tense-newsletter-peng-shuai-internet-freedom.html
(５) Ben Church, "Peng Shuai: Human Rights Activist Peter Dahlin Says IOC Is Putting Chinese Tennis Star at 'Greater Risk,'" *CNN*, December 3, 2021, https://www.cnn.com/2021/12/03/sport/ioc-peter-dahlin-peng-shuai-spt-intl/index.html
(６) Riley Morgan, "Peng Shuai Detail Sparks 'Unacceptable' Controversy at Wimbledon," *Yahoo Sport Australia*, July 4, 2022, https://au.sports.yahoo.com/wimbledon-2022-telling-peng-shuai-detail-sparks-outrageous-furore-020459825.html
(７) "IOC Says Olympic Athletes Will Be Safe and Free to Express Opinions, Within the Law, at Beijing Olympics," *MassNews*, December 10, 2021, https://www.massnews.com/ioc-says-olympic-athletes-will-be-safe-and-free-to-express-opinions-within-the-law-at-beijing-olympics/
(８) Sara Fischer, "Russia's Crackdown on Free Press and Speech Intensifies," *Axios*, March 5, 2022, https://www.axios.com/russia-crackdown-press-social-media-information-war-287c0e56-be3e-4bd9-af47-037603ee859d.html; Shirin Ghaffary, "Russia Continues Its Online Censorship Spree by Blocking Instagram," *Vox*, March 11, 2022, https://www.vox.com/recode/22962274/russia-block-facebook-restrict-twitter-putin-censorship-ukraine
(９) John Stuart Mill, *On Liberty* (London: John W. Parker and Son, 1859): 22.〔J. S. ミル『自由論』、関口正司訳、岩波文庫、2020年、50ページ〕
(10) Steve Cannane, "Vladimir Putin's Next War Is Being Waged Against Russia's Independent Media," ABC News Australia, March 6, 2022, https://www.abc.net.au/news/2022-03-07/vladimir-putin-cracks-down-on-free-speech-with-new-laws/100887310
(11) Stephen Chen, "'Forget the Facebook Leak': China Is Mining Data Directly from Workers' Brains on an Industrial Scale," *South China Morning Post*, April 29, 2018, https://www.scmp.com/news/china/society/article/2143899/forget-facebook-leak-china-mining-data-directly-workers-brains
(12) Chen, "'Forget the Facebook Leak': China Is Mining Data Directly from Workers' Brains on an Industrial Scale."

(13) Yifan Wang, Shen Hong, and Crystal Tai, "China's Efforts to Lead the Way in AI Start in Its Classroms," *Wall Street Journal*, October 24, 2019, https://www.wsj.com/articles/chinas-efforts-to-lead-the-way-in-ai-start-in-its-classrooms-11571958181

(14) Jane Li, "A 'Brain-Reading' Headband for Students Is Too Much Even for Chinese Parents," *Quartz*, November 5, 2019, https://qz.com/1742279/a-mind-reading-headband-is-facing-backlash-in-china/

(15) Wang, Hong, and Tai, "China's Efforts to Lead."

(16) Kezia Parkins, "Primary School in China Suspends Use of BrainCo Brainwave Tracking Headband," Global Shakers, November 6, 2019, https://globalshakers.com/primary-school-in-china-suspends-use-of-brainco-brainwave-tracking-headband/〔リンク切れ〕

(17) "Support INCF's Mission to Push Global Neuroscience Further and Faster," International Neuroinformatics Coordinating Facility, accessed July 12, 2022, https://www.incf.org/donate

(18) Summer Allen, "What Exactly Is Obama's $100 Million BRAIN Initiative," AAAS, April 15, 2013, https://www.aaas.org/what-exactly-obamas-100-million-brain-initiative

(19) Andy Coravos, "The BRAIN Initiative: The Race to Understand the Human Brain," *NeuroTechX Content Lab* (blog), Medium, April 12, 2017, https://medium.com/neurotechx/the-brain-initiative-the-race-to-understand-the-human-brain-c2fddfea271e

(20) Robin Marks, "'Neuroprosthesis' Restores Words to Man with Paralysis," UCSF News & Media, University of California, San Francisco, July 14, 2021, https://www.ucsf.edu/news/2021/07/420946/neuroprosthesis-restores-words-man-paralysis

(21) Sten Grillner et al., "Worldwide Initiatives to Advance Brain Research," *Nature Neuroscience* 19, no. 9 (2016): 1118–22, https://doi.org/10.1038%2Fnn.4371

(22) International Brain Initiative, "International Brain Initiative: An Innovative Framework for Coordinated Global Brain Research Efforts," *Neuron* 105, no. 2 (January 2020): 212–16, https://doi.org/10.1016/j.neuron.2020.01.002; International Brain Initiative, "Brain Initiatives Move Forward Together," press release, December 11, 2017, https://www.internationalbraininitiative.org/brain-initiatives-move-forward-together〔リンク切れ〕; Shelly Fan, "Decoding the Brain Goes Global with the International Brain Initiative," *SingularityHub*, January 28, 2020, https://singularityhub.com/2020/01/28/decoding-the-brain-goes-global-with-the-international-brain-initiative/

(23) Barack Obama to Amy Gutmann, Letter to the Chair of the Presidential Commission on the Study of Bioethical Issues, July 1, 2013, in *Gray Matters: Topics at the Intersection of Neuroscience, Ethics, and Society* 2 (March 2015): vi–vii.

(24) United States, Presidential Commission for the Study of Bioethical Issues, *Gray Matters: Topics at the Intersection of Neuroscience, Ethics, and Society*, vol. 2 (Washington, DC: Presidential Commission for the Study of Bioethical Issues, 2015).

(25) Fan, "Decoding the Brain."

(26) Adam Kolber, "Freedom of Memory Today," *Neuroethics* 2 (2008):145–48.

(27) Council of Europe, *European Convention on Human Rights* (Strasbourg: Council of Europe, 2021), https://www.echr.coe.int/documents/convention_eng.pdf

(28) United Nations, General Assembly, *Interim Report of the Special Rapporteur on Freedom of Religion or Belief, Ahmed Shaheed*, A/75/380 (October 5, 2021), https://documents.un.org/doc/undoc/gen/n21/274/90/pdf/n2127490.pdf

(29) Simon McCarthy-Jones, "The Autonomous Mind: The Right to Freedom of Thought in the Twenty-

First Century," *Frontiers in Artificial Intelligence* 2 (2019): 19, https://doi.org/10.3389/frai.2019.00019; J. Cardozo, *Palko v. Connecticut*, 302 U.S. 319 (1937)（思想の自由は……ほとんどすべての他の自由の基盤である。すなわち、それらの自由に不可欠な条件なのだ。この真実がほぼ例外なく認識されていることは政治と法律の歴史が示している）。たとえば、以下を参照のこと。*Stanley v. Georgia*, 394 U.S. 557 (1969).

(30) *West Virginia State Board of Education v. Barnett*, 319 U.S. 624 (1943).

(31) アメリカの法律で思想の自由がもっとも頻繁に問題になるのは、実際に罪を犯したのではなく、罪の遂行が未遂に終わった場合に、有罪となった被告人が上級裁判所に上訴するケースである。たとえば、*US v. Ganaches*、156 F.3d 1（1st Cir. 1998）の卑しむべき事件では、1995年に未成年者に性的暴行を加えようとした未遂罪が問題になった。この事件では、ニューハンプシャー州キーンの刑事が、児童への性的いたずらをしそうな人物を発見して逮捕するおとり捜査を計画した。自分の幼い子どもとセックスさせ、その写真を撮る目的でパートナーの男性を捜す母親に扮した刑事が、『スウィンガー』誌に広告を出した。事件の被告人はこの広告を見て、数か月にわたって刑事と手紙のやり取りをした。彼はついにニューハンプシャー州との州境を越え、モーテルの駐車場で母親と３人の児童が現れるのを待った。ところが姿を現したのは刑事で、男性は逮捕されて最終的に未成年者に対する性的暴行の未遂罪で有罪になった。上訴審で被告人は、自分は行為ではなく「ただの思想」のために罰せられていると論じた。彼は罪を遂行する前に逮捕されたからだった。裁判所は彼の主張について審議し、人は違法な行為について「考えた」だけで逮捕され、有罪とされることがないように、思想の自由によって保護されていることは認めた。だが、彼は「ただ静かな自宅に座り」、「邪悪な考え」に耽っていたわけではないとして、上訴審で敗訴した。犯行を遂行するために多くの積極的手段を取っていたので、そのために罰せられるべきだとされたのだった。

(32) Nita A. Farahany, "The Costs of Changing our Minds," *Emory Law Journal* 69 (2019): 75–110.

(33) Jan Christoph Bublitz, "Freedom of Thought in the Age of Neuroscience: A Plea and a Proposal for the Renaissance of a Forgotten Fundamental Right," *Archives for Philosophy of Law and Social Philosophy* 100, no. 1 (2014): 1–25, https://www.jstor.org/stable/24756752

(34) Bublitz, "Age of Neuroscience."

(35) B. P. Vermeulen, "Freedom of Thought, Conscience and Religion (Article 9)," in *Theory and Practice of the European Convention on Human Rights*, ed. Pieter van Dijk et al., 4th ed. (Cambridge: Intersentia Publishers, 2006): 751–71. この枠組みは、2006年に B. P. Vermeulen 教授が、ECHR（欧州人権条約）第９条の拘束力の不在について指摘した論評で提案したものにもとづいている。

(36) Vermeulen, "Freedom of Thought, Conscience"; "Advance Unedited Version: The Freedom of Thought — Note by the Secretary-General," submitted to the Seventy-sixth session of the UN General Assembly, A/75/380 (October 5, 2021).

(37) Ronen Kopito et al., "Brain-Based Authentication: Towards a Scalable, Commercial Grade Solution Using Noninvasive Brain Signals," *bioRxiv* (April 30, 2021), https://doi.org/10.1101/2021.04.09.439244; Jinani Sooriyaarachchi et al., "MusicID: A Brainwave-Based User Authentication System for Internet of Things," *IEEE Internet of Things Journal* 8, no. 10 (May 15, 2021): 8304–13, https://doi.org/10.1109/JIOT.2020.3044726

(38) Dimitri Van de Ville et al., "When Makes You Unique: Temporality of the Human Brain Fingerprint," *Science Advances* 7, no. 42 (2021): eabj0751, https://doi.org/10.1126/sciadv.abj0751

(39) Amir Jalaly Bigdoly, Hamed Jalaly Bidgoly, and Zeynab Arezoumand, "A Survey on Methods and

Challenges in EEG-Based Authentication," *Computers & Security* 93 (June 2020): 101788.
(40) Sooriyaarachchi et al., "MusicID."
(41) "Biometrics in Government: Enhanced Security and Convenience for Citizens," Aware, Inc., accessed July 12, 2022, https://www.aware.com/blog-biometrics-in-government-enhanced-security/
(42) "Mandatory National IDs and Biometric Databases," Electronic Frontier Foundation, accessed July 12, 2022, https://www.eff.org/issues/national-ids
(43) Office of the Privacy Commissioner of Canada, "Data at Your Fingertips Biometrics and the Challenges to Privacy," published February 2011, updated March 2, 2022, https://www.priv.gc.ca/en/privacy-topics/health-genetic-and-other-body-information/gd_bio_201102/
(44) Elizabeth Neus, "How the Government Uses Biometric Authentication Technology," *FedTech Magazine*, August 30, 2019, https://fedtechmagazine.com/article/2019/08/how-government-uses-biometric-authentication-technology-perfcon
(45) Kopito et al., "Brain-Based Authentication."
(46) Paul Bischoff, "Biometric Data: 100 Countries Ranked by How They're Collecting It and What They're Doing With It," Comparitech, last modified April 4, 2022, https://www.comparitech.com/blog/vpn-privacy/biometric-data-study/
(47) Krisztina Huszti-Orban and Fionnuala Ni Aolain, "Use of Biometric Data to Identify Terrorists: Best Practice or Risky Business?," University of Minnesota Human Rights Center (Minneapolis: Regents of the University of Minnesota, 2020), https://www.ohchr.org/Documents/Issues/Terrorism/Use-Biometric-Data-Report.pdf
(48) Aaron Boyd, "White House Wants to Know How Biometrics Like Facial Recognition Are Being Used," *Nextgov*, October 12, 2021, https://www.nextgov.com/emerging-tech/2021/10/white-house-wants-know-how-biometrics-facial-recognition-are-being-used/186033/
(49) Marcy Mason, "Biometric Breakthrough: How CBP Is Meeting Its Mandate and Keeping America Safe," US Customs and Border Patrol, last modified January 4, 2022, https://www.cbp.gov/frontline/cbp-biometric-testing
(50) Daine Taylor, "How Facial Recognition Technology Is Being Used at Airports," *Travel Market Report*, July 18, 2019, https://www.travelmarketreport.com/articles/How-Facial-Recognition-Technology-is-Being-Used-at-Airports; US Department of Homeland Security, "Proposed Rules: Collection of Biometric Data from Aliens upon Entry to and Departure from the United States," *Federal Register* 85, no. 224 (November 19, 2020): 74162, https://www.govinfo.gov/content/pkg/FR-2020-11-19/pdf/2020-24707.pdf
(51) たとえば、以下を参照のこと。Haonan Ren et al., "Identifying Individuals by fNIRS-Based Brain Functional Network Fingerprints," *Frontiers in Neuroscience* 16 (February 2022), https://doi.org/10.3389/fnins.2022.813293
(52) Sooriyaarachchi et al., "MusicID."
(53) Sooriyaarachchi et al.
(54) Seyed Abolfazle Valizadeh et al., "Decrypting the Electrophysiological Individuality of the Human Brain: Identification of Individuals Based on Resting-State EEG Activity," *NeuroImage* 197 (2019): 470–81, https://doi.org/10.1016/j.neuroimage.2019.04.005
(55) Joseph Lange et al., "Side-Channel Attacks Against the Human Brain: The PIN Code Case Study (extended version)," *Brain Informatics* 5, no. 12 (October 2018): 1–16, https://doi.org/10.1186/s40708-018-0090-1

(56)　Michael Inzlicht et al., "Neural Markers of Religious Conviction," *Psychological Science* 20, no. 3 (2009): 385–92, https://doi.org/10.1111/j.1467-9280.2009.02305.x
(57)　Elizabeth Stoycheff, "Under Surveillance: Examining Facebook's Spiral of Silence Effects in the Wake of NSA Internet Monitoring," *Journalism & Mass Communication Quarterly* 93, no. 2 (2016): 296–311, https://doi.org/10.1177%2F1077699016630255
(58)　Elisabeth Noelle-Neumann, *The Spiral of Silence: Public Opinion — Our Social Skin*, 2nd ed. (Chicago: University of Chicago Press, 1993).
(59)　Karen Turner, "Mass Surveillance Silences Minority Opinions, According to Study," *Washington Post*, March 28, 2016, https://www.washingtonpost.com/news/the-switch/wp/2016/03/28/mass-surveillance-silences-minority-opinions-according-to-study/
(60)　Simon McCarthy-Jones, "The Autonomous Mind: The Right to Freedom of Thought in the Twenty-First Century," *Frontiers in Artificial Intelligence* 2 (2019): 19, https://doi.org/10.3389/frai.2019.00019
(61)　Stanley Milgram, *Obedience to Authority: An Experimental View* (New York: Harper & Row, 1974).〔スタンレー・ミルグラム『服従の心理』、山形浩生訳、河出文庫、2012年〕
(62)　Michael Kenneth Isenman, review of *Crimes of Obedience: Toward Social Psychology of Authority and Responsibility*, by Herbert C. Kelman and V. Lee Hamilton, *Michigan Law Review* 88, no. 6 (1990): 1474.
(63)　S. Alexander Haslam and Stephen D. Reicher, "Contesting the 'Nature' of Conformity: What Milgram and Zimbardo's Studies Really Show," *PLOS Biology* 10, no. 11 (2012): e1001426, https://doi.org/10.1371/journal.pbio.1001426
(64)　Mill, *On Liberty*: 34.〔ミル『自由論』、79ページ〕
(65)　Simon McCarthy-Jones, "Freedom of Thought Is Under Attack — Here's How to Save Your Mind," *Conversation*, October 21, 2019, https://theconversation.com/freedom-of-thought-is-under-attack-heres-how-to-save-your-mind-124379
(66)　David Kocieniewski and Peter Robison, "Trump Aide Partnered with Firm Run by Man with Alleged KGB Ties," *Bloomberg*, December 23, 2016, https://www.bloomberg.com/news/articles/2016-12-23/trump-aide-partnered-with-firm-run-by-man-with-alleged-kgb-ties
(67)　Jerry Markon, "Michael Flynn Had Role in Firm Co-led by Man Who Tried to Sell Material to the KGB," *Chicago Tribune*, December 23, 2016, https://www.chicagotribune.com/nation-world/ct-trump-flynn-brainwave-science-kgb-20161223-story.html
(68)　Markon, "Michael Flynn Had Role in Firm."
(69)　Arab News, "What Is Brain Fingerprinting?," *Labworx*, October 5, 2021, https://www.arablab.com/storage/file-store/news-item/364/Arab%20News%20-%20What%20is%20Brain%20Fingerprinting%20(V2%20-%2010.05.21).pdf
(70)　Ayub Dawood, "Dubai Police Use Brain Waves to Look Inside Suspect's Mind to Solve Murder Case," *Mashable*, January 26, 2021, https://me.mashable.com/tech/12683/dubai-police-use-brain-waves-to-look-inside-suspects-mind-to-solve-murder-case
(71)　Samuel Sutton et al., "Evoked-Potential Correlates of Stimulus Uncertainty," *Science* 150, no. 3700 (1965): 1187–88, https://doi.org/10.1126/science.150.3700.1187
(72)　Tim Stelloh, "Larry Farwell Claims His Lie Detector System Can Read Your Mind. Is He a Scam Artist, or a Genius?," *OneZero* (blog), Medium, January 6, 2021, https://onezero.medium.com/larry-farwell-claims-his-lie-detector-system-can-read-your-mind-is-he-a-scam-artist-or-a-genius-2aebd4e041ca
(73)　Lawrence A. Farwell and Emanuel Donchin, "The Truth Will Out: Interrogative Polygraphy ('Lie

Detection') with Event-Related Brain Potentials," *Psychophysiology* 28, no. 5 (1991): 531–47.

(74) Nita A. Farahany, "Incriminating Thoughts," *Stanford Law Review* 64 (2012): 351–408.

(75) Sarah Sturman Dale, "The Brain Scientist: Climbing Inside the Criminal Mind," *Time*, November 26, 2001, https://content.time.com/time/subscriber/article/0,33009,1001318,00.html

(76) Stelloh, "Larry Farwell Claims."

(77) 以下を参照のこと。*Johnson v. State*, 730 N.W.2d 209 (Ct. App. Iowa 2007); *People v. Dorris*, 2013 IL App (4th) 120699-U (App. Ct. Ill. 2013); E.g., *State v. Bates*, 2007 WL 2580552 (Superior Ct. N.J. 2007).

(78) *State v. Harrington*, 284 N.W.2d 244 (Iowa 1979).

(79) Lawrence A. Farwell and Thomas H. Makeig, "Farwell Brain Fingerprinting in the Case of Harrington v. State," *Open Court* 10, no. 3 (2005): 7–10, https://larryfarwell.com/pdf/OpenCourtFarwellMakeig-dr-larry-farwell-brain-fingerprinting-dr-lawrence-farwell.pdf〔リンク切れ〕

(80) Jayanth Murali, "Cool Tool for Police Investigation?," *Deccan Chronicle*, September 3, 2018, https://www.deccanchronicle.com/nation/current-affairs/030918/cool-tool-for-police-investigation.html

(81) Letter from Robert D. Dawson, Macon County Sheriff, Macon, MO, March 2, 2002, https://larryfarwell.com/pdf/Grinder-Dawson-Letter-dr-larry-farwell-brain-fingerprinting-dr-lawrence-farwell.pdf〔リンク切れ〕

(82) David Cox, "Can Your Brain Reveal You Are a Liar?," *BBC*, January 25, 2016, https://www.bbc.com/future/article/20160125-is-it-wise-that-the-police-have-started-scanning-brains

(83) K. V. Dijkstra, J. D. R. Farquhar, and P. W. M. Desain, "The N400 for Brain Computer Interfacing: Complexities and Opportunities," *Journal of Neural Engineering* 17, no. 2 (2020): 022001, https://doi.org/10.1088/1741-2552/ab702e

(84) Joseph R. Simpson, "Functional MRI Lie Detection: Too Good to Be True?," *Journal of the American Academy of Psychiatry and the Law* 36, no. 4 (2008): 491, 492–93. これらの脳領域は、注目と観察を司る前帯状皮質と、作業記憶と行動制御にかかわる実行機能を司る左背外側前頭前野および右背側前頭前野を含む。これらの領域は優勢反応（真実）を抑制するとともに、新たな情報（虚偽）をつくるという仮説がある。

(85) Associated Press, "Murder Trial with Fitbit Evidence Heads to Jury Selection," *U.S. News*, February 28, 2022, https://www.usnews.com/news/best-states/connecticut/articles/2022-02-28/murder-trial-with-fitbit-evidence-heads-to-jury-selection

(86) Erin Moriarty, "21st Century Technology Used to Help Solve Wisconsin Mom's Murder," *CBS News*, October 20, 2018, https://www.cbsnews.com/news/the-fitbit-alibi-21st-century-technology-used-to-help-solve-wisconsin-moms-murder/

(87) Leah Burrows, "To Be Let Alone: Brandeis Foresaw Privacy Problems," *Brandeis-NOW*, Brandeis University, July 24, 2013, https://www.brandeis.edu/now/2013/july/privacy.html

(88) Samuel Warren and Louis Brandeis, "The Right to Privacy," *Harvard Law Review* 4, no. 5 (1890): 193–220.

(89) *Stanley v. Georgia*, 394 U.S. 557 (1969).

(90) *Olmstead v. United States*, 277 U.S. 438, 474 (1928).

(91) Mill, *On Liberty*: 33–34.〔ミル『自由論』、78ページ〕

(92) UN Human Rights Committee, *CCPR General Comment No. 22: Article 18 (Freedom of Thought, Conscience or Religion)*, CCPR/C/21/Rev.1/Add.4 (July 30, 1993), https://www.refworld.org/docid/453883

fb22.html

第４章　汝自身を知れ

（１）　Alyssa Barbieri, "Some Scouts Had Justin Fields Rated as QB1 in this Draft Class," *USA Today*, May 3, 2021, https://bearswire.usatoday.com/2021/05/03/bears-justin-fields-top-quarterback-draft-class/

（２）　Joey Kaufman, "Ohio State Quarterback Justin Fields Speaks about Epilepsy Diagnosis for the First Time," *Buckeye Xtra*, April 30, 2021, https://www.dispatch.com/story/football/2021/04/30/ohio-state-quarterback-justin-fields-discusses-epilepsy-diagnosis/4893387001/

（３）　Steve Johnson, "Epilepsy community says Chicago Bears' Justin Fields revealing his condition is landmark moment," *Chicago Tribune*, May 14, 2021, https://www.chicagotribune.com/living/health/ct-bears-justin-fields-epilepsy-community-health-reaction-20210514-w5k5ozs6zzbufnyx5rpen6xbg4-story.html

（４）　World Health Organization, *Epilepsy Fact Sheet*, last modified February 9, 2022, https://www.who.int/news-room/fact-sheets/detail/epilepsy

（５）　Ken Harris, "The Dangers of Seizures: Why You Need Immediate Treatment," *OSF HealthCare* (blog), August 8, 2018, https://www.osfhealthcare.org/blog/dangers-of-seizures/

（６）　Daniel Kablack, "Injuries, Epilepsy End Baltimore Ravens CB Samari Rolle's Career," *Bleacher Report*, April 13, 2010, https://bleacherreport.com/articles/377974-injuries-and-epilepsy-end-ravens-cornerback-samari-rolles-career

（７）　Tom Pelissero and Ian Rapoport, "Ohio State QB Justin Fields Managing Epilepsy as He Heads into 2021 NFL Draft," *NFL.com*, April 21, 2021, https://www.nfl.com/news/ohio-state-qb-justin-fields-has-confirmed-to-nfl-teams-he-s-managing-epilepsy; "5 NFL Players with Epilepsy," *Epsy Health Blog*, Epsy, February 3, 2022, https://www.epsyhealth.com/seizure-epilepsy-blog/5-nfl-players-with-epilepsy　ピッツバーグ・スティーラーズのランブロッカー Alan Faneca、ニューヨーク・ジャイアンツの史上最強のランニングバック Tiki Barber、アトランタ・ファルコンズの Jason Snelling など他のスター選手も全員がてんかん患者だったが、アメリカンフットボールの世界で成功を収めた。

（８）　"Drug Resistant Epilepsy," Epilepsy Foundation, last modified October 5, 2020, https://www.epilepsy.com/learn/drug-resistant-epilepsy

（９）　Xinzhoung Zhu et al., "Automated Epileptic Seizure Detection in Scalp EEG Based on Spatial-Temporal Complexity," *Complexity* 2017 (2017), https://doi.org/10.1155/2017/5674392

（10）　K. Holt, "Researchers Say They Can Predict Epileptic Seizures and Hour in Advance," *Engadget*, Sept. 29, 2020, https://tinyurl.com/8bnwvcjj

（11）　Kathy Gilsinan, "The Buddhist and the Neuroscientist," *Atlantic*, July 2015, https://www.theatlantic.com/health/archive/2015/07/dalai-lama-neuroscience-compassion/397706/; Lauren Effron, "Neuroscientist Richie Davidson Says Dalai Lama Gave Him 'a Total Wake-Up Call' that Changed His Research Forever," *ABC News*, July 27, 2016, https://abcnews.go.com/Health/neuroscientist-richie-davidson-dalai-lama-gave-total-wake/story?id=40859233

（12）　"Study of Meditation and Brain Waves in Buddhist Monks Confounds Wisconsin Researchers," BrainTap, April 17, 2018, https://braintap.com/study-of-meditation-and-brain-waves-in-buddhist-monks-confounds-wisconsin-researchers/

（13）　Daniel Goleman and Richard Davidson, "How Meditation Changes Your Brain — and Your Life," *Lion's Roar*, May 7, 2018, https://www.lionsroar.com/how-meditation-changes-your-brain-and-your-life/

（14）　Antoine Lutz et al., "Long-Term Meditators Self-Induce High-Amplitude Gamma Synchrony During

Mental Practice," *Proceedings of the National Academy of Sciences of the United States of America* 101, no. 46 (2004): 16369–16373, https://doi.org/10.1073/pnas.0407401101

(15) Decho Surangsrirat and Apichart Intarapanich, "Analysis of the Meditation Brainwave from Consumer EEG Device," *SoutheastCon 2015* (2015): 1–6, https://doi.org/10.1109/SECON.2015.7133005

(16) Rebecca L. Acabchuk et al., "Measuring Meditation Progress with a Consumer-Grade EEG Device: Caution from a Randomized Controlled Trial," *Mindfulness* 12, no. 1 (2021): 68–81, https://doi.org/10.1007/s12671-020-01497-1; Caroline Stockman, "Can a Technology Teach Meditation? Experiencing the EEG Headband InteraXon Muse as a Meditation Guide," *International Journal of Emerging Technologies in Learning* 15, no. 8 (2020): 83–99; Hugh Hunkin, Daniel L. King, and Ian T. Zajac, "EEG Neurofeedback During Focused Attention Meditation: Effects on State Mindfulness and Meditation Experiences," *Mindfulness* 12 (2021): 841–51, https://doi.org/10.1007/s12671-020-01541-0

(17) Nardin Samuel et al., "Consumer-Grade Electroencephology Devices as Potential Tools for Early Detection of Brain Tumors," *BMC Medicine* 19, no. 16 (2021), https://doi.org/10.1186/s12916-020-01889-z; Hiroko Ohgaki and Paul Kleihues, "Genetic Pathways to Primary and Secondary Glioblastoma," *American Journal of Pathology* 170, no. 5 (2007): 1445–53, https://doi.org/10.2353/ajpath.2007.070011

(18) M. P. L. Perera and S. R. Liyanage. "Applications and Challenges in Human-Computer Interaction for EEG-Based BCI Systems," *Global Journal of Scientific and Research Publications* (*GJSRP*) 1, no. 3 (2021): 1–8; Zahra Tabanfar et al., "Brain Tumor Detection Using Electroencephologram Linear and Non-Linear Features," *Iranian Journal of Biomedical Engineering* 10, no. 3 (2016): 211–21, https://dx.doi.org/10.22041/ijbme.2017.72077.1260

(19) iMediSync, *iSyncBrain: Advanced EEG Analysis Platform*, Seoul: iMediSync, Inc., accessed July 12, 2022, https://medicalkorea.micehub-gov.com/home/2021/mdk2021/Files/mdk2021_20210305_144234.pdf

(20) iMediSync, "iMediSync Successfully Debuted AI Mental Care Platform at CES," news release, January 21, 2021, https://ces.vporoom.com/iMediSync/iMediSync-successfully-debuted-AI-mental-care-platform-at-CES-2021

(21) Eric Topol, *The Patient Will See You Now: The Future of Medicine Is in Your Hands* (New York: Basic Books, 2015): 34.

(22) Topol, *Patient Will See You.*

(23) Cara D. Edwards and Brooke Killian Kim, "The Learned Intermediary Doctrine in the WebMD Era," *DLA Piper*, August 1, 2019, https://www.dlapiper.com/en/us/insights/publications/2019/06/the-learned-intermediary-doctrine-in-the-webmd-era/ 〔リンク切れ〕

(24) Barbara J. Evans, "The Genetic Information Nondiscrimination Act at Age 10: GINA's Controversial Assertion that Data Transparency Protects Privacy and Civil Rights," *William and Mary Law Review* 60, no. 6 (2019): 2017–109, https://www.ncbi.nlm.nih.gov/pmc/articles/PMC8095822/

(25) *The Farewell*, directed by Lulu Wang (A24, 2019).

(26) Leslie J. Blackhall et al., "Bioethics in a Different Tongue: The Case of Truth-Telling," *Journal of Urban Health* 78, no. 1 (2001): 59–71, https://doi.org/10.1093/jurban/78.1.59; C Y Tse, Alice Chong, and S Y Fok, "Breaking Bad News: A Chinese Perspective," *Palliative Medicine* 17, no. 4 (2003): 339, https://doi.org/10.1191%2F0269216303pm751oa

(27) Hongchun Wang et al., "To Tell or Not: The Chinese Doctors' Dilemma on Disclosure of a Cancer Diagnosis to the Patient," 47 *Iranian Journal of Public Health* 47, no. 11 (Nov 2018): 1773–74, https://www.ncbi.nlm.nih.gov/pmc/articles/PMC6294856/

(28) Donald Oken, "What to Tell Cancer Patients. A Study of Medical Attitudes," *JAMA* 175 (April 1961): 1120–28, https://pubmed.ncbi.nlm.nih.gov/13730593/; Donna Lu, "The Farewell Explores the Ethics of Lying about a Cancer Diagnosis," *New Scientist*, October 29, 2019, https://www.newscientist.com/article/2221673-the-farewell-explores-the-ethics-of-lying-about-a-cancer-diagnosis/#ixzz6QLC2l25Q

(29) Young Ho Yun et al., "Impact of Awareness of Terminal Illness and Use of Palliative Care or Intensive Care Unit on the Survival of Terminally Ill Patients with Cancer: Prospective Cohort Study," *Journal of Clinical Oncology* 29, no. 18 (June 20, 2011): 2474–80, https://doi.org/10.1200/jco.2010.30.1184; Young Ho Yun et al., "Experiences and Attitudes of Patients with Terminal Cancer and Their Family Caregivers Toward the Disclosure of Terminal Illness," *Journal of Clinical Oncology* 28, no. 11 (April 10, 2010): 1950–57, https://doi.org/10.1200/jco.2009.22.9658; Myung Kyung Lee et al., "Awareness of Incurable Cancer Status and Health-Related Quality of Life Among Advanced Cancer Patients: A Prospective Cohort Study," *Palliative Medicine* 27, no. 2 (2013): 144–54, https://doi.org/10.1177%2F0269216311429042

(30) Miao Wan et al., "The Impact on Quality of Life from Informing Diagnosis in Patients with Cancer: A Systematic Review and Meta-Analysis," *BMC Cancer* 20 (2020): 618, https://doi.org/10.1186/s12885-020-07096-6

(31) Kurt D. Christensen et al., "Associations Between Self-Referral and Health Behavior Responses to Genetic Risk Information," *Genome Medicine* 7, no. 1 (2015): 1–11, https://doi.org/10.1186/s13073-014-0124-0

(32) Ines Testoni et al., "Lack of Truth-Telling in Palliative Care and Its Effects Among Nurses and Nursing Students," *Behavioral Sciences* 10, no. 5 (2020): 88, https://doi.org/10.3390/bs10050088

(33) Erica S. Spatz, Harlan M. Krumholz, and Benjamin W. Moulton, "The New Era of Informed Consent: Getting to a Reasonable Patient Standard Through Shared Decision Making," *JAMA* 315, no. 19 (2016): 2063–64, https://doi.org/10.1001%2Fjama.2016.3070

(34) Richard Fielding and Josephine Hung, "Preferences for Information and Involvement in Decisions During Cancer Care Among a Hong Kong Chinese Population," *Psycho-Oncology* 5, no. 4 (1996): 321–29, https://doi.org/10.1002/(SICI)1099-1611(199612)5:4<321::AID-PON226>3.0.CO;2-K

(35) Tamar Sharon, "Self-Tracking for Health and the Quantified Self: Re-Articulating Autonomy, Solidarity, and Authenticity in an Age of Personalized Healthcare," *Philosophy & Technology* 30, no. 1 (March 2017): 93–121, https://doi.org/10.1007/s13347-016-0215-5

(36) Ewa Grodzinsky and Marta Sund Levander, "History of the Thermometer," *Understanding Fever and Body Temperature: A Cross-Disciplinary Approach to Clinical Practice*, ed. Ewa Grodzinsky and Marta Sund Levander (London: Palgrave Macmillan, 2019): 23–35.

(37) Maria da Capua, "Pregnancy Testing Through the Ages: How Lateral Flow Technology Re-Invented the Modern Home Pregnancy Kit," American Association for Clinical Chemistry, March 1, 2020, https://www.aacc.org/cln/cln-industry-insights/2020/pregnancy-testing-through-the-ages

(38) Jesse Olszynko-Gryn, "The Feminist Appropriation of Pregnancy Testing in 1970s Britain," *Women's History Review* 28, no. 6 (2017): 869–94, https://doi.org/10.1080/09612025.2017.1346869

(39) Cari Romm, "Before There Were Home Pregnancy Tests: How Women Found Out They Were Pregnant When They Couldn't Just Pee on a Stick," *The Atlantic*, June 17, 2015, https://www.theatlantic.com/health/archive/2015/06/history-home-pregnancy-test/396077/; "The Thin Blue Line: The History of the Pregnancy Test," Timeline, National Institutes of Health, accessed July 12, 2022, https://history.nih.gov/display/history/Pregnancy+Test+Timeline

(40) Rebecca Kolberg, "A Public Policy Expert Charged Thursday Government Inaction On...," *UPI Archives*, April 6, 1989, https://perma.cc/26DR-UNVU (accessed July 9, 2017)
(41) Shelby Baird, "Don't Try This at Home: The FDA's Restrictive Regulation of Home-Testing Devices," *Duke Law Journal* 67 (2017): 404.
(42) Public Health England, *HIV Testing and Self-Testing Information Update* (*November 2015*), by SJ Westrop et al., London: PHE Publications, 2015, https://assets.publishing.service.gov.uk/government/uploads/system/uploads/attachment_data/file/769460/HIV_Self-Testing_PHE_Position_v13_-_Nov_15_updated.pdf
(43) Shan Juan, "Self-Testing to Boost HIV Battle," *China Daily*, April 21, 2016, https://www.chinadaily.com.cn/china/2016-04/21/content_24711507.htm
(44) 2021年5月21日に、Linda Avey が著者に語った言葉（著者の記録ファイルより）。
(45) Linda Avey が著者に語った言葉。
(46) George J. Annas and Sherman Elias, "23andMe and the FDA," *New England Journal of Medicine* 370, no. 11 (2014): 985, https://doi.org/10.1056/NEJMp1316367
(47) Frank James, "FDA Suggests Consumer Gene Test Needs Agency OK," *NPR*, May 12, 2010, https://www.npr.org/sections/thetwo-way/2010/05/fda_suggests_consumer_Gene_tes.html
(48) Alberto Gutierrez to Anne Wojcicki, Letter, U.S. Food and Drug Administration, June 10, 2010, https://www.fda.gov/media/79205/download〔リンク切れ〕
(49) 23andMe, "23andMe Takes First Step Toward FDA Clearance," press release, July 30, 2012, https://mediacenter.23andme.com/press-releases/23andme-takes-first-step-toward-fda-clearance
(50) Alberto Gutierrez が Anne Wojcicki に宛てた書簡。
(51) 23andMe, "23andMe Launches First National TV Campaign," press release, August 5, 2013, https://mediacenter.23andme.com/press-releases/poh_ad_campaign
(52) Alberto Gutierrez が Anne Wojcicki に宛てた書簡。
(53) Alberto Gutierrez が Anne Wojcicki に宛てた書簡。
(54) Alberto Gutierrez が Anne Wojcicki に宛てた書簡。
(55) Alberto Gutierrez が Anne Wojcicki に宛てた書簡。
(56) Andrew Pollack, "F.D.A. Orders Genetic Testing Firm to Stop Selling DNA Analysis Service," *New York Times*, November 25, 2013, https://www.nytimes.com/2013/11/26/business/fda-demands-a-halt-to-a-dna-test-kits-marketing.html
(57) "23andMe's Updates Regarding FDA's Review," *23andMe Blog*, December 5, 2013, https://blog.23andme.com/news/fda-update/
(58) Scott Hensley, "23andMe Bows to FDA's Demands, Drops Health Claims," *NPR*, December 6, 2013, https://www.npr.org/sections/health-shots/2013/12/06/249231236/23andme-bows-to-fdas-demands-drops-health-claims
(59) US Food and Drug Administration, "FDA Authorizes, with Special Controls, Direct-to-Consumer Test that Reports Three Mutations in the BRCA Breast Cancer Genes," press release, March 6, 2018, https://www.fda.gov/news-events/press-announcements/fda-authorizes-special-controls-direct-consumer-test-reports-three-mutations-brca-breast-cancer
(60) Louiza Kalokairinou et al., "Legislation of Direct-to-Consumer Genetic Testing in Europe: A Fragmented Regulatory Landscape," *Journal of Community Genetics* 9, no. 2 (2018): 117, 121, https://doi.org/10.1007/s12687-017-0344-2; Rei Fukuda and Fumio Takada, "Legal Regulations on Health-Related Direct-to-Consumer Genetic Testing in 11 Countries," *Kitasato Medical Journal* 48 (2018): 52–59.

(61) Pollack, "Stop Selling DNA Analysis."

(62) Robert C. Green and Nita A. Farahany, "Regulation: The FDA Is Overcautious on Consumer Genomics," *Nature* 505, no. 7483 (January 2014): 286–87, https://doi.org/10.1038/505286a

(63) Barbara J. Evans, "The Genetic Information Nondiscrimination Act at Age 10: GINA's Controversial Assertion that Data Transparency Protects Privacy and Civil Rights," *William and Mary Law Review* 60, no. 6 (2019): 2017–109, https://www.ncbi.nlm.nih.gov/pmc/articles/PMC8095822/

(64) Anna Wexler and Robert Thibault, "Mind-reading or Misleading? Assessing Direct-to-Consumer Electroencephalography (EEG) Devices Marketed for Wellness and Their Ethical and Regulatory Implications," *Journal of Cognitive Enhancement* 3, no. 1 (2019): 131–37, https://doi.org/10.1007/s41465-018-0091-2

(65) Caitlin Shure, "Left to Their Own Devices? FDA Policy & Consumer Neurotechnology: Comments on 'General Wellness: Policy for Low-Risk Devices' Draft Guidance Issued 1/20/2015," 2015年4月20日に、アメリカ食品医薬品局に提出されたDocument ID FDA-2014-N-1039-0002に対するコメント。https://www.regulations.gov/comment/FDA-2014-N-1039-0011

(66) Shure, "Left to Their Own Devices?"

(67) US Food and Drug Administration, "Sec. 882.1400 Electroencephalograph," *Code of Federal Regulations*, title 21, vol. 8, 21CFR882.1400, last modified March 29, 2022. EEGは「頭に2個以上の電極を設置して、患者の脳の電気活動を測定、記録するのに使用される」。

(68) US Food and Drug Administration, "Sec. 890.1375 Diagnostic Electromyograph," *Code of Federal Regulations*, title 21, vol. 8, 21CFR890.1375, last modified March 29, 2022.「筋電計は医療用のデバイスであり、筋肉が発生する生体電気を計測して表示し、末梢神経を刺激し、神経筋疾患の診断と予後の判断の目的で神経の電気活動を計測して表示する」

(69) US Food and Drug Administration Center for Devices and Radiological Health, *General Wellness: Policy for Low-Risk Devices: Guidance for Industry and Food and Drug Administration Staff*, July 29, 2016, updated September 27, 2019, https://www.fda.gov/media/90652/download

(70) FDA, *General Wellness*.

(71) FDA.

(72) "Cat Ears Moving with Brain Waves Necomimi," accessed August 19, 2022, https://necomimi.shop/en

(73) FocusBand, homepage, accessed July 13, 2022, https://focusband.com

(74) Lewis Gordon, "Brain-Controlled Gaming Exists, Though Ethical Questions Loom over the Tech," *Washington Post*, December 16, 2020, https://www.washingtonpost.com/video-games/2020/12/16/brain-computer-gaming/

(75) "Emotiv Apps," Index.co, accessed July 13, 2022, https://index.co/company/emotiv/apps

(76) "BrainStation," Neuroverse, accessed July 13, 2022, https://www.neuroverseinc.com/brainstation

(77) "Muse," homepage, InteraXon Inc., accessed July 13, 2022, https://choosemuse.com

(78) Eliza Strickland, "Startup Neurable Unveils the World's First Brain-Controlled VR Game," *IEEE Spectrum*, August 7, 2017, https://spectrum.ieee.org/the-human-os/biomedical/bionics/brainy-startup-neurable-unveils-the-worlds-first-braincontrolled-vr-game

(79) Daniel Johnston, MD, MPH, Comment on US Food and Drug Administration Document ID FDA-2014-N-1039-0002, June 18, 2015, accessed July 29, 2016, https://www.regulations.gov/comment/FDA-2014-N-1039-0006

(80) Alison George, "Think Your Sense of Self Is Located in Your Brain? Think Again," *New Scientist*,

December 9, 2020, https://www.newscientist.com/article/mg24833121-500-think-your-sense-of-self-is-located-in-your-brain-think-again/

(81) Christina Starmans and Paul Bloom, "Windows to the Soul: Children and Adults See the Eyes as the Location of the Self," *Cognition* 123, no. 2 (2012): 313–18, https://doi.org/10.1016/j.cognition.2012.02.002

(82) *Satakunnan Markkinaporssi Oy and Satamedia Oy v. Finland*, App. No. 931/13 (2017 ECtHR Grand Chamber).

(83) Antoinette Rouvroy and Yves Poullet, "The Right of Informational Self-Determination and the Value of Self-Development: Reassessing the Importance of Privacy for Democracy," *Reinventing Data Protection?*, ed. Serge Gutwirth et al. (Berlin: Springer Science & Business Media, 2009), 45–76.

(84) Gabriel Stilman, "The Right to Our Personal Memories: Informational Self-Determination and the Right to Record and Disclose Our Personal Data," *Journal of Ethics and Emerging Technologies* 25, no. 2 (October 2015): 14–24, https://doi.org/10.55613/jeet.v25i2.45

(85) UN Human Rights Council, *Freedom of Opinion and Expression: Report of the Office of the United Nations High Commissioner for Human Rights*, A/HRC/49/38, January 10, 2022, https://documents.un.org/doc/undoc/gen/g22/003/87/pdf/g2200387.pdf

(86) UN Commission on Human Rights Committee, *CCPR General Comment No. 34: Article 19* (*Freedoms of Opinion and Expression*), CCPR/C/GC/34 (September 12, 2011), https://www2.ohchr.org/english/bodies/hrc/docs/gc34.pdf

(87) Stilman, "Our Personal Memories."

(88) James P. Evans and Robert C. Green, "Direct to Consumer Genetic Testing: Avoiding a Culture War," *Genetics in Medicine* 11, no. 8 (2009): 568–69, https://doi.org/10.1097/GIM.0b013e3181afbaed

第５章　脳を活性化する

(1) Martin Dresler et. al., "Hacking the Brain: Dimensions of Cognitive Enhancement," *ACS Chemical Neuroscience* 10, no. 3 (2018): 1137–48, https://doi.org/10.1021/acschemneuro.8b00571

(2) たとえば、以下を参照のこと。David Adam, *The Genius Within* (New York: Pegasus Books, 2018).

(3) Larissa J. Maier, Jason A. Ferris, and Adam R. Winstock, "Pharmacological Cognitive Enhancement Among Non-ADHD Individuals — A Cross-Sectional Study in 15 Countries," *International Journal of Drug Policy* 58 (August 2018): 104–12, https://doi.org/10.1016/j.drugpo.2018.05.009　研究者らは、15か国の10万人の健常者（16歳以上）に、仕事や学習のパフォーマンスを上げるために処方薬や違法な興奮薬を使ったことがあるかを尋ねた。この自己申告調査で、こうした医薬品を使用したことがあると答えた人は、2015年の4.9%から2017年では13.7%に増えた。

(4) Arran Frood, "Use of 'Smart Drugs' on the Rise," *Nature*, July 6, 2018, https://www.scientificamerican.com/article/use-of-ldquo-smart-drugs-rdquo-on-the-rise/

(5) Adrienne Dunn, "Hard Pill to Swallow: Student Adderall Use On the Rise," *State Press* (AZ), September 25, 2018, https://www.statepress.com/article/2018/09/spcommunity-adderall-abuse-on-campuses-student-dealers-and-users

(6) たとえば、以下を参照のこと。Ruairidh M. Battleday and A-K. Brem, "Modafinil for Cognitive Neuroenhancement in Healthy Non-Sleep-Deprived Subjects: A Systematic Review," *European Neuropsychopharmacology* 25, no. 11 (2015): 1865–81, https://doi.org/10.1016/j.euroneuro.2015.07.028; Irena P. Ilieva, Cayce J. Hook, and Martha J. Farah, "Prescription Stimulants' Effects on Healthy Inhibitory Control, Working Memory, and Episodic Memory: A Meta-Analysis," *Journal of Cognitive Neuroscience* 27,

no. 6 (June 2015): 1069–89, https://doi.org/10.1162/jocn_a_00776

(7) Battleday and Brem, "Modafinil for Cognitive Neuroenhancement."

(8) L-S. Camilla d'Angelo, George Savulich, and Barbara J. Sahakian, "Lifestyle Use of Drugs by Healthy People for Enhancing Cognition, Creativity, Motivation and Pleasure," *British Journal of Pharmacology* 174, no. 19 (2017): 3257–67, https://doi.org/10.1111/bph.13813

(9) Stan B. Floresco and James D. Jentsch, "Pharmacological Enhancement of Memory and Executive Functioning in Laboratory Animals," *Neuropsychopharmacology* 36, no. 1 (2011): 227–50, https://doi.org/10.1038%2Fnpp.2010.158

(10) "Don't Buy into Brain Health Supplements," *Harvard Health Publishing* (blog), March 3, 2022, https://www.health.harvard.edu/mind-and-mood/dont-buy-into-brain-health-supplements

(11) Christina Aungst, "Can Prevagen Really Improve My Memory?," *GoodRx Health*, GoodRx, May 18, 2021, https://www.goodrx.com/well-being/supplements-herbs/prevagen-for-memory-loss-claims; Christian Jarrett, "Do Nootropics Really Work?," *BBC Science Focus*, April 28, 2022, https://www.sciencefocus.com/science/do-nootropics-really-work/

(12) Research and Markets, "Global Cognitive Assessment and Training Market 2017–2021: Aging Population, Increasing Awareness for Brain Fitness & Advancement in Technology Drive the $8.06 Billion Market," *PR Newswire*, April 21, 2017, https://www.prnewswire.com/news-releases/global-cognitive-assessment-and-training-market-2017-2021-aging-population-increasing-awareness-for-brain-fitness-advancement-in-technology-drive-the-806-billion-market---research-and-markets-300443424.html

(13) David Z. Hambrick, "New Evidence Shows Brain Training Games Don't Work," interview by Christie Nicholson, *ZDNet*, May 28, 2012, https://www.zdnet.com/article/qa-new-evidence-shows-brain-training-games-dont-work/

(14) Adrian M. Owen et al., "Putting Brain Training to the Test," *Nature* 465 (2010): 775–78, https://doi.org/10.1038/nature09042; cf. Alexandra B. Morrison and Jason M. Chein, "Does Working Memory Training Work? The Promise and Challenges of Enhancing Cognition by Training Working Memory," *Psychonomic Bulletin & Review* 18, no. 1 (2011): 46–60, https://doi.org/10.3758/s13423-010-0034-0

(15) "A Consensus on the Brain Training Industry from the Scientific Community (Full Statement)," Max Planck Institute for Human Development and Stanford Center on Longevity, October 20, 2014, accessed July 22, 2022, http://longevity.stanford.edu/a-consensus-on-the-brain-training-industry-from-the-scientific-community-2/

(16) Michael Grothaus, "This Is the Only Type of Brain Training That Works, According to Science," *Fast Company*, August 21, 2017, https://www.fastcompany.com/40451692/this-is-the-only-type-of-brain-training-that-works-according-to-science; Tejal M. Shah et al., "Enhancing Cognitive Functioning in Healthy Older Adults: a Systematic Review of the Clinical Significance of Commercially Available Computerized Cognitive Training in Preventing Cognitive Decline," *Neuropsychology Review* 27, no. 1 (2017): 62–80, https://doi.org/10.1007/s11065-016-9338-9　彼らの結論は、これまで脳力トレーニングについて行われた最大の調査でも同様に裏づけられている。調査では、一連の標的トレーニングに参加した2832人を10年以上にわたって追跡した。参加者は、記憶や、その他のタスク関連スキルなど、トレーニングを受けたタスクにおいて成績が向上した。

(17) Ranganatha Sitaram et al., "Closed-Loop Brain Training: The Science of Neurofeedback," *Nature Reviews Neuroscience* 18, no. 2 (2017): 86–100, https://doi.org/10.1038/nrn.2016.164

(18) Infiniti Research, *Global Neurofeedback Systems Market 2022–2026* (Elmhurst, STATE: Infiniti Research,

2022).
(19) Lucille Nalbach Tournas and Walter G. Johnson, "Elon Musk Wants to Hack Your Brain: How Will the FDA Manage That?," *Slate*, August 5, 2019, https://slate.com/technology/2019/08/elon-musk-neuralink-facebook-brain-computer-interface-fda.html
(20) Konstantinos Mantantzis, Elizabeth A. Maylor, and Friederike Schlaghecken, "Gain Without Pain: Glucose Promotes Cognitive Engagement and Protects Positive Affect in Older Adults," *Psychology and Aging* 33, no. 5 (2018): 789–97, https://psycnet.apa.org/doi/10.1037/pag0000270
(21) Jamie Tully et al., "Estimated Prevalence, Effects, and Potential Risks of Substances Used for Cognitive Enhancement," in *Human Enhancement Drugs*, ed. Katinka van de Ven, Kyle J. D. Mulrooney, and Jim McVeigh (London: Routledge, 2019): 113.
(22) Martin Dresler et. al., "Hacking the Brain: Dimensions of Cognitive Enhancement," *ACS Chemical Neuroscience* 10, no. 3 (2018): 1137–48, https://doi.org/10.1021/acschemneuro.8b00571
(23) Laura Smith, "Affidavit in Support of Criminal Complaint," March 11, 2019, https://www.justice.gov/file/1142876/download
(24) Smith, "Affidavit"; Melissa Korn, Jennifer Levitz, and Erin Ailworth, "Federal Prosecutors Charge Dozens in College Admissions Cheating Scheme," *Wall Street Journal*, March 12, 2019, https://www.wsj.com/articles/federal-prosecutors-charge-dozens-in-broad-college-admissions-fraud-scheme-11552403149
(25) Alia Wong, "Why the College-Admissions Scandal Is So Absurd," *Atlantic*, March 12, 2019, https://www.theatlantic.com/education/archive/2019/03/college-admissions-scandal-fbi-targets-wealthy-parents/584695/
(26) Libby Nelson, "The Real College Admissions Scandal Is What's Legal," *Vox*, March 12, 2019, https://www.vox.com/2019/3/12/18262037/college-admissions-scandal-felicity-huffman; EJ Dickson, "The College Admissions Scandal Proves the System Is Broken," *Rolling Stone*, March 13, 2019, https://www.rollingstone.com/culture/culture-features/college-admissions-scam-system-broken-807497/
(27) Wong, "Scandal Is So Absurd," *Atlantic*, March 12, 2019, https://www.theatlantic.com/education/archive/2019/03/college-admissions-scandal-fbi-targets-wealthy-parents/584695/
(28) Loretta Tauginienė and Vaidas Jurkevičius, "Ethical and Legal Observations on Contract Cheating Services as an Agreement," *International Journal for Educational Integrity* 13, no. 1 (2017): 1–10, https://doi.org/10.1007/s40979-017-0020-7
(29) Higher Education Standards Panel (HESP), "Overview-Draft Legislation to Tackle Contract Cheating," Australian Department of Education, May 17, 2021, https://www.dese.gov.au/download/4549/overview-draft-legislation-tackle-contract-cheating/6775/document/pdf〔リンク切れ〕
(30) Wang Keju, "Court Punishes Organized Exam Cheaters," *China Daily*, August 8, 2018, https://www.chinadaily.com.cn/a/201808/08/WS5b6a446aa310add14f384835.html
(31) "Academic Dishonesty," Student Conduct, Duke University, accessed July 12, 2022, https://studentaffairs.duke.edu/conduct/z-policies/academic-dishonesty
(32) Miranda Katz, "Students Torn Over 'Study Drug' Usage," *Wesleyan Argus* (CT), October 4, 2012, http://wesleyanargus.com/2012/10/04/study-drug-usage-remains-issue-of-heated-debate/
(33) "The Code of Non-Academic Conduct," Wesleyan University, last updated May 2010, accessed July 12, 2022, https://www.wesleyan.edu/studentaffairs/studenthandbook/non-academic-conduct.html
(34) Matt Lamkin, "A Ban on Brain-Boosting Drugs Is Not the Answer," *Chronicle of Higher Education*, February 27, 2011, https://www.chronicle.com/article/a-ban-on-brain-boosting-drugs-is-not-the-answer/

(35) Alan Schwarz, "Attention-Deficit Drugs Face New Campus Rules," *New York Times*, April 30, 2013, https://www.nytimes.com/2013/05/01/us/colleges-tackle-illicit-use-of-adhd-pills.html
(36) Schwarz, "New Campus Rules."
(37) Margaret Talbot, "Brain Gain: The Underground World of 'Neuroenhancing' Drugs," *New Yorker*, April 27, 2009, https://www.newyorker.com/magazine/2009/04/27/brain-gain
(38) Philip Hersh, "Marion Jones Shocked Track and Field Fans Two Years Ago When She Said She Would Try for 5 Gold Medals in Sydney. Her Personal Growth and Performances Since Leave Little Doubt That She Has an Excellent Chance," *Chicago Tribune*, September 10, 2000, https://www.chicagotribune.com/news/ct-xpm-2000-09-10-0009100445-story.html〔リンク切れ〕
(39) Julia Reed, "Marion Jones: Hail Marion," *Vogue*, December 31, 2000, https://www.vogue.com/article/marion-jones-hail-marion
(40) Reed, "Marion Jones."
(41) Associated Press, "Jones Goes Quietly in Athens," *ESPN*, August 24, 2004, https://www.espn.com/olympics/summer04/trackandfield/news/story?id=1866971
(42) "IOC Formally Strips Marion Jones of Five Sydney Olympic Medals," *New York Times*, December 12, 2007, https://www.nytimes.com/2007/12/12/sports/12iht-olympics12.8712082.html
(43) "The World Anti-Doping Code," World Anti-Doping Agency (WADA), revised January 1, 2021, https://www.wada-ama.org/en/what-we-do/world-anti-doping-code
(44) Julian Savulescu, Bennett Foddy, and Megan Clayton, "Why We Should Allow Performance Enhancing Drugs in Sport," *British Journal of Sports Medicine* 38, no. 6 (2004): 666–70, http://dx.doi.org/10.1136/bjsm.2003.005249
(45) Justin F. Landy, Daniel K. Walco, and Daniel M. Bartels, "What's Wrong with Using Steroids? Exploring Whether and Why People Oppose the Use of Performance Enhancing Drugs," *Journal of Personality and Social Psychology* 113, no. 3 (2017): 377, https://psycnet.apa.org/doi/10.1037/pspa0000089
(46) Savulescu, Foddy, and Clayton, "Why We Should Allow."
(47) Amy Daughters, "The Evolution of Football Equipment," *Bleacher Report*, May 16, 2013, https://bleacherreport.com/articles/1642538-the-evolution-of-football-equipment
(48) Savulescu, Foddy, and Clayton, "Why We Should Allow."
(49) Leon Watson, "Chess Players Need Checking for Drugs, Scientists Say," *Telegraph* (UK), January 27, 2017, https://www.telegraph.co.uk/news/2017/01/26/scientists-call-crackdown-doping-chess-players-may-taking-performance/; Andreas G. Franke et. al., "Methylphenidate, Modafinil, and Caffeine for Cognitive Enhancement in Chess: A Double-Blind, Randomised Controlled Trial," *European Neuropsychopharmacology* 27, no. 3 (2017): 248–60, https://doi.org/10.1016/j.euroneuro.2017.01.006
(50) Craig L. Carr, "Coercion and Freedom," *American Philosophical Quarterly* 25, no. 1 (January 1988): 59–67, https://www.jstor.org/stable/20014223
(51) Kimberly J. Schelle et al., "Attitudes Toward Pharmacological Cognitive Enhancement — a Review," *Frontiers in Systems Neuroscience* 8 (2014): 53, https://doi.org/10.3389/fnsys.2014.00053
(52) *Anderson v. Khanna*, 913 N.W.2d 526 (Iowa 2018).
(53) たとえば、以下を参照のこと。Mirko D. Garasic and Andrea Lavazza, "Moral and Social Reasons to Acknowledge the Use of Cognitive Enhancers in Competitive-Selective Contexts," *BMC Medical Ethics* 17, no. 1 (2016): 1–12, https://www.ncbi.nlm.nih.gov/pmc/articles/PMC4812634/; B. Sonny Bal and Theodore J. Chomma, "What to Disclose? Revisiting Informed Consent," *Clinical Orthopaedics and Related Research*

470, no. 5 (2012): 1346–56, https://www.ncbi.nlm.nih.gov/pmc/articles/PMC3314757/; Jerry Menikoff, *Law and Bioethics: An Introduction* (Washington, DC: Georgetown University Press, 2002); Johnson v Kokemoor, 545 NW2d 495 (Wis. 1996).

第６章　脳にブレーキをかける

（１） Lesley Stahl, *60 Minutes*, "The Memory Pill," produced by Shari Finkelstein (New York: Columbia Broadcasting System, 2007).

（２） Alain Brunet et al., "Reduction of PTSD Symptoms with Re-Activation Propranolol Therapy: A Randomized Controlled Study," *American Journal of Psychiatry* 175, no. 5 (May 2018): 427–33, https://doi.org/10.1176/appi.ajp.2017.17050481

（３） Frederico Rotondo et al., "Lack of Effect of Propranolol on the Reconsolidation of Conditioned Fear Memory Due to a Failure to Engage Memory Destabilisation," *Neuroscience* 480 (2022): 9–18, https://doi.org/10.1016/j.neuroscience.2021.11.008; Sanket B. Raut et al., "Effects of Propranolol on the Modification of Trauma Memory Reconsolidation in PTSD Patients: A Systemic Review and Meta-Analysis," *Journal of Psychiatric Research* 150 (June 2022): 246–56, https://doi.org/10.1016/j.jpsychires.2022.03.045

（４） Daniel Kolitz, "Will We Ever Be Able to Edit or Delete Memories," *Gizmodo*, August 20, 2021.

（５） Aurelio Cortese et al., "The DecNef Collection, fMRI Data from Closed-Loop Decoded Neurofeedback Experiments," *Scientific Data* 8, no. 1 (2021): 65, https://www.nature.com/articles/s41597-021-00845-7

（６） Michal Ramot and Alex Martin, "Closed-Loop Neuromodulation for Studying Spontaneous Activity and Causality," *Trends in Cognitive Sciences* 26, no. 4 (April 2022): 290–99, https://doi.org/10.1016/j.tics.2022.01.008

（７） Ai Koizuimi and Mitsuo Kawato, "Chapter 10 — Implicit Decoded Neurofeedback Training as a Clinical Tool," in *fMRI Neurofeedback*, ed. Michelle Hampson (Cambridge, MA: Academic Press, 2021): 239–47.

（８） Marlene Oscar-Berman and Ksenija Marinković, "Alcohol: Effects on Neurobehavioral Functions and the Brain," *Neuropsychology Review* 17, no. 3 (2007): 239–57, https://doi.org/10.1007/s11065-007-9038-6

（９） Antonia Abbey, Mary Jo Smith, and Richard O. Scott, "The Relationship Between Reasons for Drinking Alcohol and Alcohol Consumption: An Interactional Approach," *Addictive Behaviors* 18, no. 6 (November–December 1993): 659–70, https://doi.org/10.1016%2F0306-4603(93)90019-6; Emmanuel Kuntsche et al., "Who Drinks and Why? A Review of Socio-Demographic, Personality, and Contextual Issues Behind the Drinking Motives in Young People," *Addictive Behaviors* 31, no. 10 (2006): 1844–57, https://doi.org/10.1016/j.addbeh.2005.12.028

（10） Floyd W. Tomkins, "Prohibition," *The Annals of the American Academy of Political and Social Science* 109, (September 1923): 15–25, https://www.jstor.org/stable/1014989

（11） "GMA: Lauren Hutton Describes Motorcycle Crash," *ABC News*, March 1, 2001, https://abcnews.go.com/GMA/story?id=127213&page=1

（12） Bethan Holt, "'There Are So Many Ways of Being Beautiful': Lauren Hutton on Ageing Naturally," *Sydney Morning Herald*, March 7, 2020, https://www.smh.com.au/lifestyle/fashion/there-are-so-many-ways-of-being-beautiful-lauren-hutton-on-ageing-naturally-20200304-p546tn.html

（13） Staci Sturrock, "Hutton Happy Just to Be Alive," *Deseret News*, March 26, 2001, https://www.deseret.com/2001/3/26/19576698/hutton-happy-just-to-be-alive

（14） Rebecca Y. Du et al., "Primary Prevention of Road Traffic Accident-Related Traumatic Brain Injuries in

Younger Populations: A Systemic Review of Helmet Legislation," *Journal of Neurosurgery: Pediatrics* 25, no. 4 (2020): 361–74, https://doi.org/10.3171/2019.10.PEDS19377; Michael C. Dewan et al., "Estimating the Global Incidence of Traumatic Brain Injury," *Journal of Neurosurgery* 130, no. 4 (2018): 1080–97, https://doi.org/10.3171/2017.10.JNS17352

(15) "Frequently Asked Questions," Brain Trauma Foundation, accessed July 13, 2022, https://www.braintrauma.org/faq

(16) Du et al., "Accident-Related Traumatic Brain Injuries." 脳損傷にかんするほぼすべての研究、コクランのシステマティックレビュー、その他数件のメタ解析が、ヘルメット着用によってオートバイ事故による怪我や死亡が減少することを示している。ある研究者グループは、ヘルメット着用を定める法律がオートバイの事故による怪我や死亡に与える効果にかんする18件の調査を解析した。すると、18件の調査のうち17件が、ヘルメット着用を義務とする法律とオートバイ事故による怪我や死亡の減少とのあいだにポジティブな関連があることを発見していた。ヘルメットの法律が脳の損傷に与える影響について調べた10件の調査のうち9件は、脳の損傷がヘルメット着用を定める法律によって大きく減少することを突き止めた。死亡事故に注目した8件の調査のうち6件は、ヘルメット着用を定める法律がオートバイによる事故における死亡例を大きく減少させたことを発見した。この問題にかかわる18件の調査のうち、ヘルメット着用を義務とする法律とオートバイ事故による怪我や死亡の減少とのあいだにはポジティブな関連がまったく認められず、怪我や死亡の減少はなかったと結論づけた調査は1件のみだった。

(17) Marian Moser Jones and Richard Bayer, "Paternalism & Its Discontents: Motorcycle Helmet Laws, Libertarian Values, and Public Health," *American Journal of Public Health* 97, no. 2 (February 2007): 208–17. 未成年者のみにヘルメット着用を義務化した27州のうち6州では、成人のオートバイ使用者は少なくとも1万ドルの保険に加入するか、オートバイを使用する最初の1年はヘルメットをかぶることが義務化されている。

(18) Jacob Lepard et al., "Differences in Outcomes of Mandatory Motorcycle Helmet Legislation by Country Income Level: A Systemic Review and Meta-Analysis," *PLoS Medicine* 18, no. 9 (2021): e1003795, https://doi.org/10.1371/journal.pmed.1003795

(19) Jones and Bayer, "Paternalism & Its Discontents."

(20) たとえば、以下を参照のこと。*Simon v. Sargent*, 346 F.Supp. 277 (D. Mass. 1972), *affirmed* 93 S.Ct. 463 (1972); Jones and Bayer, "Paternalism & Its Discontents."

(21) *Simon v. Sargent.*

(22) Jones and Bayer, "Paternalism & Its Discontents."

(23) Kim Treiger-Bar-Am, "In Defense of Autonomy: An Ethic of Care," *NYU Journal of Law and Liberty* 3 (2008): 548, 561.

(24) Gerald Dworkin, *The Theory and Practice of Autonomy* (Cambridge: Cambridge University Press, 1988).

(25) Dr. Kim Trieger-Bar-Am, *In Defense of Autonomy: An Ethic of Care*: 561.

(26) Candace Cummins Gauthier, "Philosophical Foundations of Respect for Autonomy," *Kennedy Institute of Ethics Journal* 3, no. 1 (1993): 30, https://doi.org/10.1353/ken.0.0103

(27) 自己決定の本旨は時を経て「自己決定にかかわる諸国民や諸民族の権利」と理解されるようになったが、私は自分の身体や精神的な経験にかんする国際的な人権が、他の既存の権利の基礎を成すと主張しているのだ。たとえば、以下を参照のこと。Henkin, Louis, Sarah H. Cleveland, Laurence R. Helfer, Gerald L. Neuman, and Diane F. Orenlicher, *Human Rights: Second Edition* (New York: Foundation Press, 2009): 368–70.

(28) *Jehovah's Witnesses of Moscow v. Russian Federation*, App. No. 302/02, ECHR (June 10, 2010).
(29) Jill Marshall, *Human Rights Law and Personal Identity* (London: Routledge, 2014): 36.
(30) John Stuart Mill, *On Liberty* (London: John W. Parker and Son, 1859): 276.〔J. S. ミル『自由論』、関口正司訳、岩波文庫、2020年〕
(31) Mill, *On Liberty*: 281.〔ミル『自由論』、181ページ〕
(32) Barbara Secker, "The Appearance of Kant's Deontology in Contemporary Kantianism: Concepts of Patient Autonomy in Bioethics," *Journal of Medicine and Philosophy* 24, no. 1 (1999): 43–66, https://doi.org/10.1076/jmep.24.1.43.2544
(33) Kim Treiger-Bar-Am, "In Defense of Autonomy: An Ethic of Care," *NYU Journal of Law and Liberty* 3 (2008): 548, 561.
(34) Mill, *On Liberty*: 82.〔ミル『自由論』、180–181ページ〕
(35) US Food and Drug Administration, "Timeline of Selected FDA Activities and Significant Events Addressing Opioid Misuse and Abuse," last modified June 28, 2022, https://www.fda.gov/drugs/information-drug-class/timeline-selected-fda-activities-and-significant-events-addressing-opioid-misuse-and-abuse
(36) U.S. Department of Health and Human Services, "HHS Acting Secretary Declares Public Health Emergency to Address National Opioid Crisis," press release, October 26, 2017, accessed December 31, 2020, https://public3.pagefreezer.com/browse/HHS.gov/31-12-2020T08:51/https://www.hhs.gov/about/news/2017/10/26/hhs-acting-secretary-declares-public-health-emergency-address-national-opioid-crisis.html
(37) World Health Organization, "Opioid Overdose," fact sheet, August 4, 2021, https://www.who.int/news-room/fact-sheets/detail/opioid-overdose
(38) Paula Alejandro Navarro et al., "Safety and Feasibility of Nuceleus Accumbens Surgery for Drug Addiction: A Systematic Review," *Neuromodulation: Technology at the Neural Interface* 25, no. 2 (2022): 171, https://doi.org/10.1111/ner.13348
(39) "Opioid Overdose Crisis," NIH National Institute on Drug Abuse, last modified March 11, 2021, https://www.drugabuse.gov/drug-topics/opioids/opioid-overdose-crisis
(40) Jeff Nesbit, "We Have Lost the War on Drugs," *U.S. News & World Report*, December 21, 2015, https://www.usnews.com/news/blogs/at-the-edge/articles/2015-12-21/the-war-on-drugs-is-over-and-we-lost
(41) Jennifer Chesebro, "Advocating for Adequate Pain Relief During the Opioid Epidemic," *Nursing* 49, no. 12 (Dec 2019): 64–67, https://doi.org/10.1097/01.NURSE.0000604756.77748.c4
(42) Ausaf Bari et al., "Neuromodulation for Substance Addiction in Human Subjects: A Review," *Neuroscience & Biobehavioral Reviews* 95 (Dec 2018): 34, https://doi.org/10.1016/j.neubiorev.2018.09.013
(43) N. Dafny and G.C. Rosenfeld, "Neurobiology of Drug Abuse," in *Conn's Translational Neuroscience*, ed P. Michael Conn (Cambridge, MA: Academic Press, 2017): 715–22.
(44) Nan Li et al., "Nucleus Accumbens Surgery for Addiction," *World Neurosurgery* 80, no. 3–4 (Sep-Oct 2013): S28.E9-S28. E19, https://doi.org/10.1016/j.wneu.2012.10.007; Benjamin D. Greenberg, Scott L. Rauch, and Suzanne N. Haber, "Invasive Circuitry-Based Neurotherapuetics: Stereotactic Ablation and Deep Brain Stimulation for OCD," *Neurpsychopharmacology* 35, no. 1 (Jan 2010): 317–36, https://doi.org/10.1038%2Fnpp.2009.128 焼灼法はときにはアメリカで脳腫瘍の治療に使用されることもあるが、実際にこの手法が使用される例はきわめて稀である。強迫性障害や難治性うつ病などきわめて重度の障害で、通常の治療では回復しない場合にのみ、定位放射線治療が適切と考えられている。手術はあらかじめ多分野の専門家から構成される委員会に承認されなくてはならず、多くの場合には承認されない。

(45) Nan Li et al., "Nucleus Accumbens Surgery for Addiction."
(46) Caleb Hellerman, "Experimental Brain Surgery May Help Some People Overcome Drug Addiction," *CNN Health*, February 15, 2022, https://www.cnn.com/2022/02/15/health/drug-addiction-deep-brain-stimulation/index.html
(47) Shuo Ma et al., "Neurosurgical Treatment for Addiction: Lessons from an Untold Story in China and a Path Forward," *National Science Review* 7, no. 3 (March 2020): 702–12, https://doi.org/10.1093/nsr/nwz207; Ausaf Bari et al., "Neuromodulation for Substance Addiction in Human Subjects: A Review," *Neuroscience & Biobehavioral Reviews* 95 (December 2018): 33, https://doi.org/10.1016/j.neubiorev.2018.09.013; Caleb Hellerman, "Experimental Brain Surgery May Help Some People Overcome Drug Addiction," *CNN Health*, February 15, 2022, https://www.cnn.com/2022/02/15/health/drug-addiction-deep-brain-stimulation/index.html
(48) Paula Alejandro Navarro et al., "Safety and Feasibility of Nuceleus Accumbens Surgery for Drug Addiction: A Systematic Review," *Neuromodulation: Technology at the Neural Interface* 25, no. 2 (2022): 171, https://doi.org/10.1111/ner.13348; Ausaf Bari et al., "Neuromodulation for Substance Addiction in Human Subjects: A Review."
(49) Caleb Hellerman, "Experimental Brain Surgery May Help Some People Overcome Drug Addiction," *CNN Health*, February 15, 2022, https://www.cnn.com/2022/02/15/health/drug-addiction-deep-brain-stimulation/index.html
(50) Elizabeth I. Martin et al., "The Neurobiology of Anxiety Disorders: Brain Imaging, Genetics, and Psychoneuroendocrinology," *Psychiatric Clinics* 32, no. 3 (Sep 2009): 549–75, https://doi.org/10.1016%2Fj.psc.2009.05.004
(51) Chasity Shalon Norris, "Psychopathy and Gender of Serial Killers: A Comparison Using the PCL-R" (master's thesis, East Tennessee State University, 2011), https://dc.etsu.edu/etd/1340/
(52) R. James R. Blair, "The Amygdala and Ventromedial Prefrontal Cortex: Functional Contributions and Dysfunction in Psychopathy," *Philosophical Transactions of the Royal Society B: Biological Sciences* 363, no. 1503 (2008): 2557–65, https://doi.org/10.1098/rstb.2008.0027
(53) Armineh Zohrabian and Tomas J. Philipson, "External Costs of Risky Health Behaviors Associated with Leading Actual Causes of Death in the U.S.: A Review of the Evidence and Implications for Future Research," *International Journal of Environmental Research and Public Health* 7, no. 6 (2010): 2460–72, https://doi.org/10.3390/ijerph7062460
(54) Zohrabian and Philipson, "External Costs of Risky Health Behaviors."
(55) John Cawley and Christopher J. Ruhm, "The Economics of Risky Health Behaviors," *Handbook of Health Economics* vol.2, eds. Mark V. Pauley, Thomas C. McGuire, and Pedro P. Barros (Amsterdam: Elsevier, 2012): 95–199.
(56) W. Kip Viscusi and Ted Gayer, "Resisting Abuses of Benefit-Cost Analysis," *National Affairs* (Spring 2016), https://www.nationalaffairs.com/publications/detail/resisting-abuses-of-benefit-cost-analysis
(57) Mill, *On Liberty*: 82.〔ミル『自由論』、182–183ページ〕
(58) Mill, *On Liberty*: 84–86.
(59) Mill, *On Liberty*: 101–02.〔ミル『自由論』、221ページ〕
(60) Mill, *On Liberty*: 64.〔ミル『自由論』、141ページ〕

第７章　精神を操作する

（１）　Baris Korkmaz, "Theory of Mind and Neurodevelopmental Disorders of Childhood," *Pediatric Research* 69, no. 8 (2011): 101–08, https://doi.org/10.1203/PDR.0b013e318212c177

（２）　Kendra Cherry, "How the Theory of Mind Helps Us Understand Others," *Verywell Mind*, Dotdash Media, last updated July 4, 2021, https://www.verywellmind.com/theory-of-mind-4176826

（３）　Anna R. McAlister and T. Bettina Cornwell, "Preschool Children's Persuasion Knowledge: The Contribution of Theory of Mind," *Journal of Public Policy & Marketing* 28, no. 2 (2009): 175–85, https://doi.org/10.1509/jppm.28.2.175

（４）　Baris Korkmaz, "Theory of Mind and Neurodevelopmental Disorders of Childhood," *Pediatric Research* 69, no. 8 (2011): 101–08, https://doi.org/10.1203/PDR.0b013e318212c177

（５）　McAlister and Cornwell, "Preschool Children's Persuasion Knowledge: The Contribution of Theory of Mind."

（６）　"Legilimency," Harry Potter Wiki, last modified May 22, 2022, https://harrypotter.fandom.com/wiki/Legilimency

（７）　Kevin Randall, "Rise of Neurocinema: How Hollywood Studios Harness Your Brainwaves to Win Oscars," *Fast Company*, February 25, 2011, https://www.fastcompany.com/1731055/rise-neurocinema-how-hollywood-studios-harness-your-brainwaves-win-oscars

（８）　Randall, "Rise of Neurocinema."

（９）　"The Relationship Between Brain Waves and Blockbuster Movies," Paramount, January 16, 2018, https://www.paramount.com/news/partner-solutions/neuroscience-and-movie-trailers〔リンク切れ〕

（10）　Sheila Marikar, "'Avatar' Eclipses 'Titanic' to Become Top Box Office Earner," *ABC News*, January 26, 2010, https://abcnews.go.com/Entertainment/Oscars/avatar-titanic-reasons-mega-movie-hits/story?id=9628723

（11）　"The Relationship Between Brain Waves and Blockbuster Movies," Paramount.

（12）　Statista Research Department, "U.S. Digital Advertising Industry-Statistics & Facts," Statista, May 4, 2022, https://www.statista.com/topics/1176/online-advertising/#dossierKeyfigures

（13）　Michela Balconi and Martina Sansone, "Neuroscience and Consumer Behavior: Where to Now?," *Frontiers in Psychology* 12 (2021): 705850, https://doi.org/10.3389/fpsyg.2021.705850

（14）　Vishali Khurana et al., "A Survey on Neuromarketing Using EEG Signals," *IEEE Transactions on Cognitive and Developmental Systems* 13, no. 4 (2021): 732–49.

（15）　Eben Harrell, "Neuromarketing: What you Need to Know," *Harvard Business Review*, January 23, 2019, https://hbr.org/2019/01/neuromarketing-what-you-need-to-know

（16）　Samuel M. McClure et al., "Neural Correlates of Behavioral Preference for Culturally Familiar Drinks," *Neuron* 44, no. 2 (2004): 379–87, https://doi.org/10.1016/j.neuron.2004.09.019

（17）　Hilke Plassman et al., "Marketing Actions Can Modulate Neural Representations of Experienced Pleasantness," *Proceedings of the National Academy of Sciences* 105, no. 3 (2008): 1050–54, https://doi.org/10.1073/pnas.0706929105

（18）　Fotis P. Kalaganis et al., "Unlocking the Subconscious Consumer Bias: A Survey on the Past, Present, and Future of Hybrid EEG Schemes in Neuromarketing," *Frontiers in Neuroergonomics* 2 (2021): 672982, https://doi.org/10.3389/fnrgo.2021.672982

（19）　Harrell, "Neuromarketing: What you Need to Know."

（20）　Balconi and Sansone, "Neuroscience and Consumer Behavior."

(21) Harrell, "Neuromarketing: What you Need to Know."

(22) Balconi and Sansone, "Neuroscience and Consumer Behavior,"; Kalaganis et al., "Unlocking the Subconscious Consumer Bias."

(23) Harrell, "Neuromarketing: What you Need to Know."

(24) Mordor Intelligence, *Global Neuromarketing Market — Growth, Trends, COVID-19 Impact, and Forecasts (2022–2027)*, accessed July 13, 2022, https://www.mordorintelligence.com/industry-reports/neuromarketing-market

(25) Vishali Khurana et al., *A Survey on Neuromarketing Using EEG Signals*, 13 IEEE Transactions on Cognitive and Developmental Systems 732 (December 2021).

(26) Anya Kamenetz, "War Displaced Two-thirds of Ukraine's Children. Keeping Them Safe Isn't Easy," *NPR*, June 9, 2022, https://www.npr.org/2022/05/29/1101973267/an-estimated-two-thirds-of-ukrainian-children-have-had-to-leave-their-homes

(27) Osnat Lubrani, "The War Has Caused the Fastest and Largest Displacement of People in Europe Since World War II," United Nations Ukraine, March 22, 2022, https://ukraine.un.org/en/175836-war-has-caused-fastest-and-largest-displacement-people-europe-world-war-ii

(28) Charles Duhigg, "Why Don't You Donate for Syrian Refugees? Blame Bad Marketing," *New York Times*, June 14, 2017, https://www.nytimes.com/2017/06/14/business/media/marketing-charity-water-syria.html

(29) Ana C. Martinez-Levy et al., "Message Framing, Non-Conscious Perception and Effectiveness in Non-Profit Advertising. Contribution by Neuromarketing Research," *International Review on Public and Nonprofit Marketing* 19, no. 1 (2022): 53–75, https://doi.org/10.1007/s12208-021-00289-0

(30) C. Luna-Nevarez, "Neuromarketing, Ethics and Regulation: An Exploratory Analysis of Consumer Opinions and Sentiment on Blogs and Social Media," *Journal of Consumer Policy* 44, no. 4 (2021): 559–83, https://doi.org/10.1007/s10603-021-09496-y

(31) "NMSBA Code of Ethics," https://nmsba.com/neuromarketing-companies/code-of-ethics

(32) Emily R. Murphy et al., "Neuroethics of Neuromarketing," *Journal of Consumer Behaviour: An International Research Review* 7, no. 4-5 (2008): 293–302, https://doi.org/10.1002/cb.252

(33) C. Luna-Nevarez, "Neuromarketing, Ethics and Regulation."

(34) Harrell, "Neuromarketing: What you Need to Know."

(35) Casey Newton, "The Person Behind the Like Button Says Software is Wasting Our Time," *The Verge*, March 28, 2018, https://www.theverge.com/2018/3/28/17172404/justin-rosenstein-asana-social-media-facebook-timeline-gantt

(36) Paul Lewis, "'Our Minds Can be Hijacked': The Tech Insiders Who Fear a Smartphone Dystopia," *The Guardian*, October 6, 2017, https://www.theguardian.com/technology/2017/oct/05/smartphone-addiction-silicon-valley-dystopia

(37) Verto Analytics, "Average Unlocks per Day Among Smartphone Users in the United States as of August 2018, by Generation," Chart, April 24, 2019, https://www.statista.com/statistics/1050339/average-unlocks-per-day-us-smartphone-users/

(38) "Cell Phone Addiction: The Statistics of Gadget Dependency," Articles, King University Online, July 27, 2017, https://online.king.edu/news/cell-phone-addiction/

(39) John Brandon, "These Updated Stats About How Often You Use Your Phone Will Humble You," *Inc.*, November 19, 2019, https://www.inc.com/john-brandon/these-updated-stats-about-how-often-we-use-our-phones-will-humble-you.html

(40) Adrian F. Ward et al., "Brain Drain: The Mere Presence of One's Own Smartphone Reduces Available Cognitive Capacity," *Journal of the Association for Consumer Research* 2, no. 2 (Apr 2017): 140–54, https://doi.org/10.1086/691462

(41) Lewis, "'Our Minds Can be Hijacked.'"

(42) Matthew B. Lawrence, "Addiction and Liberty," *Cornell Law Review* 108, Forthcoming 2023, https://dx.doi.org/10.2139/ssrn.4113570

(43) Lawrence, "Addiction and Liberty."

(44) Lewis, "'Our Minds Can be Hijacked.'"

(45) Lewis, "'Our Minds Can be Hijacked.'"

(46) "How to Build Habit-Forming Products," https://www.nirandfar.com/hooked-workshop/

(47) Lewis, "'Our Minds Can be Hijacked.'"

(48) Lewis, "'Our Minds Can be Hijacked.'"

(49) Lewis, "'Our Minds Can be Hijacked.'"

(50) Orge Castellano, "Social Media Giants are Hacking Your Brain — This is How," *Medium*, December 18, 2017, https://orge.medium.com/your-brain-is-being-hacked-by-social-media-584ac1d2083c

(51) Joseph Firth et al., "The 'Online Brain': How the Internet May be Changing Our Cognition," *World Psychiatry* 18, no. 2 (Jun 2019): 119–29, https://doi.org/10.1002/wps.20617

(52) Daniel W. Belsky et al., "Polygenic Risk and the Developmental Progression to Heavy, Persistent Smoking and Nicotine Dependence: Evidence from a 4-Decade Longitudinal Study," *JAMA Psychiatry* 70, no. 5 (2013): 534–42, https://doi.org/10.1001/jamapsychiatry.2013.736

(53) Center for Humane Technology, "Social Media and the Brain: Why is Persuasive Technology so Hard to Resist?," updated August 17, 2021, accessed July 14, 2022, https://www.humanetech.com/youth/social-media-and-the-brain; Daniel Susser, Beate Roessler, and Helen Nissenbaum, "Online Manipulation: Hidden Influences in a Digital World," *Georgetown Law Technology Review* 4 (2019): 1–45, https://georgetownlawtechreview.org/online-manipulation-hidden-influences-in-a-digital-world/GLTR-01-2020/

(54) Lewis, "'Our Minds Can be Hijacked.'"

(55) Tristan Harris, "How Technology is Hijacking Your Mind — From a Magician and Google Design Ethicist," *Medium*, May 18, 2016, https://medium.com/thrive-global/how-technology-hijacks-peoples-minds-from-a-magician-and-google-s-design-ethicist-56d62ef5edf3

(56) Castellano, "Social Media Giants are Hacking Your Brain — This is How."

(57) Daniel Susser, Beate Roessler, and Helen Nissenbaum, "Online Manipulation: Hidden Influences in a Digital World," *Georgetown Law Technology Review* 4 (2019): 21, https://georgetownlawtechreview.org/online-manipulation-hidden-influences-in-a-digital-world/GLTR-01-2020/

(58) Deena Skolnick Weisberg et al., "The Seductive Allure of Neuroscience Explanations," *Journal of Cognitive Neuroscience*, 20, no. 3 (Mar 2008): 470–77, http://dx.doi.org/10.1162/jocn.2008.20040

(59) たとえば、以下を参照のこと。David P. McCabe and Alan D. Castel, "Seeing is Believing: The Effect of Brain Images on Judgements of Scientific Reasoning," *Cognition* 107, no. 1, (April 2008): 343–52, https://doi.org/10.1016/j.cognition.2007.07.017

(60) Deena Skolnick Weisberg, Jordan C. V. Taylor, and Emily J. Hopkins, "Deconstructing the Seductive Allure of Neuroscience Explanations," *Judgment and Decision-Making* 10, no. 5 (2015): 432–33, https://repository.upenn.edu/neuroethics_pubs/132 からダウンロードした。

(61) Deena Skolnik Weisberg, Emily J. Hopkins, and Jordan C. V. Taylor, *People's Explanatory Preferences for*

Scientific Phenomena, *Cognitive Research: Principles and Implications* 3, no. 1 (2018): 44, https://doi.org/10.1186/s41235-018-0135-2

(62) Gordon Pennycook and David G. Rand, "Lazy, Not Biased: Susceptibility to Partisan Fake News is Better Explained by Lack of Reasoning Than by Motivated Reasoning," *Cognition* 188 (2019): 39–50, https://doi.org/10.1016/j.cognition.2018.06.011

(63) Katy Steinmetz, "How Your Brain Tricks You Into Believing Fake News," *Time*, August 9, 2018, https://time.com/5362183/the-real-fake-news-crisis/

(64) Kristen Weir, "Why We Fall for Fake News: Hijacked Thinking or Laziness?," American Psychological Association (February 11, 2020), https://www.apa.org/news/apa/2020/fake-news

(65) Steinmetz, "How Your Brain Tricks You Into Believing Fake News."

(66) Dina ElBoghdady, "Market Quavers After Fake AP Tweet Says Obama Was Hurt in White House Explosions," *Washington Post*, April 23, 2013, https://www.washingtonpost.com/business/economy/market-quavers-after-fake-ap-tweet-says-obama-was-hurt-in-white-house-explosions/2013/04/23/d96d2dc6-ac4d-11e2-a8b9-2a63d75b5459_story.html

(67) Soroush Vosoughi, Deb Roy, and Sinan Aral, "The Spread of True and False News Online," *Science* 359, no. 6380 (2018): 1146–51, https://doi.org/10.1126/science.aap9559

(68) Bryan Strange et al., "Information Theory, Novelty, and Hippocampal Responses: Unpredicted or Unpredictable," *Neural Networks* 18, no. 3 (Apr 2005): 225–30, https://doi.org/10.1016/j.neunet.2004.12.004

(69) Vosoughi, Roy, and Aral, "The Spread of True and False News Online."

(70) CCDH, *The Disinformation Dozen: Why Platforms Must Act on Twelve Leading Online Anti-Vaxxers* (2021), https://counterhate.com/wp-content/uploads/2022/05/210324-The-Disinformation-Dozen.pdf

(71) Shannon Bond, "Just 12 People are Behind Most Vaccine Hoaxes on Social Media, Research Shows," *NPR* (May 14, 2021), https://www.npr.org/2021/05/13/996570855/disinformation-dozen-test-facebooks-twitters-ability-to-curb-vaccine-hoaxes で閲覧できる。

(72) Center for Countering Digital Hate, *The Disinformation Dozen: Why Platforms Must Act on Twelve Leading Online Anti-Vaxxers*, March 24, 2021, https://counterhate.com/wp-content/uploads/2022/05/210324-The-Disinformation-Dozen.pdf

(73) The Decision Lab, "Why Do We Believe Misinformation More Easily When It's Repeated Many Times?," accessed July 14, 2022, https://thedecisionlab.com/biases/illusory-truth-effect

(74) Simon McCarthy-Jones, "Freedom of Thought is Under Attack — Here's How to Save Your Mind," *The Conversation*, October 21, 2019, https://theconversation.com/freedom-of-thought-is-under-attack-heres-how-to-save-your-mind-124379

(75) B. P. Vermeulen, "Freedom of Thought, Conscience and Religion (Article 9)," *Theory and Practice of the European Convention on Human Rights*, eds. Pieter van Dijk et al., 4th ed. (Cambridge: Intersentia Publishers, 2006): 751–71; Ahmed Shaheed, *Thematic Report on The Freedom of Thought: Advance Unedited Version*, submitted to the seventy-sixth session of the UN General Assembly, A/76/380, (October 5, 2021).

(76) William R. Clark and Michael Grunstein, *Are We Hardwired?: The Role of Genes in Human Behavior* (New York: Oxford University Press, 2000): 265〔W. R. クラーク、M. グルンスタイン『遺伝子は私たちをどこまで支配しているか—— DNA から心の謎を解く』、鈴木光太郎訳、新曜社、2003年〕; John L. Hill, "Note: Freedom, Determinism, and The Externalization of Responsibility in the Law: A Philosophical Analysis," *Georgetown Law Journal* 76 (1988): 2045.

(77) Nita A. Farahany, "A Neurological Foundation for Freedom," *Stanford Technology Law Review* (2012): 4, https://scholarship.law.duke.edu/faculty_scholarship/2650/
(78) Harry G. Frankfurt, "Freedom of Will and Concept of a Person," *Journal of Philosophy* 68, no. 1 (1971): 5, 7, https://doi.org/10.2307/2024717
(79) Frankfurt, "Freedom of Will and Concept of a Person": 13.
(80) Frankfurt, "Freedom of Will and Concept of a Person": 13.
(81) Gerald Dworkin, "Autonomy and Behavioral Control," *The Hastings Center Report* 6, no. 1 (Feb 1976): 23–28, https://doi.org/10.2307/3560358
(82) Daniel Susser, Beate Roessler, and Helen Nissenbaum, "Online Manipulation: Hidden Influences in a Digital World," *Georgetown Law Technology Review* 4 (2019): 13, https://georgetownlawtechreview.org/online-manipulation-hidden-influences-in-a-digital-world/GLTR-01-2020/
(83) Susser, Roessler, and Nissenbaum, "Online Manipulation": 16, 17.
(84) Andrea Lavazza, "Freedom of Thought and Mental Integrity: The Moral Requirements for Any Neural Prosthesis," *Frontiers in Neuroscience* 12 (2018): 82, https://doi.org/10.3389/fnins.2018.00082
(85) Marcello Ienca and Roberto Andorno, "Towards New Human Rights in the Age of Neuroscience and Neurotechnology," *Life Sciences, Society and Policy* 13, no. 1 (2017):5, https://doi.org/10.1186/s40504-017-0050-1
(86) Susser, Roessler, and Nissenbaum, "Online Manipulation": 38.
(87) John A. Bargh, "The Hidden Life of the Consumer Mind," *Consumer Psychology Review* 5, no. 1 (Jan 2022): 3–18, https://doi.org/10.1002/arcp.1075
(88) Bargh, "The Hidden Life of the Consumer Mind": 3018.
(89) Bargh, "The Hidden Life of the Consumer Mind": 3018.
(90) Grainne M. Fitzsimons, Tanya L. Chartrand, and Gavan J. Fitzsimons, "Automatic Effects of Brand Exposure on Motivated Behavior: How Apple Makes You 'Think Different,'" *Journal of Consumer Research* 35, no. 1 (Jun 2008): 21–35, https://doi.org/10.1086/527269
(91) Bargh, "The Hidden Life of the Consumer Mind": 3018.
(92) Gavan J. Fitzsimons and Sarah G. Moore, "Should We Ask Our Children About Sex, Drugs and Rock & Roll? Potentially Harmful Effects of Asking Questions About Risky Behavior," *Journal of Consumer Psychology* 18, no. 2 (Apr 2008): 82–95, https://doi.org/10.1016/j.jcps.2008.01.002
(93) Gavan J. Fitzsimons, Joseph C. Nunes, and Patti Williams, "License to Sin: The Liberating Role of Reporting Expectations," *Journal of Consumer Research* 34, no. 1 (Jun 2007): 22–31, https://doi.org/10.1086/513043
(94) Fitzsimons, Nunes, and Williams, "License to Sin."
(95) Fitzsimons, Nunes, and Williams, "License to Sin."
(96) Fitzsimons, Nunes, and Williams, "License to Sin."
(97) Fitzsimons, Nunes, and Williams, "License to Sin."
(98) John Stuart Mill, *On Liberty* (London: John W. Parker and Son, 1859): 277, 292〔J. S. ミル『自由論』、関口正司訳、岩波文庫、2020年〕; Candace Cummins Gauthier, "Philosophical Foundations of Respect for Autonomy," *Kennedy Institute of Ethics Journal* 3, no. 1 (1993): 27, https://doi.org/10.1353/ken.0.0103
(99) United Nations, General Assembly, *Interim Report of the Special Rapporteur on Freedom of Religion or Belief, Ahmed Shaheed*, A/76/380, (October 5, 2021), https://undocs.org/en/A/76/380 で閲覧できる。
(100) Sofia Moutinho, "Advertisers Could Come for Your Dreams, Researchers Warn," *Science* 372, no. 6549

(2021): 1380, https://doi.org/10.1126/science.372.6549.1380
(101) "Coors Light and Coors Seltzer Are Creating the First Big Game Ad That Runs in Your Dreams," *Business Wire*, January 27, 2021, https://www.businesswire.com/news/home/20210127005208/en/Coors-Light-and-Coors-Seltzer-Are-Creating-the-First-Big-Game-Ad-That-Runs-in-Your-Dreams
(102) Adam Haar Horowitz et al., "Dormio: A Targeted Dream Incubation Device," *Consciousness and Cognition* 83 (Aug 2020): 102938, https://doi.org/10.1016/j.concog.2020.102938
(103) Ruth Cassidy, "Advertisers are After Our Dreams Now, Because We Live in a Nightmare World," *PC Gamer* (July 10, 2021), https://www.pcgamer.com/advertisers-are-after-our-dreams-now-because-we-live-in-a-nightmare-world/
(104) Sofia Moutinho, "Advertisers Could Come for Your Dreams, Researchers Warn," *Science* 372, no. 6549 (2021): 1380, https://doi.org/10.1126/science.372.6549.1380
(105) AJH Haar, Pattie Maes, and Michelle Carr, "A Dream Engineering Ethic," *Infinite Zero*, PubPub, November 25, 2020, https://00.pubpub.org/pub/83843x5m/release/1
(106) Moutinho, "Advertisers Could Come for Your Dreams, Researchers Warn."
(107) Haar, Maes, and Carr, "A Dream Engineering Ethic."
(108) Haar, Maes, and Carr, "A Dream Engineering Ethic."
(109) Moutinho, "Advertisers Could Come for Your Dreams, Researchers Warn."
(110) Moutinho, "Advertisers Could Come for Your Dreams, Researchers Warn."
(111) Moutinho, "Advertisers Could Come for Your Dreams, Researchers Warn."

第8章　ワイルダービースト

(1) Transcript of Meeting 5, Session 6 of the Presidential Commission for the Study of Bioethical Issues, New York, NY, May 18, 2011, https://bioethicsarchive.georgetown.edu/pcsbi/node/225.html
(2) Transcript of Meeting 5, Session 6 of the Presidential Commission for the Study of Bioethical Issues.
(3) Amelia Tait, "'Am I Going Crazy or Am I Being Stalked?' Inside the Disturbing Online World of Gangstalking," *MIT Technology Review*, August 7, 2020, https://www.technologyreview.com/2020/08/07/1006109/inside-gangstalking-disturbing-online-world/
(4) Lorraine P. Sheridan and David V. James, "Complaints of Group-Stalking ('gang-stalking'): An Exploratory Study of their Nature and Impact on Complainants," *The Journal of Forensic Psychiatry & Psychology* 26, no. 5 (2015): 601–23, http://dx.doi.org/10.1080/14789949.2015.1054857
(5) Sheridan and James, "Complaints of Group-Stalking."
(6) Tait, "'Am I Going Crazy or Am I Being Stalked?'"
(7) "The Baton Rouge Gunman and 'Targeted Individuals,'" *New York Times*, July 19, 2016, https://www.nytimes.com/2016/07/20/us/gavin-long-baton-rouge-targeted-individuals.html
(8) Andrew Lustig, Gavin Brookes, and Daniel Hunt, "Social Semiotics of Gangstalking Evidence Videos on YouTube: Multimodal Discourse Analysis of a Novel Persecutory Belief System," *JMIR Mental Health* 8, no. 10 (Oct 2021): e30311, https://doi.org/10.2196/30311
(9) Tait, "'Am I Going Crazy or Am I Being Stalked?'"; Allen McDuffee, "Conspiracy Theories Abound After Navy Yard Shooting," *Wired*, September 20, 2013, https://www.wired.com/2013/09/navy-yard-conspiracies/
(10) "The Baton Rouge Gunman and 'Targeted Individuals,'" *New York Times*.
(11) "FSU Shooter Myron May Feared Government Was Targeting Him: Cops," *NBC News*, November 20,

2014, https://www.nbcnews.com/news/us-news/fsu-shooter-myron-may-feared-government-was-targeting-him-cops-n252731; Mark Schlueb and Stephen Hudak, "FSU Shooter Myron May Feared 'Energy Weapon', Heard Voices, Thought Police Were Watching Him," *Orlando Sentinel*, November 21, 2014, https://www.orlandosentinel.com/news/breaking-news/os-fsu-shooting-myron-may-update-20141121-story.html

(12) Gerard Albert III, "Gardens Homicide Puts 'Gang Stalking' in Spotlight," *Palm Beach Post*, April 12, 2022: A1.

(13) The Associated Press, "Delusional Man Found Competent for Trial in Teen's Stabbing," *ABC News*, June 10, 2022, https://abcnews.go.com/US/wireStory/delusional-man-found-competent-trial-teens-stabbing-85308104〔リンク切れ〕

(14) "The Baton Rouge Gunman and 'Targeted Individuals,'" *New York Times*; Kim Whiting, "Government Guinea Pigs?: Investigating the Claims of 'Targeted Individuals' Who Insist They're Being Stalked, Tortured," The Reporters Inc., June 2021, accessed July 14, 2021, https://thereporters.org/letter/government-guinea-pigs/

(15) Brianna Nofil, "The CIA's Appalling Human Experiments with Mind Control," *The History Channel*, accessed July 14, 2022, https://www.history.com/mkultra-operation-midnight-climax-cia-lsd-experiments

(16) Terry Gross, "The CIA's Secret Quest For Mind Control: Torture, LSD And A 'Poisoner In Chief,'" *Fresh Air*, NPR, September 9, 2019, https://www.npr.org/2019/09/09/758989641/the-cias-secret-quest-for-mind-control-torture-lsd-and-a-poisoner-in-chief

(17) Nofil, "The CIA's Appalling Human Experiments with Mind Control."

(18) Adrian Hartrick and Dominika Ożyńska, "MK-Ultra: The CIA's Secret Pursuit of 'Mind Control,'" *BBC Reel* video, March 29, 2022, https://www.bbc.com/reel/video/p0by2ybb/mk-ultra-the-cia-s-secret-pursuit-of-mind-control-

(19) Thomas Hobbs, "The Conspiracy Theorists Convinced Celebrities are Under Mind Control," *Wired*, September 5, 2019, https://www.wired.com/story/mkultra-conspiracy-theory-meme/

(20) Nofil, "The CIA's Appalling Human Experiments with Mind Control"; Julie Vanderperre, "Declassified: Mind Control at McGill," *McGill Tribune*, February 2, 2016, https://www.thetribune.ca/mind-control-mcgill-mk-ultra/

(21) Gross, "The CIA's Secret Quest For Mind Control: Torture, LSD And A 'Poisoner In Chief.'"

(22) Gross, "The CIA's Secret Quest For Mind Control: Torture, LSD And A 'Poisoner In Chief'"; Nofil, "The CIA's Appalling Human Experiments with Mind Control."

(23) Vanderperre, "Declassified: Mind Control at McGill."

(24) Adrian Hartrick and Dominika Ożyńska, "MK-Ultra: The CIA's Secret Pursuit of 'Mind Control,'" *BBC Reel* video, March 29, 2022, https://www.bbc.com/reel/video/p0by2ybb/mk-ultra-the-cia-s-secret-pursuit-of-mind-control-

(25) Gross, "The CIA's Secret Quest For Mind Control: Torture, LSD And A 'Poisoner In Chief.'"

(26) Hartrick and Ożyńska, "MK-Ultra: The CIA's Secret Pursuit of 'Mind Control.'"

(27) Nofil, "The CIA's Appalling Human Experiments with Mind Control."

(28) Gross, "The CIA's Secret Quest For Mind Control: Torture, LSD And A 'Poisoner In Chief.'"

(29) Hobbs, "The Conspiracy Theorists Convinced Celebrities are Under Mind Control."

(30) Hartrick and Ożyńska, "MK-Ultra: The CIA's Secret Pursuit of 'Mind Control.'"

(31) Nofil, "The CIA's Appalling Human Experiments with Mind Control."

(32) Gross, "The CIA's Secret Quest For Mind Control: Torture, LSD And A 'Poisoner In Chief'"; Vanderperre, "Declassified: Mind Control at McGill."

(33) Hobbs, "The Conspiracy Theorists Convinced Celebrities are Under Mind Control."
(34) Gregg Kilday, "First-Look Trailer: Errol Morris Explores CIA's Secret LSD Experiments in Netflix Doc," *Hollywood Reporter*, August 28, 2017, https://www.hollywoodreporter.com/movies/movie-news/first-look-trailer-errol-morris-explores-cias-secret-lsd-experiments-netflix-doc-1033144/
(35) Hobbs, "The Conspiracy Theorists Convinced Celebrities are Under Mind Control."
(36) Hobbs, "The Conspiracy Theorists Convinced Celebrities are Under Mind Control."
(37) Hobbs, "The Conspiracy Theorists Convinced Celebrities are Under Mind Control."
(38) Stavros Atlamazoglou, "Warnings About 'Brain-Control' Weapons Reflect Growing US Concern About China's Military Research," *Business Insider*, February 14, 2022, https://www.businessinsider.com/brain-control-weapon-warnings-show-concern-for-china-military-research-2022-2
(39) Nathan Beauchamp-Mustafaga, "Cognitive Domain Operations: The PLA's New Holistic Concept for Influence Operations," *China Brief* 19, no. 16 (Sep 6, 2019), https://jamestown.org/program/cognitive-domain-operations-the-plas-new-holistic-concept-for-influence-operations/
(40) Office of the Secretary of Defense, *Annual Report to Congress: Military and Security Developments Involving the People's Republic of China, 2021*, November 3, 2021, https://media.defense.gov/2021/Nov/03/2002885874/-1/-1/0/2021-CMPR-FINAL.PDF で閲覧できる。
(41) Office of the Secretary of Defense, *Annual Report to Congress: Military and Security Developments Involving the People's Republic of China*.
(42) Beauchamp-Mustafaga, "Cognitive Domain Operations: The PLA's New Holistic Concept for Influence Operations."
(43) Beauchamp-Mustafaga, "Cognitive Domain Operations."
(44) Bill Gertz, "Chinese 'Brain Control' Warfare Work Revealed," *Washington Times*, December 29, 2021, https://www.washingtontimes.com/news/2021/dec/29/pla-brain-control-warfare-work-revealed/
(45) Hai Jin, Li-Jun Hou, and Zheng-Guo Wang, "Military Brain Science — How to Influence Future Wars," *Chinese Journal of Traumatology* (in English) 21, no. 5 (2018): 277–80, https://doi.org/10.1016/j.cjtee.2018.01.006
(46) Jin, Hou, and Wang, "Military Brain Science."
(47) Jin, Hou, and Wang, "Military Brain Science."
(48) Anika Binnendijk, Timothy Marler, and Elizabeth M. Bartels, *Brain-Computer Interfaces: U.S. Military Applications and Implications, An Initial Assessment* (Santa Monica, CA: RAND Corporation, 2020), https://www.rand.org/pubs/research_reports/RR2996.html
(49) Zhang Huang and Jia Zhenzhen, "Human–Machine Integration in Unmanned Combat: Challenges and Solutions," *National Defense Science & Technology* 41, no. 6 (2020): 105–09, https://caod.oriprobe.com/articles/60604661/Human_machine_integration_in_unmanned_combat_chal.htm
(50) Mark Hodge, "Inside China's Terrifying 'Brain Control Weapons' Capable of 'Paralyzing Enemies,'" *New York Post*, December 31, 2021, https://nypost.com/2021/12/31/inside-chinas-terrifying-brain-control-weapons-capable-of-paralyzing-enemies/
(51) Joe Saballa, "US: China Developing 'Brain Control Weaponry,'" *The Defense Post*, December 20, 2021, https://www.thedefensepost.com/2021/12/20/us-china-brain-control-weaponry/
(52) Scott Simon, "'The Neuroscientist Who Lost Her Mind' Returns From Madness," *NPR*, March 31, 2018, https://www.npr.org/sections/health-shots/2018/03/31/598236622/the-neuroscientist-who-lost-her-mind-returns-from-madness

(53) Benedict Carey, "Were U.S. Diplomats Attacked in Cuba? Brain Study Deepens Mystery," *New York Times*, July 23, 2019, https://www.nytimes.com/2019/07/23/science/cuba-diplomats-health.html

(54) Scott Pelley, "Havana Syndrome: High-Level National Security Officials Stricken With Unexplained Illness on White House Grounds," *60 Minutes*, CBS News, February 20, 2022, https://www.cbsnews.com/news/havana-syndrome-white-house-cabinet-60-minutes-2022-02-20/

(55) Scott Pelley, "Havana Syndrome: High-Level National Security Officials Stricken With Unexplained Illness on White House Grounds."

(56) National Academies of Sciences, Engineering, and Medicine, *An Assessment of Illness in U.S. Government Employees and Their Families at Overseas Embassies*, ed. David A. Relman and Julie A. Pavlin (Washington, DC, The National Academies Press, 2020): 11.

(57) Julian Borger, "US Officials Confirm 130 Incidents of Mysterious Havana Syndrome Brain Injury," *Guardian*, May 13, 2021, https://www.theguardian.com/us-news/2021/may/13/havana-syndrome-brain-injury-130-incidents

(58) Jean Guerrero, "Are Electromagnetic Weapons Involved? Taking Victims of 'Havana Syndrome' Seriously," *Los Angeles Times*, February 24, 2022, https://www.latimes.com/opinion/story/2022-02-24/electromagnetic-weapons-havana-syndrome

(59) Olivia Gazis, "CIA 'Havana Syndrome' Task Force Rules Out Foreign Attack in Most Reported Cases in Interim Report," *CBS News*, January 20, 2022, https://www.cbsnews.com/news/havana-syndrome-cia-task-force-foreign-attacks-rule-out/

(60) National Academies of Sciences, Engineering, and Medicine, *An Assessment of Illness in U.S. Government Employees and Their Families at Overseas Embassies*: 1.

(61) Ragini Verma et al., "Neuroimaging Findings in US Government Personnel with Possible Exposure to Directional Phenomena in Havana, Cuba," *JAMA* 322, no. 4 (2019): 336–47, https://doi.org/10.1001/jama.2019.9269

(62) National Academies of Sciences, Engineering, and Medicine, *An Assessment of Illness in U.S. Government Employees and Their Families at Overseas Embassies.*

(63) Cheryl Rofer, "Claims of Microwave Attacks are Scientifically Implausible," *Foreign Policy*, May 10, 2021, https://foreignpolicy.com/2021/05/10/microwave-attacks-havana-syndrome-scientifically-implausible/

(64) Tim Moore, "For Your Ears Only: What's Really Behind Havana Syndrome," *Sydney Morning Herald*, May 27, 2022, https://www.smh.com.au/national/for-your-ears-only-what-s-really-behind-havana-syndrome-20220506-p5aj70.html

(65) Moore, "For Your Ears Only."

(66) Moore, "For Your Ears Only."

(67) Office of the Director of National Intelligence, "Statement from DNI Haines and DCIA Burnes," Press Release No. 1–22, February 2, 2022, https://www.dni.gov/index.php/newsroom/press-releases/press-releases-2022/item/2274-statement-from-dni-haines-and-dcia-burns〔リンク切れ〕

(68) Olivia Gazis, "Expert Panel Reaffirms Directed Energy Could Be Behind 'Havana Syndrome' Cases," *CBS News* (February 3, 2022), https://www.cbsnews.com/news/havana-syndrome-cases-directed-energy/

(69) Office of the Director of National Intelligence, "Statement from DNI Haines and DCIA Burnes."

(70) Gazis, "Expert Panel Reaffirms Directed Energy Could Be Behind 'Havana Syndrome.'"

(71) Andrew Desiderio, "Lawmakers Skewer Interim CIA Report on Havana Syndrome," *Politico*, January 21, 2022.

(72) Julian Borger, "Microwave Weapons That Could Cause Havana Syndrome Exist, Experts Say," *The Guardian*, June 2, 2021, https://www.theguardian.com/science/2021/jun/02/microwave-weapons-havana-syndrome-experts

(73) The White House, "Background Press Call By Senior Administration Officials On New Cuba Policy," press briefing via teleconference, May 17, 2022, https://www.whitehouse.gov/briefing-room/press-briefings/2022/05/17/background-press-call-by-senior-administration-officials-on-new-cuba-policy/

(74) Francois du Cluzel, *Cognitive Warfare*, NATO Innovation Hub, November 2020: 20, https://www.innovationhub-act.org/sites/default/files/2021-01/20210122CW%20Final.pdf〔リンク切れ〕

(75) Francois du Cluzel, *Cognitive Warfare*: 31.

(76) General Assembly Resolution 39/46: *Convention Against Torture and Other Cruel, Inhuman or Degrading Treatment or Punishment*, A/RES/39/46 (December 10, 1984), https://undocs.org/en/A/RES/39/46 で閲覧できる。

(77) United Nations, General Assembly, *Torture and Other Cruel, Inhuman or Degrading Treatment or Punishment: Report of the Special Rapporteur*, A/HRC/43/49 (March 20, 2020), https://undocs.org/en/A/HRC/43/49 で閲覧できる。

(78) General Assembly Resolution 39/46: *Convention Against Torture and Other Cruel, Inhuman or Degrading Treatment or Punishment*, A/RES/39/46 (December 10, 1984), https://undocs.org/en/A/RES/39/46 で閲覧できる。

(79) United Nations, General Assembly, *Torture and Other Cruel, Inhuman or Degrading Treatment or Punishment: Report of the Special Rapporteur*.

(80) United Nations, General Assembly, *Torture and Other Cruel, Inhuman or Degrading Treatment or Punishment: Report of the Special Rapporteur*.

第9章　人間を超えて

(1) Zvonimir Vrselja et al., "Restoration of Brain Circulation and Cellular Functions Hours Post-Mortem," *Nature* 568 (2019): 336–43, https://doi.org/10.1038/s41586-019-1099-1

(2) Nita A. Farahany, Henry T. Greely, and Charles Giattino, "Part-Revived Pig Brains Raise Slew of Ethical Quandaries," *Nature*, April 17, 2019, https://www.nature.com/articles/d41586-019-01168-9

(3) Benjamin D. Ross, "Transhumanism: An Ontology of the World's Most Dangerous Idea" (PhD dissertation, University of North Texas, May 2019), https://digital.library.unt.edu/ark:/67531/metadc1505282/

(4) Celina Ribeiro, "Beyond Our 'Ape-Brained Meat Sacks': Can Transhumanism Save Our Species?," *The Guardian*, June 3, 2022, https://www.theguardian.com/books/2022/jun/04/beyond-our-ape-brained-meat-sacks-can-transhumanism-save-our-species

(5) Ribeiro, "Beyond Our 'Ape-Brained Meat Sacks.'"

(6) Ribeiro.

(7) Raffi Khatchadourian, "The Doomsday Invention: Will Artificial Intelligence Bring Us Utopia or Destruction?," *New Yorker*, November 23, 2015, https://www.newyorker.com/magazine/2015/11/23/doomsday-invention-artificial-intelligence-nick-bostrom

(8) Nick Bostrom, "A History of Transhumanist Thought," *Journal of Evolution and Technology* 14, no. 1 (April 2005).

(9) Khatchadourian, "The Doomsday Invention."

(10) Bernard Marr, "Is Artificial Intelligence (AI) a Threat to Humans?," *Forbes*, March 2, 2020, https://www.forbes.com/sites/bernardmarr/2020/03/02/is-artificial-intelligence-ai-a-threat-to-humans/?sh=7445a95f205d

(11) Benjamin D. Ross, "Transhumanism."

(12) Benjamin D. Ross, "Transhumanism."

(13) Bostrom, "History of Transhumanist Thought."

(14) Francis Fukuyama, "Transhumanism," *Foreign Policy* 144 (Sept/Oct 2004): 42–43.

(15) Francis Fukuyama, *Our Posthuman Future: Consequences of the Biotechnology Revolution* (New York: Farrar, Straus and Giroux, 2002). 〔フランシス・フクヤマ『人間の終わり――バイオテクノロジーはなぜ危険か』、鈴木淑美訳、ダイヤモンド社、2002年〕

(16) Michael J. Sandel, *The Case Against Perfection: Ethics in the Age of Genetic Engineering* (Cambridge, MA: Harvard University Press, 2009): 26–27. 〔マイケル・J. サンデル『完全な人間を目指さなくてもよい理由――遺伝子操作とエンハンスメントの倫理』、林芳紀・伊吹友秀訳、ナカニシヤ出版、2010年〕

(17) Benjamin D. Ross, "Transhumanism."

(18) Calico, "Research & Technology," Calico Life Sciences LLC, accessed July 14, 2022, https://www.calicolabs.com/research-technology

(19) Maya Kosoff, "Peter Thiel Wants to Inject Himself with Young People's Blood," *Vanity Fair*, August 1, 2016, https://www.vanityfair.com/news/2016/08/peter-thiel-wants-to-inject-himself-with-young-peoples-blood

(20) Alcor, "Membership," Alcor Life Extension Foundation, accessed July 14, 2022, https://www.alcor.org/membership/

(21) Khatchadourian, "The Doomsday Invention."

(22) Antonio Regalado, "A Startup is Pitching a Mind-Uploading Service that is '100 percent fatal,'" *MIT Technology Review*, March 13, 2018, https://www.technologyreview.com/2018/03/13/144721/a-startup-is-pitching-a-mind-uploading-service-that-is-100-percent-fatal/

(23) Regalado, "A Startup is Pitching a Mind-Uploading Service that is '100 percent fatal.'"

(24) Ujwal Chaudhary et al., "Spelling Interface Using Intracortical Signals in a Completely Locked-in Patient Enabled Via Auditory Neurofeedback Training," *Nature Communications* 13, no. 1236 (2022), https://doi.org/10.1038/s41467-022-28859-8

(25) Gemma Ross, "Paralysed Man Says First Words in Months with Brain Implant: 'I Want a Beer,'" *MixMag*, March 25, 2022, https://mixmag.net/read/paralysed-man-says-first-words-months-brain-implant-want-beer-news

(26) "Meet a Pioneer in Stroke Recovery," *CBS News*, produced by Amiel Weisfogel, January 31, 2021, https://www.cbsnews.com/news/meet-a-pioneer-in-stroke-recovery/

(27) "Moonshot: Our Mission Matters," Cognixion, accessed July 12, 2022, https://www.cognixion.com/#moonshot-section

(28) Isobel Asher Hamilton, "The Story of Neuralínk: Elon Musk's AI Brain Chip Company Where he had Twins with a Top Executive," *Business Insider*, via Yahoo News, July 7, 2022, https://uk.news.yahoo.com/news/everything-know-neuralink-elon-musks-103000152.html

(29) Will Nicol, "Elon Musk Says Neuralink Will Be Like a 'Fitbit in Your Skull with Tiny Wires,'" *Digital Trends*, August 29, 2020, https://www.digitaltrends.com/news/neuralink-progress-update-2020/

(30) Hamilton, "The Story of Neuralink."

(31) Mass General Press Office, "First Evidence of Replay During Sleep in the Human Motor Cortex, Which Governs Voluntary Movement," *Neuroscience News*, June 25, 2022, https://neurosciencenews.com/motor-replay-sleep-20906/

(32) Anders Sandberg, "Feasibility of Whole Brain Emulation," *Philosophy and Theory of Artificial Intelligence*, vol 5, ed. Vincent C. Muller (Berlin/Heidelberg: Springer, 2013): 251–64, https://doi.org/10.1007/978-3-642-31674-6_19

(33) Hamilton, "The Story of Neuralink."

(34) Mark Sullivan, "Synchron's Nonsurgically Implanted BCI Could Offer New Hope for Paraplegics," *Fast Company*, June 3, 2022, https://www.fastcompany.com/90756530/synchrons-nonsurgically-implanted-bci-could-offer-new-hope-for-paraplegics

(35) Sullivan, "Synchron's Nonsurgically Implanted BCI Could Offer New Hope for Paraplegics."

(36) "Second Sight Medical Products — Life in a New Light," Second Sight, accessed July 14, 2022, https://secondsight.com〔リンク切れ〕

(37) Michelle Z. Donahue, "How a Color-Blind Artist Became the World's First Cyborg," *National Geographic*, April 3, 2017, https://www.nationalgeographic.com/science/article/worlds-first-cyborg-human-evolution-science

(38) Sarah McQuate-Washington, "With BrainNet, 3 People Play Tetris with Their Minds," *Futurity*, July 2, 2019, https://www.futurity.org/brainnet-brain-to-brain-interface-game-2098002/

(39) McQuate-Washington, "With BrainNet, 3 People Play Tetris with Their Minds."

(40) McQuate-Washington, "With BrainNet, 3 People Play Tetris with Their Minds."

(41) Qian Ma, *Directly Wireless Communication of Human Minds Via Non-Invasive Brain-Computer Metasurface Platform*, eLight 2, no. 11 (2022), https://doi.org/10.1186/s43593-022-00019-x

(42) George K. Jaravas, *A Hybrid BMI for Control of Robotic Swarms: Preliminary Results*, 2017 IEEE/RSJ International Conference on Intelligent Robots and Systems (IROS) (September 24–28, 2017), https://cpb-us-w2.wpmucdn.com/sites.udel.edu/dist/b/9405/files/2019/08/IROS17_Karavas.pdf

(43) Maggie Fox, "Brain Stimulation Acts 'Like a Switch' to Turn off Severe Depression for One Patient," *CNN*, October 4, 2021, https://www.cnn.com/2021/10/04/health/depression-implant-treatment-wellness/index.html

(44) Fox, "Brain Stimulation Acts 'Like a Switch' to Turn off Severe Depression for One Patient."

(45) Halo Neuroscience, "Olympians Train with Halo Sport to Prepare for Rio 2016," *PR Newswire*, July 26, 2016, https://www.prnewswire.com/news-releases/olympians-train-with-halo-sport-to-prepare-for-rio-2016-300303734.html

(46) Homepage, Flow Neuroscience, accessed July 14, 2022, https://www.flowneuroscience.com

(47) Joelle Renstrom, "It's the End of the World as We Know it and We Feel Fantastic: Examining the End of Suffering," *NANO* 13 (Dec 2018), https://nanocrit.com/issues/issue13/It-s-the-End-of-the-World-as-We-Know-It-and-We-Feel-Fantastic-Examining-the-End-of-Suffering

(48) Renstrom, "We Feel Fantastic."

(49) Emily R. D. Murphy, "Collective Cognitive Capital," *William & Mary Law Review* 63, no. 4 (Mar 2022): 1347–408, https://scholarship.law.wm.edu/wmlr/vol63/iss4/8/

(50) Yizhi Liu, Mahmoud Habibnezhad, and Houtan Jebelli, "Brainwave-Driven Human-Robot Collaboration in Construction," *Automation in Construction* 124 (Apr 2021), https://doi.org/10.1016/j.autcon.2021.103556

(51) "These Robots Want to Read Your Mind While You Work — You Should Let Them," Inverse.com,

https://www.inverse.com/innovation/mind-reading-robots-are-the-future-of-work

(52) "Research Proves Your Brain Needs Breaks," *WorkLab*, Microsoft, April 20, 2021, https://www.microsoft.com/en-us/worklab/work-trend-index/brain-research

(53) Sarah Cascone, "Your Brain May Not be Able to Distinguish a Digital Reproduction of an Artwork from the Real Thing, A New Study Suggests," *Artnet*, June 10, 2020, https://news.artnet.com/art-world/brain-digital-art-reproduction-study-1873623

(54) Michael Vincent, "Yo-Yo Ma Surprises Montreal With Free Performance In The Metro (Video)," *Ludwig Van Toronto*, December 9, 2018, https://www.ludwig-van.com/toronto/2018/12/09/the-scoop-yo-yo-ma-surprises-montreal-with-free-performance-in-the-metro-video/

(55) Lisa Park, "Eunoia" (video performance), 2013, https://www.thelisapark.com/work/eunoia

(56) Mark Wilson, "A Machine that Turns Brain Waves into Music," *Fast Company*, March 9, 2012, https://www.fastcompany.com/90186468/a-machine-that-turns-brain-waves-into-music

(57) Michael Specter, "Sense and Synthetic Biology," *New Yorker*, December 16, 2010, https://www.newyorker.com/news/news-desk/sense-and-synthetic-biology

(58) Barack Obama to Amy Gutmann, Letter to the Chair of the Presidential Commission on the Study of Bioethical Issues, July 1, 2013, in *Gray Matters: Topics at the Intersection of Neuroscience, Ethics, and Society* 2 (Mar 2015): vi-vii, https://bioethicsarchive.georgetown.edu/pcsbi/sites/default/files/news/Letter-from-President-Obama-05.20.10.pdf

(59) Presidential Commission for the Study of Bioethical Issues, *New Directions: The Ethics of Synthetic Biology and Emerging Technologies* (Washington, DC: GPO, December 2010), https://bioethicsarchive.georgetown.edu/pcsbi/sites/default/files/PCSBI-Synthetic-Biology-Report-12.16.10_0.pdf で閲覧できる。

(60) Presidential Commission for the Study of Bioethical Issues, *New Directions.*

(61) John Donnelly, "Aristotle Would be Proud: 'Prudent Vigilance' for Synthetic Biology," The Blog of the 2009–2017 Presidential Commission for the Study of Bioethical Issues, November 16, 2010, https://bioethicsarchive.georgetown.edu/pcsbi/blog/2010/11/16/aristotle-would-be-proud-prudent-vigilance'-for-synthetic-biology/index.html

(62) Henry T. Greely, "CRISPR'd Babies: Human Germline Genome Editing in the 'He Jiankui Affair,'" *Journal of Law and the Biosciences*, 6: 111–83 (October 2019).

(63) Greely, "CRISPR'd Babies."

(64) Greely, "CRISPR'd Babies."

(65) Greely, "CRISPR'd Babies."

(66) Greely, "CRISPR'd Babies."

第10章　認知的自由について

(1) Brandon L. Garrett, Laurence R. Helfer, and Jayne C. Huckerby, "Closing International Law's Innocence Gap," *Southern California Law Review* 95 (2021): 311–64, 328.

(2) Garrett, Helfer, and Huckerby, "Closing International Law's Innocence Gap": 328–31.

(3) Garrett, Helfer, and Huckerby, "Closing International Law's Innocence Gap": 328.

(4) Garrett, Helfer, and Huckerby, "Closing International Law's Innocence Gap": 329–30.

(5) Garrett, Helfer, and Huckerby, "Closing International Law's Innocence Gap": 333.